BlütenSeelen®

Energieessenzen aus
bayerischen Wildkräutern

Für Mutter Erde,
meine Eltern und
meinen Sohn Milan.

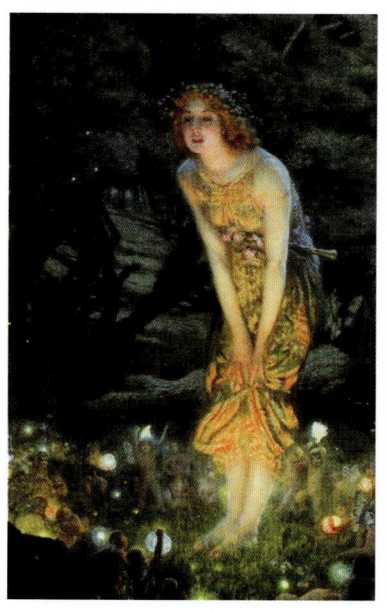

Liebstes Erdenkind,
wir Heilkräuter
verkünden dir
unsere Botschaft

Annette Knell

BlütenSeelen®

Energieessenzen aus
bayerischen Wildkräutern

Klassifizierung nach
Traditioneller Chinesischer Medizin

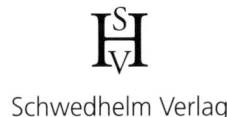

Schwedhelm Verlag

Bibliografische Information der Deutschen Bibliothek
Die Deutsche Bibliothek verzeichnet diese Publikation in der Deutschen National-
bibliografie; detaillierte bibliografische Daten sind im Internet über <http://dnb.ddb.
de> abrufbar.
Haftung: Sämtliche Angaben in diesem Buch sind nach bestem Wissen des Autors
gemacht. Eine Gewähr übernehmen der Verlag und der Autor nicht, insbesondere die
Behandlung betreffend.
Es bleibt in der alleinigen Verantwortung des Lesers, diese Angaben einer eigenen
Prüfung zu unterziehen. Wenn er die Methoden, die in diesem Buch beschrieben
sind, an sich oder anderen anwenden will, so tut er dies auf eigene Verantwortung
und Haftung.
2. Überarbeitete und erweiterte Neuauflage
ISBN 978-3-941317-18-5
© 2015 Schwedhelm-Verlag
Satz: Andreas Wirth, Vilshofener Str. 12, D-93055 Regensburg
Druck: DruckTeam GmbH & Co.KG Regensburg

INHALTSVERZEICHNIS

Geliebtes Erdenkind. Komm zu mir und labe dich an meiner unermesslichen Geduld und Liebe. Siehst du nicht das Geschenk deiner Heilung im betörenden Duft der Blumen, in der Stärke der Bäume, in der Weisheit eines Steines? Finde den Weg zurück zum Garten Eden und sei gänzlich unbesorgt, denn für dein Wohlergehen halte ich alles in der Pracht der Natur für dich bereit.

Mutter Erde

Einleitung

Grußwort der Mutter Erde

Sei mir gegrüßt, lieber Leser. Die Mutter Erde, die Pflanzengeister der Blüten, die Geister des Waldes und der Wiesen, die elfenhafte Zauberwelt der Natur vermitteln dir durch mich ihre innigsten Grüße und segnen dich mit Liebe und Freude.

Denn du öffnest gerade beim Lesen dieses Buches dein Herz für die Botschaften der Natur. Dein Geist ist bereit und interessiert daran, was dir die Pflanzenwelt zu sagen hat und dafür sei dir gedankt. Denn die Erde und ihre Lebewesen brauchen dich und all jene, die sich für die Pflege, den Schutz und der Achtung unseres wunderschönen Planeten stark machen und ihr Heilung schenken.

Wenn du dich mit den BlütenSeelen beschäftigst, wirst du dich, ohne es bewusst zu bemerken, wieder mehr mit der Natur um dich herum verbinden. Du wirst die Kräuter, welche du vielleicht in Form einer BlütenSeele anwenden wirst, mit deinem Herzen und Augen draußen suchen.

Dann wirst du dich freuen, wenn du sie erblickst, du wirst der Blüte dankbar sein, wenn sie dir geholfen hat und du wirst dich innerlich bei der Pflanze ehrfürchtig verneigen.

So werden sich die Naturgeister der Blüte erfreuen, und immer bereit sein, dir zu helfen. Du wirst zu den Pflanzen eine Verbindung eingehen, wie zu einem Lebewesen, du kannst, wenn du willst, sie als Freunde an deiner Seite wissen. So fühlst du dich denn bereichert durch deine neuen Gefährten, welche dir mit der Heilkraft immer zur Seite stehen werden.

Du wirst dich glücklicher und reicher fühlen, denn deine Freunde finden sich dann nicht nur im Menschenreich, sondern auch in der Natur. So kann es dir geschehen, dass du bei einem Waldspaziergang, die Bäume als weise Gefährten erkennst, die dir Kraft und Rat schenken, wenn du sie darum bittest, dich an sie lehnst und in die Stille gehst.

Ebenso wirst du die verspielten Gesichter der Blumen erkennen, wenn du durch eine Wiese schreitest und den Zauber der einzelnen Pflanzen mit dem Auge erblickst. So werden dich die Blüten anlächeln, wenn du dich in ihr Antlitz vertiefst. Sie werden dir ihre Energie schenken, wenn du dich neben sie setzt und dich berühren lässt von ihrer vollkommenen Schönheit.

Du wirst dann die Erde und die Natur wieder als deine Mutter entdecken, die immer für dich da ist, und dir immer Heilung überreicht. Du brauchst sie nur darum zu bitten und sie besuchen. Begib dich in schweren Zeiten in die Natur, werde still, lausche und horche, du wirst Antworten auf deine Fragen erhalten.

So wie du deine Freunde nicht verletzen magst, so willst du dann auch nicht deine Mutter Erde verletzen. Und letztendlich wird ein Einlassen auf die Botschaften der BlütenSeelen eine Heilung der Mutter Erde nach sich ziehen, denn du, lieber Leser, und ich hoffe es werden viele an der Zahl kommen, wirst die Erde als Lebewesen mehr schätzen lernen.

Und so wie dein Freund dich nicht verletzt, wenn du ihn achtest und mit Liebe behandelst, so wird sich auch die Erde immer um dich kümmern, wenn du sie als göttliches Lebewesen achtest und ihr die notwendige Ehre angedeihen lässt.

Du wirst dir keine Sorgen um ausreichend Nahrung und gute Gesundheit machen müssen, Klimaschäden und Naturkatastrophen werden dich nicht treffen, wenn du dich vollkommen mit deinem ganzen Herzen der Mutter Erde verpflichtest. Das heißt, du versuchst nachhaltig ökologisch zu leben und zu wirken. Du solltest auch der Heilkraft der Erde vertrauen, und dadurch der Erde ihre Würde zurückgeben.

Es wird um dich gesorgt werden!

Durch deine Liebe zu den Quellen deiner Lebenskraft, dem Wind, der Sonne, der Erde, des Wassers, der Lebewesen, des Himmels und all dem Leben im Universum bist du gesegnet und beschützt. Fühl dich geborgen in den Kräften des Kosmos, der Elemente. Sie sind deine Freunde, deine Nahrung, deine Mutter und dein Vater, deine Geschwister und Geliebten. Sie sind immer für dich da und geben dir die Liebe und Achtung, welche du ihnen schenkst, mit Freude zurück. Vertrau darauf!

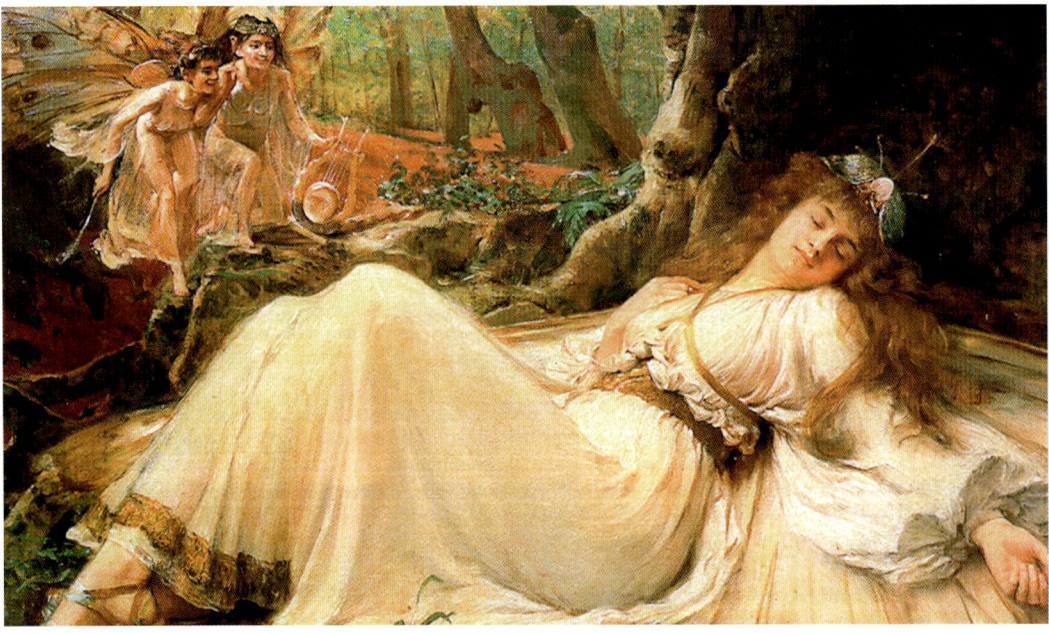

Die Entstehung der BlütenSeelen

Die BlütenSeelen sind wie eine Krone, die aus den vielen Juwelen meiner Erfahrungen geformt wurde. Sie sollen wissen, welche Ideen und Ideale hinter den Blütenessenzen stehen und sich nun auf dem Weg zu ihrem Herzen machen.

Die Erde und die Natur sind ein in sich geschlossenes, logisches, gar wundersames System, das den Menschen erstaunen lässt. Die Schönheit eines Blattes oder einer Blüte, die Gesetze der Natur, die Lebenskreisläufe zwischen Mensch, Tier und Elemente sind so göttlich und perfekt und lassen uns immer wieder staunen. Es wäre hochmütig und vermessen, an einer Verwobenheit des Menschen mit der Natur, zu zweifeln. Selbstverständlich gibt es ebenso Naturgesetze für den Menschen, genauso wie sie für Pflanzen und Tiere existieren. Gesetze, die ihn gesund erhalten, wenn er sie befolgt. Er entstand und kommt aus der Natur. Der Mensch wird ernährt von der Sonne, der Luft, dem Wasser und der Nahrung der Erde, er besteht aus den Elementen des Kosmos und steht in enger Verbindung zu allem, was ihn umgibt. Natürlich ist somit für Heilung von seelischen als auch körperlichen Krankheiten in der Natur der passende Schatz vorhanden. So wie die Muttermilch die beste Nahrung für ein Neugeborenes ist, weil es seine Mutter ist, so sind die Menschen Kinder der Erde. Die Essenzen sind geboren worden aus einem über zwanzigjährigen Weg als Heilpraktikerin, der mir bestimmt war und den ich schon sehr früh, seit meiner Jugendzeit, verfolge.

Der Motor war die Leidenschaft und die Liebe zur Naturheilkunde und der Philosophie. Meinen Schatz an Erfahrungen in der Kräuterheilkunde, Behandlung von Patienten, der Medialität und der Wirkung von Kräutern auf die Seele, sind in den BlütenSeelen ganzheitlich gebündelt.

Schon in meiner Jugend begeisterte mich die Heilkraft unserer heimischen Kräuter. Bereits mit 21 Jahren beschritt ich den Weg der Heilpraktikerin. Ich erlernte bei international angesehenen Fachexperten die Traditionelle Chinesische Medizin, welche neben der Akupunkturlehre, die chinesische Kräuterheilkunde, Massagen aus der TCM (Traditionelle Chinesische Medizin), Qi Gong, Feng Shui und die Zusammenhänge zwischen Mensch, Kosmos, Krankheit und Gesundheit, Geist und Seele lehrt. Ich bin schon immer von der Weisheit der TCM begeistert, denn sie stützt sich auf Lebensweisheiten und Naturgesetzen, die überall auf der Welt Allgemeingültigkeit haben. Mein erster Lehrer war ein Vorreiter und Visionär, denn damals schon in den 80er Jahren, klassifizierten wir wissenschaftlich die heimischen Heilkräuter nach dem System der TCM und ordneten sie den einzelnen Organen und Elementen zu. Die TCM Therapeuten wissen, dass diese Strömung erst in den letzten Jahren im Kommen ist. Neben den Handwerkszeugen aus der TCM arbeite ich als selbständige Heilpraktikerin mit meiner Medialität. Viele Patienten bestätigen mir diese Gabe des Hellsehens. In Chakrensitzungen als auch in zahlreichen Meditationen und Seminaren, die ich anbiete, vertiefte ich meine Intuition. Ob Mensch oder Pflanze, ein Wahrnehmen der Energien des Lebewesens ist mir geläufig.

Dank meiner Ausbildung und Fortbildung in der TCM, insbesondere in der

Kräuterheilkunde, als auch der medialen Fähigkeiten, ist es mir nun möglich die Heilkräuter in einem ganzheitlichen Sinne zu verstehen.

Ich erfahre die Seelenbotschaften der Wildkräuter in Meditationen in freier Natur.

Glücklicherweise bin ich gegenüber dem mir geistig, vermitteltem Wissen unbeeinflusst, weil ich mich in den letzten 23 Jahren vorwiegend mit chinesischer und nicht mit der abendländischen Kräuterheilkunde beschäftigt hatte. Jedes Wildkraut frage ich neben seiner seelischen Wirkung auch nach seiner körperlichen Heilkraft. Die Kräuter raunen mir nicht nur bekannte Heilanwendungen zu, sondern sprechen zu mir auch von noch unentdeckten Wirkungen. Diese Botschaften der BlütenSeelen finden sich dann bestätigt durch verschiedene schriftliche Quellen, die ich vor der medialen Arbeit mit den Kräutern bewusst nicht studiert hatte.

So sehe ich mich nun als verlängerter Arm der Wildkräuter, als ihre Fürsprecherin und ihr visionäres Medium.

Bisher habe ich Botschaften von 21 Kräutern erhalten und aus diesen 21 Einzelessenzen sind 20 Energieessenzen und 4 Blütenmischungen entstanden. Die Mischungen sind mir immer wieder von meinen geistigen Führern vermittelt und eindringlich ans Herz gelegt worden. Denn sie sind sehr wichtig für die Menschheit.

Die einzelnen Kräuter wähle ich nach folgenden Kriterien aus

Die Pflanze soll häufig vorkommen wie z.B. der Löwenzahn, der Beifuß oder auch die Brennessel und nahe beim Menschen wachsen. Zum Schutz der Artenvielfalt verwende ich keine Pflanzen, die es nur noch sehr selten gibt.

Außerdem entwickelt sich eine gesunde, kräftige Pflanze aus den Energien ihres Standortes. Die Pflanze ist ein Erzeugnis aus der Menge des Wassers, der Bodenbeschaffenheit, der Menge und Qualität der Sonneneinstrahlung, dem Wind und der Luft als auch der Energien der Jahreszeiten. Dem Menschen, welcher in der Nähe von bestimmten Pflanzen wohnt, ist somit sehr mit den gesunden Kräutern aus seiner Umgebung geholfen. Denn diese Kräuter haben Fähigkeiten, mit den jeweiligen gleichen Umwelteinflüssen zu gedeihen. So kann beispielsweise eine Pflanze, welche unter Regen und feuchtkalten Wetter gedeiht oder in der Nähe von Wasser wächst, hilfreich sein für Krankheiten, die sich durch feucht-kaltes Wetter verschlimmern, wie Rheuma oder Erkältungen. Oder Pflanzen, die im Frühling blühen, sind bekannt dafür, dass ihnen eine besonders reinigende Kraft innewohnt und sie das Immunsystem stärken. Genau das kann der Mensch nach einem langen, sonnenarmen Winter gebrauchen: eine Heilkraft, welche die wenig bewegten Glieder von den angesammelten Ablagerungen entschlackt und ihm Kraft schenkt in der Jahreszeit, in welcher der Husten und die Erkältungen sehr oft hartnäckig verweilen. Denn durch den Lichtmangel im Winter wird dem Menschen weniger Energie zur Verfügung gestellt. Genau zu diesen Zeiten blühen die ersten Hustenmittel, wie der Huflattich und die Schlüsselblume. Jeder Jahreszeit wohnt eine ganz bestimmte Kraft inne, die sich in den Kräutern wieder findet. Kräuter blühen passend zu einer Zeit, in welcher saisonale Erkrankungen auftreten und können sehr oft diese heilen.

Darüber hinaus bietet sich eine verbreitete Wildpflanze geradezu als Geschenk für die Menschheit an. Sie trägt in sich die Kraft, welche die Gesellschaft gerade benötigt.

Und letztendlich wähle ich Kräuter, welche dem Menschen durch die Tradition noch bekannt sind. So werden ein Bezug und eine Erinnerung an die Naturheilkunde hergestellt.

Dies führt dazu, dass Sie, als BlütenSeelenanwender beispielsweise, den Löwenzahn, nicht mehr nur als Unkraut einstufen, sondern ihn wieder als kräftiges Heilkraut betrachten können. Oder sie erinnern sich an ihre unbeschwerte Kindheit, in welcher die Schlüsselblume noch in Hülle und Fülle wuchs. Eine Sehnsucht nach der Zeit, der Natur kann erwachen, so dass sich, längerfristig gesehen, der Anwender der BlütenSeele, sich wieder um ein Erblühen und eine Verbreitung gewisser Heilkräuter bemüht und deshalb auch den Schutz der Erde und Umwelt fördert.

Sicherlich werden noch einige neue BlütenSeelen folgen, denn die Kräuter rufen mich und wollen gehört werden. Bis dahin wünsche ich allen Lesern viel Spaß beim kennen lernen der Seelenqualitäten unserer einheimischen Kräuter.

Den Wildkräutern wünsche ich ein durchbrechendes Comeback in unserer Heilkunde.

BlütenSeelen, was sind sie?

Die BlütenSeelen sind Essenzen aus naturbelassenen Wildkräutern, welche emotionale und seelische Unstimmigkeiten positiv beeinflussen. Sie wirken auf die Aura des Menschen ein und sind deshalb äußerlich auf den Körper anzuwenden. Sie sind keine Heilmittel im geläufigen Sinne. In der Aura jedes Menschen, ein für viele Menschen unsichtbarer energetischer Bereich, zeigen sich Emotionen und Gedanken. Die Aura oder auch die Ausstrahlung umhüllt den Menschen wie ein Kokon oder eine Lichtkugel. In ihr liegen die Chakren, das sind Energiezentren, welchen den Körper mit der Umwelt verbinden und ihn mit Energie versorgen. Jedes Chakra ist ein Zentrum und ein Tor zu einem bestimmten körperlichen Bereich. So gibt es beispielsweise das Herzchakra, welches das Zentrum für den Brustbereich darstellt. Deshalb entfalten die BlütenSeelen ihre Wirkung besonders, wenn sie auf bestimmte Chakren auf den Körper aufgetragen werden. Die Information der jeweiligen BlütenSeele wird so über das Chakra, oder auch über die Haut in die Aura des Menschen transportiert und beeinflusst sein Wohlbefinden. Unser Körper endet nicht mit der Hautgrenze, sondern dehnt sich mehr aus, als sichtbar ist. Aurasichtige sehen diese Ausdehnung der Energien um den Menschen herum sehr wohl. Am Besten kann man sich das vorstellen, indem man sich eine Kerze vor Augen führt, der Schein der Kerze, ihr Licht ist weiter sichtbar als die Flamme brennt. So verhält es sich auch bei allen anderen Lebewesen.

Die Blütenessenzen werden nach dem Bachblüten-Prinzip unter Einwirkung des Sonnenlichtes hergestellt und anschließend mit Bioalkohol stabilisiert.

Dafür werden nur pflückfrische Kräuter verwendet, die weder getrocknet noch gelagert sind und somit einen hohen Grad an heilsamer ursprünglichen Qualität innehaben.

Jene Sonnenauszüge sind von feinstofflicher Art, aber trotzdem von einer großen Kraft, weil das Heilkraut weder durch Transport, Trocknung, Zerkleinerung oder andere Manipulation an Energie verloren hat.

Je feiner ein Auszug eines Krautes ist, desto eher wirkt ein Heilkraut auf die Seele. Heilanwendungen wie beispielsweise Tees, Tinkturen, Öle und Salben haben hingegen eine direkte Wirkung auf den Körper.

Das Herstellungsverfahren der BlütenSeelen induziert hauptsächlich eine Beeinflussung des Gemüts. Weil allerdings der Mensch eine Einheit aus Körper, Seele und Geist darstellt, kann die BlütenSeele mitunter auch den Körper heilen. Denn der Geist wohnt in unserem Körper, er ist nicht trennbar von der Manifestation eines Körpers und der Körper wiederum gebärt den Geist. Die körperliche Heilwirkung einer BlütenSeele hängt immer vom Patienten als auch von der Krankheit ab. Für die Anwendung als Heilmittel oder die innere Anwendung der BlütenSeele übernehme ich keine Verantwortung und Haftung und gebe keine Heilversprechen. Ich überlasse es dem Leser, in welcher Weise er die BlütenSeele anwendet, jedoch empfehle ich sehr, sich an die von mir verordnete Anwendung zu halten. Die Wirkung auf den Körper ist ein positives Nebenprodukt der BlütenSeele, die eine BlütenSeele nicht garantiert oder als Zielsetzung in sich trägt.

Das Besondere der BlütenSeelen, Herstellung, Inhaltstoffe

Die BlütenSeelen sind besonders, weil sie Blütenessenzen von Kräutern aus unserer Heimat sind. Einige von den Wildkräutern haben bisher noch nie in der Form einer Blütenessenz existiert. Neben dem medialen Wissen, das in solch umfassender Form von den einzelnen Kräutern noch nie vermittelt wurde, stecken langjährige Praxiserfahrungen als Heilpraktikerin, zahlreiche Ausbildungen bei angesehenen internationalen Lehrern, als auch Wissen um die Zusammenhänge zwischen Körper und Geist in den BlütenSeelen.

Die BlütenSeelen werden in freier Natur hergestellt.

Die Wildkräuter stammen nur von Plätzen die ungedüngt und unbelastet sind, fern ab der Zivilisation. **Die von mir erwählten Plätze sind sehr kraftvoll, idyllisch und ruhig.** Kein Mensch stört mich bei der Herstellung der Energieessenzen. Sie werden mit Liebe und Achtsamkeit von mir verarbeitet. Die Erde, die Sonne, die Naturgeister und die jeweiligen Pflanzenelfen werden mit Ritualen und Gebeten von mir eingeladen. Ganz sicherlich geben sie der

Essenz ihre außerordentliche Kraft. Mich bei ihnen zu bedanken und Opfer darzureichen, ist selbstverständlich von großer Bedeutung für die hohe Qualität der BlütenSeelen. Ich selbst reinige meine Energien vor der Arbeit und bin absolut präsent.

Wenn es das Wetter erlaubt, werden die **BlütenSeelen zu bestimmten Mondphasen und Mondtagen hergestellt.** Die Tageszeit als auch das Datum sind ausschlaggebend bei der Produktion der Energieessenzen.

Ich lege großen Wert auf **hochwertige Zutaten**, obwohl die BlütenSeelen für die äußere Anwendung produziert werden. So sind in den BlütenSeelen nur **reines Quellwasser** und **Alkohol aus kontrolliert biologischen Anbau.** Daher ist auch eine Unbedenklichkeit bei einer inneren Einnahme, falls der Anwender es wünscht, zu garantieren.

Um den Geschmack, als auch die Wirkung der Kräuter zusätzlich einzuordnen, esse ich auch immer vor der Herstellung die Kräuter. Der Geschmack einer Pflanze gibt dem TCM Kundigen großen Aufschluss über die Heilwirkung und der Qualität eines Krautes.

Die Energieessenzen werden **umgehend nach der Herstellung in Violettglas abgefüllt**. Dieses Glas ist sozusagen der Mercedes unter den Gläsern. Es garantiert, im Gegensatz zu andersfarbigen Gläsern, eine längere biologische Lebensdauer der Inhaltstoffe, weil nur bestimmte Lichtstrahlen durch das violette Glas dringen können. Mehr physikalische Forschungsergebnisse hierüber finden Sie im Internet bei den Schweizer Herstellern. Die **BlütenSeelen werden jedes Jahr frisch hergestellt**, sodass aufgrund der Frische eine hohe Schwingung der BlütenSeelen garantiert werden kann. Da die BlütenSeelen 38-40% Alkohol enthalten, sind sie geöffnet auch mehrere Jahre haltbar.

Die BlütenSeelen werden ausschließlich nur von mir selbst in Handarbeit hergestellt, mit einer Liebe zum Detail. Auf den Bildern der Fläschchen, als auch auf den Karten, sind die von mir verarbeiteten Pflanzen abgelichtet. Sie spiegeln genau die Energie der Heilpflanze wieder. Fast alle Fotos sind von mir selbst erstellt worden und fangen die Pflanze in ihrer höchsten Wirkkraft an dem Wachstumsort und der heimischen Umgebung ein. Auf den Fläschchen sind nur positive Begriffe aufgedruckt, damit sich so zusätzlich eine positive Schwingung auf die BlütenSeele übertragen kann.

Da alles Energie ist und alles durch einen Energiefluss miteinander verwoben ist, lege ich großen Wert auf die Auswahl der Personen, welche in meinem Unternehmen mit den BlütenSeelen in Berührung kommen. Es ist mir wichtig, dass Sie eine liebevolle und lichte Energie mit sich tragen.

Aufbewahrung

Die BlütenSeelen sollte man an einem neutralen bis kühlen Ort aufbewahren. Eine direkte Nähe zu Mobiltelefonen oder strahlenreichen Geräten wie WLAN oder anderes ist zu vermeiden. Direkte Sonneneinstrahlung sollte ebenso vermieden werden. Beim Transport in Flugzeugen, wäre es sinnvoll, die BlütenSeelen schützend zu verpacken, damit sowenig wie möglich Strahlung auf die Essenz treffen kann.

Wie wähle ich die passende BlütenSeele aus?

Es gibt mehrere Möglichkeiten

1. Eine der besten ist es, die Karten der BlütenSeelen mit den Fotos nach oben auszulegen.

Die wenigen Bilder, (vorzugsweise nur 1-3 Bilder), die Sie am meisten berühren und am besten spontan gefallen, zeigen die BlütenSeelen, die momentan für Sie wichtig sind. Die Wahl stimmt zu 95%. Warum? Weil jedes Lebewesen auf dieser Erde ihr inneres Wesen im Außen ausdrückt und zeigt. Speziell bei den Pflanzen existiert die so genannte Signaturenlehre, eine Wissenschaft, welche auf Paracelsus und den Traditionen aus dem Volke zurückgeht. Diese Lehre besagt, dass von der Form einer Pflanze auf ihre Heilkraft geschlossen werden kann. So folgerte man z.B. von der leberförmigen Blattform des Leberblümchens eine Wirkung auf die Leber etc. und gab der Blume auch den Namen dazu. Von der roten Farbe des Johanniskrautöls zeigte sich eine Wirkung auf Bluterkrankungen im Menschen.

Ebenso stehen Farben in Verbindung mit den Chakren. Es ist kein Zufall, dass die Heilkräuter bestimmte Farben haben. Gelbe Farben z.B. stärken immer sehr das Erdelement in uns, kräftigen die Verdauungsorgane, wie Löwenzahn oder Huflattich. Lila, weiß und blau stehen mit dem geistigen Prinzipien im Menschen in Verbindung.

So ist die Form und Farbe sehr wichtig in ihrer Aussagekraft, auch ob nur eine Blüte auf dem Foto ist oder mehrere. Die Fotos auf den Karten sind nach solchen Aspekten von mir bewusst ausgewählt worden. Dem Wesen der Pflanze verleihe ich somit Nachdruck. Bei Brennessel und Königskerze ist ein Lichtstrahl auf dem Bild mit abgebildet. Die Brennessel hat eine männliche, klare, trennende Energie in sich, wie ein Lichtschwert. Wie ein Engel der Erkenntnis steht sie da und schenkt dem Menschen zielstrebige Klarheit. Menschen wählen sehr oft das Bild aufgrund des Lichtstrahls, was mindestens genauso wichtig ist wie Farbe und Form dieser Pflanze. Ebenso bei der Königskerze: Hier ist das Licht ein göttliches Licht, die männliche, geistige, nach oben gerichtete Energie der Königskerze zeigt sich in ihrer Stabform. Der Lichtstrahl auf dem Bild spiegelt das innere Streben des Menschen zum Himmel. Das Licht nimmt das Streben der Königskerze in ihrem Schoß auf, so wie Gott die Seinen aufnimmt, wenn sie zu ihm streben.

Die Wegwarte bildet sich vor einem blauen Himmel ab, sie verbindet Himmel und Erde. Die blaue Weite des Himmels spiegelt ein offenes, spirituelles Prinzip, die Wegwarte fördert im Menschen sehr stark die Verbindung zur Intuition, zu seinen geistigen inneren und himmlischen Führern.

Huflattich wächst auf kargem trockenem Boden und lacht fröhlich gelb in den blauen Himmel. Auch er zeigt das innere Bild des Menschen: die Erde ist zwar trocken, dein Leben mag vielleicht dürr und mager an Genuss erscheinen, aber auch daraus kannst du Frohsinn erschaffen.

Die Abbildung der Blüte ist also kein Zufall. Der Mensch wählt intuitiv das Bild einer BlütenSeele, welche für ihn am hilfreichsten ist.

Häufig gibt es eine BlütenSeele, welche wie ein Konstitutionsmittel ist. Das heißt, sie spiegelt Ihren grundsätzlichen Charakter wieder. Diese BlütenSeele zu kennen und sie immer wieder anzuwenden ist sehr sinnvoll.

Dann gibt es BlütenSeelen, die gefallen nur in bestimmten Phasen. Es ist also egal, ob Sie ein Bild wegen der Farbe, der Form oder dem Licht wählen. Hinter jedem Bild steht ein Grund, warum die Blume genau so abgelichtet worden ist.

Manche Blüten werden aufgrund ihres Aussehens sehr selten gewählt und das hat seinen triftigen Grund: Beifuß, Buschwindröschen oder Schöllkraut sind beispielsweise nicht für jeden Menschen geeignet. Denn sie leiten starke Veränderungen ein und sind deshalb nur für Menschen in bestimmten Situationen geeignet. Ich würde deshalb empfehlen, diese starken Kräuter austesten zu lassen, falls Sie diese wählen.

Ich persönlich bevorzuge diese Variante: Wählen Sie ein Bild aus dem Kartenset der BlütenSeelen, das Sie im Herzen anspricht. Sie können sich eine bis drei BlütenSeelen wählen und sollten diese zur Sicherheit noch nachtesten, um festzustellen, welche momentan die Beste ist. Das kann man mit Pendel, Biotensor, kinesiologisch oder mit anderen Testverfahren tun.

2. Die sicherste Methode

Lassen Sie sich eine BlütenSeele von einem BlütenSeelen-Fachberater austesten. Diese Berater sind geschult im Umgang mit den BlütenSeelen, in der Wirkung der Heilkräuter und sind meist in medizinisch, heilenden Berufen tätig. Sie verfügen entweder über ein hohes Maß an Wissen über Heilkräuter oder die Psyche des Menschen. Alle BlütenSeelen-Fachberater haben eine Ausbildung bei mir persönlich absolviert. Sie werden in regelmäßigen Abständen von mir auf den neuesten Stand der Erfahrungen gebracht. Ihr Berater vor Ort ist im Internet auf der Homepage www.bluetenseelen.de zu finden.

Die Schafgarbe ziehe ich immer in Betracht, wenn der Mensch sich nicht für eine Karte entscheiden kann. Ihre Wirkung ist immer positiv für den Menschen, weil die BlütenSeele Schafgarbe Unklarheit als auch Unentschlossenheit beseitigt.

3. Eine andere Möglichkeit, ist ein Ziehen der Karten in umgedrehter Form, am besten mit geschlossenen Augen, so dass Sie den Namen der BlütenSeele nicht lesen können.

Ebenso können Sie nach den Inhalten des Buches auswählen.

Anwendung und Dosierung der BlütenSeelen

Da BlütenSeelen die Seele als auch den Geist der Menschen mit der Kraft der Pflanzen positiv beeinflussen, werden sie äußerlich angewendet.

Sie werden auf die jeweilig passenden Chakren verrieben, in die Aura gefächert oder auf bestimmte Körperstellen aufgetragen.

Die Aura des Menschen ist meist der erste Bereich, welcher auf eine seelische Störung reagiert. Um wieder ein Gleichgewicht herzustellen, ist es wichtig die Aura zu behandeln. Anders als Bachblüten wirken BlütenSeelen besonders intensiv bei einer äußeren Einreibung auf die Chakren. Zusätzlich gibt man die BlütenSeele auf die Innenseite der Handgelenke, am Puls sozusagen, hebt die Arme über den Kopf und führt diese über die Aura hinweg von oben nach unten. Neben der Einreibung auf Chakren, kann man die BlütenSeele noch auf Körperstellen verreiben, welche in Verbindung stehen zu der Heilwirkung des Wildkrautes und Unterstützung benötigen.

Z.B. der Löwenzahn ist ein Heilkraut für die Leber. Deshalb kann er auch auf das Gebiet der Leber, rechts unter dem Rippenbogen, eingerieben werden. Außerdem zeugen die Erfahrungen von solch einer immensen Kraft und Reinheit der BlütenSeelen, dass es mehr als ausreichend ist, sie äußerlich auf die Haut einzureiben und sie nicht innerlich einnehmen zu müssen.

Wichtig ist, der Seele die Information der Blüte zu vermitteln. Das kann auch durch eine äußere Einreibung geschehen.

Manche Anwender sind trotzdem davon überzeugt, dass eine innere Anwendung stärker wirke. Das kann in manchen Fällen zu unerwünschten Reaktionen führen.

In solchen Fällen sollte man die Dosis reduzieren und wieder auf eine äußerliche Anwendung zurückgreifen. Sehr feinfühlige Menschen brauchen die BlütenSeele nicht äußerlich anzuwenden, ihnen reicht oft schon eine Übermittlung der Information der dazugehörigen Karte oder das Tragen der Essenz am Körper.

Falls jemand die BlütenSeele innerlich einnehmen will, dann sollte er diese in ein Glas Wasser geben und dieses schluckweise trinken. Mit der Aufnahme der BlütenSeele durch das Medium Wasser, ist eine tiefergehende Verteilung im Körper garantiert, als nur durch ein direktes Eintröpfeln in die Mundhöhle. Gewisse BlütenSeelen sind prädestiniert dazu, sie innerlich anzuwenden. Nämlich jene, welche stark den Körper kräftigen und reinigen sollen: z.B. bei Erschöpfung Löwenzahn, Holunder, Huflattich, die Energetische Blütenmischung *Schutz & Reinigung* und Mädesüß.

Will der Anwender ein körperliches Problem behandeln, dann ist eine innere Anwendung zusätzlich zur Verreibung auf die Haut meist notwendig.

Hierzu gibt man täglich 3 bis 6 Tropfen der BlütenSeele in ein Glas Wasser, bis zu dreimal täglich und trinkt es regelmäßig.

Kinder nehmen nur einmal täglich 1-3 Tropfen in einem Glas Wasser zu sich.

Es gibt BlütenSeelen, die sollte der Laie ohne fachkundige Beratung nie innerlich einnehmen: Schöllkraut und Buschwindröschen. Diese BlütenSeelen sind sehr stark wirksam. Diese Kräuter sind leicht giftig, aber in der Form einer BlütenSeele unbedenklich in der Toxizität. Sie sollten auch in Form eines Heilkrautes nur mit Beratung angewendet werden. Näheres unter jeder Beschreibung der einzelnen Pflanze.

Um körperliche Leiden mit den BlütenSeelen zu lindern, ist es möglich, sich diese äußerlich einzureiben. Beispielsweise auf den Magen bei Magenschmerzen, den Kopf bei Kopfschmerzen, die Muskeln, auf die Gelenke usw.

Der Anwendung sind hier keine Grenzen gesetzt. Jedes seelische Leiden hat sehr oft eine körperliche Entsprechung. Haben Sie die richtige BlütenSeele für ihre Seele erwählt, kann sie gleichzeitig, neben dem Chakra, auch auf ihre akute Problemstelle verrieben werden. Ein Beispiel: eine Frau nahm vom Foto her das Labkraut, also testete ich für sie die Mischung *Schutz & Reinigung.* Neben der Einreibung auf die Handgelenke, gab sie ein paar Tropfen auf ihr Arthrose-knie, was sich sehr positiv auswirkte.

Was die Dosierung der einzelnen BlütenSeelen anbelangt, so passt man diese auf das Alter, als auch auf den Zustand des Menschen an.

So gibt man Kindern meist nur 1x tgl. ungefähr 3 Tropfen auf den Körper.

Erwachsene können 1-3mal tgl. 3-9 Tropfen äußerlich anwenden.

Ich persönlich empfehle bei Erwachsenen die Zahl 9 ein zuhalten, eine magische Zahl in der Kräuterheilkunde, deshalb gebe ich 3 mal 3 Tropfen.

Dauer der Anwendung

In der Regel wendet man eine BlütenSeele solange an, bis das Problem oder der seelische Prozess gelöst sind. Meistens handelt es sich um eine tägliche Anwendung von 2-4 Wochen. Eine seelische Umprogrammierung ist nicht innerhalb eines Tages zu vollziehen, der Same der Erkenntnis muss wohl gehütet werden, um im Menschen Wurzeln schlagen zu können.

Manche BlütenSeelen sind nur in bestimmten Situationen anzuwenden und können danach auch wieder abgesetzt werden. Die Mischung der *Kühle Kopf* beispielsweise ist eine BlütenSeele für Prüfungsängste. Somit verwendet man diese nur in der Zeit vor und während einer Prüfung. Näheres dazu finden sie bei der Beschreibung der einzelnen BlütenSeele.

Manche Menschen haben so eine ausgeprägte Intuition, dass sie genau wissen, wann und wie lange eine BlütenSeele anzuwenden ist und können sich somit an ihre eigenen Regeln halten.

BlütenSeelen im Notfall

Eine häufigere Anwendung, etwa alle 2 Stunden ist nur in sogenannten Notfällen angebracht.

Als da wären: akute Unfälle, plötzlicher Verlust eines Menschen, Schock und Erschrecken, gewaltsame Ereignisse, extreme Angst vor Prüfungen, Vorstellungsgesprächen, Flügen usw.

Hierzu muss man zu der äußeren Verreibung auf das Herz, den Scheitel und die Handgelenke, die BlütenSeelen noch innerlich einnehmen. Bezüglich der Dosis richtet man sich nach der üblichen Dosierung, nur etwas häufiger am Tag des Erlebnisses.

Am zweiten Tag sollte man die Tropfen wieder auf ein Normalmaß reduzieren. Nach ein bis drei Tagen sollte die Anwendung auch wieder beendet werden.

Kinder nehmen entsprechend weniger und meist reicht eine zweimalige Anwendung am Tage des Geschehens, statt einer einmaligen Einreibung.

1. starke akute Ängste:
   Hierfür verwendet man die Mischung *Kühler Kopf* oder *Johanniskraut oder Schlüsselblume*
2. Akutes seelisches Trauma und Schock: *Mädesüß* oder *Schutz & Reinigung*
3. Körperlicher Schock und akuten Schmerzen eines körperlichen Traumas: *Buschwindröschen*, die Mischung *Schutz & Reinigung* oder *Schöllkraut*

Im Allgemeinen ist die *Schutz & Reinigung* Mischung die Notfallmischung.

BlütenSeelen sind nicht giftig. Trotzdem möchte ich nochmals darauf hinweisen, dass leicht toxische Kräuter wie das Schöllkraut und das Buschwindröschen nie vom Laien innerlich eingenommen werden sollten, ohne dass es von einem Fachberater ausgetestet worden ist.

Kann man mehrere BlütenSeelen gleichzeitig verwenden?

Ich rate von einer Mischung und gleichzeitigen Anwendung unterschiedlicher BlütenSeelen ab. Eine Essenz hat so viele Wirkrichtungen, dass es nicht nötig ist, mehrere gleichzeitig zu nehmen. Im Gegenteil, Laien könnten damit eine Aufhebung der Wirkung provozieren. Die Mischungen aus meiner Hand sind wohl überlegt und fein aufeinander abgestimmt.

Natürlich ist es möglich bis zu zwei Blütenessenzen gleichzeitig zu gebrauchen. In solchen Fällen werden die Essenzen zeitversetzt angewendet. Eine z.B. morgens, die andere abends, oder eine wird innerlich angewendet und die zweite äußerlich. Es sollte aber, wenn möglich, ein zeitlicher Abstand zwischen der Anwendung der einzelnen Essenzen bestehen.

Die BlütenSeelen werden nicht, wie es bei den Bachblüten üblich ist, untereinander in einem Glas Wasser oder einem Fläschchen zusammen gemischt. Sie werden unverdünnt äußerlich eingerieben.

Mischung in Ölen oder Bädern

Manche BlütenSeelen eignen sich, aufgrund ihrer Wirkung besonders dazu, sie in Körperöle einzumischen. Verwenden Sie hierzu beispielsweise ein neutrales Körperöl wie Sesamöl, Mandelöl oder Weizenkeimöl und geben Sie dem Öl keine Zusätze wie ätherische Öle bei. Diese haben eine intensive Kraft und würden womöglich die BlütenSeele auflösen.

So ist es sehr empfehlenswert, die Blütenmischung *Liebeslust & Herzzauber* in ein Trägeröl zu mischen und dieses beim Liebesspiel anzuwenden oder nur für sich zu gebrauchen.

Man kann auch Frauenmantel in ein Öl geben, wenn man den Wunsch der Heilung von seelischen Verletzungen hat. (siehe Frauenmantel) Frauenmantel wirkt auch verjüngend, er strafft das Bindegewebe.

Sie können die BlütenSeele auch in ihr Badewasser geben. Hierzu kann die Dosis ruhig etwas höher sein, also zwischen 10 bis 20 Tropfen.

Anwendung bei Kindern

BlütenSeelen sind auch für Kinder geeignet und es gibt einige, die einen besonders starken Bezug zu Kindern haben.

Als da wären: Schlüsselblume, Wiesenschaumkraut, Frauenmantel, Lungenkraut, Kamille, Huflattich und Holunder und der *Kühle Kopf*.

Alle anderen eignen sich auch hervorragend für Kinder, finden aber nicht so häufig Verwendung wie die oben genannten.

Es gibt drei BlütenSeelen, die immer von einem kompetenten Berater oder Therapeuten ausgetestet werden sollten, bevor sie einem Kind verabreicht werden.

Das sind der Beifuß, das Buschwindröschen und das Schöllkraut.

Lesen sie hierzu die Beispiele der einzelnen BlütenSeelen durch.

In der Regel reibt man von der BlütenSeele 1-3 Tropfen auf die jeweiligen Chakren der Kinder ein. Kinder lieben es, mit einer BlütenSeele zu arbeiten, sehr intuitiv wissen sie sehr genau wie mit der Essenz umzugehen ist. So legen sie die Karte oft unters Kopfkissen, oder tragen sie bei sich und stellen sie an einem Lieblingsplatz auf. Selbstverständlich verabreicht man Kindern innerlich, aufgrund des Alkoholsgehaltes, keine bis wenig Tropfen von den BlütenSeelen.

Kontraindikationen in der Schwangerschaft

Folgende BlütenSeelen sind in der Schwangerschaft kontraindiziert, weil sie das Sakralchakra öffnen:
• Buschwindröschen
• Beifuß
• Schöllkraut
• *Liebeslust & Herzzauber*

Fördert die Schwangerschaft

Der Frauenmantel hingegen hält zusammen, festigt das Gewebe, die Gebärmutter und stärkt die gesunde Entwicklung des Fötus. Darum ist neben dem Frauenmanteltee auch die BlütenSeele eine hervorragende Beigabe in den neun Monaten.

Anwendung bei Tieren

Natürlich haben auch Tiere seelische Leiden. Tiere fressen ja auch schon immer instinktiv die Kräuter, welche ihnen gut tun. Ein Tierbesitzer kann sein Tier sehr gut beurteilen und die passende BlütenSeele wählen.

Hierzu orientiert man sich an den Schlagwörtern der BlütenSeele, pendelt oder testet die BlütenSeele.

Tieren, mit Trauma, körperlicher und seelischer Art, kann das Schöllkraut helfen. Ungeduldigen und gereizten Tieren, z.B. das Leberblümchen. Bei ängstlichen Tieren kann man an Johanniskraut, den Kühlen Kopf oder an die Schlüsselblume denken.

Um Tiere zu behandeln, gibt man zwischen 3-6 Tropfen in das Fell, in den Nacken oder auf die Brust. Je nach Größe und Beschwerde des Tieres kann die Dosis auch erhöht werden.

Für die innerliche Einnahme weiß der Tierbesitzer genau, ob sein Tier Alkohol in Tropfendosis verträgt oder nicht. Dementsprechend verabreicht man die jeweilige Dosis. In der Regel kann man sich an der Dosis für kleine Tiere an der Dosis für Kinder orientieren. Größere Tiere, wie große Hunde oder Pferde, erhalten die Dosis eines Menschen oder mehr.

Kann man die BlütenSeelen überdosieren?

Im Grunde gibt es von den chemischen Inhaltsstoffen her betrachtet, keine mögliche Überdosierung. Falls jemand ein Fläschchen auf einmal trinkt, wäre das wie die Gabe eines hochprozentigen Schnapses. Leicht toxische Pflanzen, wie Schöllkraut und Buschwindröschen, sind mit einer kleinen Kräutermenge produziert worden, so dass es körperlich unbedenklich ist, diese innerlich anzuwenden.

Jedoch kann es auf seelischer Ebene zu einer Verschlimmerung führen, falls sie überdosiert werden.

Im Laufe meiner Erfahrungen traten bisher sehr selten Überdosierungen auf. Wenn, dann wurde sie vom Kunden selbst durch falsche Handhabung induziert. Sie geschahen durch eine innere Einnahme, die eindeutig für diesen Menschen zu hoch war.

Manche glauben, „viel hilft viel" und wendeten das Buschwindröschen täglich an, innerlich wie äußerlich. Die Schwermut wurde größer und die bereits bestehenden körperlichen Beschwerden ebenso.

Andere wiederum, wendeten geistige Blütenessenzen gegen die Empfehlung innerlich an. So wie die BlütenSeelenmischung *Innere Stimme & Spiritualität*, darauf hin hatte eine sehr empfindsame und spirituell geöffnete Frau sehr viele schlechte Träume. Mit der äußeren Anwendung veränderten sich die Träume sehr zum Positiven.

Deshalb kann ich nur immer wieder betonen, die BlütenSeelen nur äußerlich anzuwenden.

Chakren und die BlütenSeelen

Es gibt 7 Chakren am Körper.

Das Wurzelchakra, das Sakralchakra, den Solarplexus, das Herzchakra, das Halschakra, das Stirnchakra und das Scheitelchakra.

Die Chakren

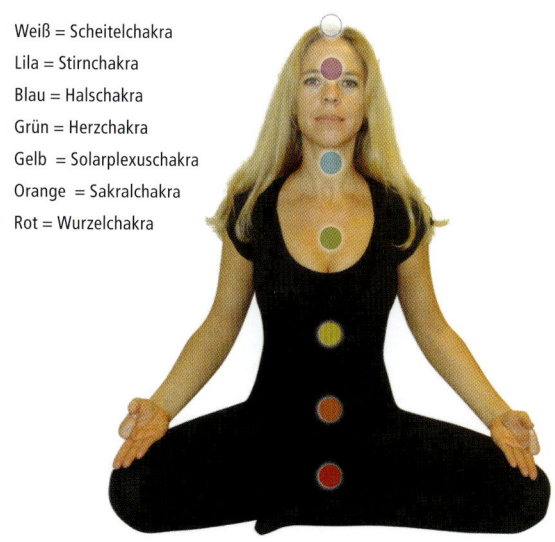

Weiß = Scheitelchakra
Lila = Stirnchakra
Blau = Halschakra
Grün = Herzchakra
Gelb = Solarplexuschakra
Orange = Sakralchakra
Rot = Wurzelchakra

Jede BlütenSeele, welche eine Wirkung auf die oberen Chakren hat, sollte hauptsächlich äußerlich angewendet werden. Diese Chakren sind mehr geistiger Natur und sind mit den spirituellen Welten verbunden.

Diese Chakren sind: das Herz-, Hals- Stirn- und Scheitelchakra.

Folgende BlütenSeelen haben eine starke Wirkung auf die oberen Chakren

- Wegwarte
- Beifuß
- Buschwindröschen
- Königskerze
- Energetische Blütenmischung *Innere Stimme & Spiritualität*
- Schafgarbe
- Wiesenschaumkraut
- Energetische Blütenmischung *Liebeslust & Herzzauber*
- Leberblümchen

Verstärktes Träumen mit den BlütenSeelen

Oft höre ich, dass Klienten mit den Essenzen intensiver träumen. Wenn das Träumen und das innere Geschehen zu unangenehm werden, dann sollte man einfach die Dosis verringern.

Wechselwirkung mit anderen Medikamenten

Die BlütenSeelen wirken auf einer sehr feinstofflichen Ebene und sind keine Medikamente oder Heilmittel. Deshalb können sie zu jedem Medikament zusätzlich eingesetzt werden.

Wie bei jeder Anwendung von Heilmitteln aus der Natur, wirken diese umso besser, je weniger chemische Medikamente gleichzeitig eingenommen werden. Denn je reiner und natürlicher, also unbelasteter von Fremdstoffen, der Mensch lebt, desto sensibler wird er, im positiven Sinne. Dann braucht es oft nur eine geringe Konzentration oder Information eines Stoffes aus der Natur, um eine Wirkung zu erzielen. Ist hingegen, der Stoffwechsel durch mehrere chemische Medikamente künstlich beeinflusst, kann eine Wirkung mit der Kraft der Natur schwieriger erreicht werden.

Über die Karten der BlütenSeelen

Der Geist und unsere Gedanken sind maßgeblich an der Erschaffung der eigenen Realität beteiligt. Emotionale festgefahrene Muster oder Denkstrukturen entstehen schon in der Kindheit und formen in jedem Menschen ein inneres Konzept seiner eigenen Wahrnehmung der Welt. Jeder Mensch sieht so die Welt durch seine eigene Brille. Einschneidende Erfahrungen in der Kindheit, Lebensüberzeugungen und Erziehung der Eltern und Ahnen, Geschwistern und geliebten Menschen, das mitgebrachte Karma, erzeugen Gedankenmuster und Gefühle, die sich wie ausgestreute Samenkörner in uns festsetzen. Eine ständige Wiederholung und Bestätigung der inneren Auffassung im Außen als auch die mitgebrachte Anlage und der Charakter des Menschen, können aus dem Samen eine mächtige Pflanze erwachsen lassen, die tief verwurzelt und nicht leicht auszureißen ist. So glaube ich, dass verschiedene Heilmethoden greifen müssen, um den Menschen umzugestalten, wenn er es denn so will. Deshalb gibt es zu den BlütenSeelen die passenden Karten mit der wichtigsten Heilaussage der Pflanze. Diese Aussage, oder auch Affirmation genannt, unterstützt die Wirkung der BlütenSeele vehement. Alle Eindrücke hinterlassen Spuren im Menschen: Schöne Bilder im Außen zum Beispiel erzeugen schöne innere Bilder, beruhigende Musik erzeugt innere Ruhe. Deshalb setzen die Bilder und die Botschaften der BlütenSeele den Samen der Heilung im Menschen. Es ist sinnvoll, die BlütenSeelen-Karte für den Zeitraum der Anwendung der gewählten BlütenSeele bei sich zu haben und sie wirken zu lassen. Den Wandlungsprozess des Menschen in die Heilung können Worte und Bilder tief unterstützen und beschleunigen. Man kann die Karten auf verschiedene Wege benutzen:

1. Eine sehr wichtige Handhabung der BlütenSeelen-Karte ist folgende: Das Trinkwasser informiert man zusätzlich mit der Botschaft der BlütenSeele, indem man die Karte unter das Trinkglas oder den Wasserkrug legt. Egal, ob das Bild oder die Worte nach oben zeigen. Denn ein Bild allein spricht auch 1000 Worte. Dadurch nehmen Sie die Kraft der Blüte nicht nur äußerlich durch das Auftragen der BlütenSeele auf, sondern auch innerlich durch ihr informiertes Trinkwasser.

2. Man stellt die Karte bewusst an einen Ort im Haus oder in der Wohnung auf, der für einen persönlich sehr wichtig und positiv geladen ist. Das kann ein liebevoll dekorierter Platz, ein kleiner Hausaltar oder die Pinwand sein. Es sollte ein Ort sein, den man oft wahrnimmt und sieht und welchen man mit liebevollen Gedanken verbindet. Dadurch erinnert man sich immer wieder an das Positive, welches man mit der BlütenSeele erreichen will und fokussiert sich im Glauben daran. Das ist sehr wichtig, wenn man andere neue Gedankenstrukturen in einem selbst erzeugen will. Denn alte Glaubenssätze sind oft wie Mücken, die einen immer wieder umschwirren und den Geist vernebeln. Sie gehen so in Fleisch und Blut über, dass es oft nicht mehr möglich ist, über den Tellerrand zu blicken und andere Möglichkeiten der Lebensgestaltung für sich wahrzunehmen. Es ist deshalb unerlässlich für manchen Geisteszustand, seinen eigenen Geist bewusst zu disziplinieren und im positiven Denken zu trainieren. Denn der Geist ist wie ein wilder Affe, der von einem Ort zum nächsten springt.

3. Man kann die Karte im Geldbeutel mit sich tragen, weil sie dann immer dabei ist. Sie kann dadurch öfters angeschaut werden und die Botschaft wirkt, weil sie immer zugegen ist.

4. Ebenso kann die Karte unter das Kopfkissen gelegt werden. Viele Kinder machen das sehr gerne, intuitiv. Interessanterweise hat man sich in früheren Zeiten Kräuter über das Bett gehängt, ins Bettkissen genäht oder zur

Verzauberung und Wunscherfüllung auch unter das Kopfkissen gelegt. So ist nun die Kraft einer Pflanze in der Form als Karte ein Ersatz für manche alten Bräuche.

5. Egal, wo Sie die Karte aufbewahren, es ist sinnvoll, die Botschaft immer wieder zu lesen. Ein- bis zweimal am Tag, laut oder im Stillen. Diese positiven Affirmationen plumpsen dann wie kleine Steine in ihren See des Bewusstseins und formen ihre positive Ausrichtung.

Durch diese Vorgehensweisen unterstützen Sie eine seelische Wandlung durch positive Gedanken und erinnern sich immer wieder an eine Haltung im Leben, die ihnen dient. Verletzungen im Menschen und Mangeldenken brauchen immer wieder positive Bestätigung. So wie ein kranker erschöpfter Mensch automatisch den Zuspruch erhält und auch dringend von außen braucht, weil er es in seiner Krankheit oftmals nicht mehr fühlen kann, dass er wieder gesund wird, so braucht eine unsichere verletzte Seele den positiven Glauben und Bestärkung. Sie sagen ja auch zu ihrem Kind, welches Radfahren lernt: Das schaffst du, trau dich nur. Und immer wieder setzt das Kind sich auf das Rad, bis es letztendlich den Dreh heraus hat.

Genauso wirkt die Affirmation auf ihre Seele. Sie bestärkt in Ihnen Fähigkeiten, die Zuspruch benötigen. Denn kann der Mensch anders denken, als er es bisher getan hat, wird er anders handeln. Aus dem Tun erlebt der Mensch daraufhin neue positive Erfahrungen, welche bei wiederholtem Erfolg die Gefühle in ihm wandeln. Eine andere positivere Reaktion und Gefühlslage kann somit aus den neuen Erfahrungen entstehen.

Ein Kind lernt nur dann Radfahren und überwindet die Angst, wenn es mutig und selbständig in die Pedale tritt, mit dem Zuspruch der Eltern. Und macht es dann eine positive Erfahrung, wird es weiterhin das Rad besteigen wollen. Mit der Zeit wird anfängliche Schwierigkeit zu einer Leichtigkeit. Radfahren verlernt man nicht mehr. Genauso wenig können einem gute Erfahrungen und Erfolge genommen werden. Ganz im Gegenteil, die Erfolge ersetzen immer mehr die alten Prägungen, übernehmen das Ruder und zeigen dem Menschen Möglichkeiten auf, an die er vorher nicht im Traum dachte, dass er sie erleben könnte. Wenn Sie also in sich etwas verändern wollen, vergessen Sie nicht ihr inneres Kind, das auch Radfahren gelernt hat. Nehmen Sie es geduldig und liebevoll an die Hand, sprechen ihm gut zu und glauben Sie an sich. Denn wie das alte Sprichwort schon sehr weise sagt: Glaube versetzt Berge.

Die einzelne Beschreibung der BlütenSeelen

Von den Botschaften der BlütenSeelen

Jede Botschaft ist mir auf geistige Art in vertiefter Meditation vermittelt worden. Ich habe vor dem Channeln ganz bewusst keine Literatur über das Kraut gelesen. Ich empfange das Wissen in inneren Worten und Bildern. Immer sind mir auch körperliche Heilwirkungen des einzelnen Krautes gesagt worden. Diese Botschaften sind unter dem Kapitel **Körperliche Anwendung, empfangen vom Pflanzengeist** aufgeschrieben. Jene Heilkräfte beziehen sich auf das Wildkraut im Allgemeinen, das bedeutet, sie schließen die Anwendung der Pflanze, in verschiedenen Darreichungsformen, mit ein. So kann die Pflanze je nach Beschwerdebild des Menschen in Form eines Tees, einer Pille, als Tinktur, als Salbe, als Saft oder Sirup etc. verabreicht werden.

Krafttier

Zu jeder BlütenSeele gibt es ein Tier, welches die positiven Eigenschaften der Pflanze im Idealfall verkörpert. Man kann sich somit auch mit den Wesenzügen der genannten Tiere beschäftigen und sich deren Kraft zu Eigen machen. Diese passenden Krafttiere erfuhr ich in Meditationen mit den Kräutern.

Die Erfahrungen aus der Praxis

Sie sind Beispiele für den Einsatz der beschriebenen BlütenSeele und zeigen die Bandbreite einer BlütenSeele auf. Natürlich gibt es noch unzählige, nicht aufgelistete Möglichkeiten und Situationen, die positiv auf die einzelne BlütenSeele ansprechen, jedoch hier nicht aufgeführt sind. Ich erwähne die wichtigsten und am häufigsten aufgetretenen Reaktionen. Für jede Rückmeldung, die ich erhalten habe, als auch für die zukünftigen Feedbacks, bin ich sehr dankbar. Sie helfen aktiv dabei, die Naturheilkunde in unserem Medizinsystem wieder mehr zu etablieren und sind hilfreich für andere Notleidende.

Von den Namen des Heilkrautes

Ein Heilkraut hat meist unzählige Namen, von denen der Allgemeinheit heute nur wenig bekannt sind. Viele Namen erzählen Geschichten über die Heilkraft und Mythen des Krautes. In alten Zeiten, bis vor ungefähr 250 Jahren, hatte das Heilen mit Kräutern einen hohen Stellenwert in der Medizin und beim Volk. Die Anwendungen eines Heilkrautes veränderten sich in den Tausenden von Jahren und verloren leider mehr und mehr an Bedeutung. Alte gebräuchliche Namen bergen immer Hinweise auf die ursprüngliche Anwendung eines Heilkrautes. Häufig gebrauchte und stark heilkräftige Kräuter wurden sehr oft den Göttern geweiht, früher den so genannten heidnischen, griechischen und römischen Göttern wie z.B. Artemis oder Freya. In der Zeit des Christentums wurden sie dann Jesus (Herrgottsblut), der Heiligen Maria (Marienkraut oder Frauenmantel) oder Heiligen wie Johannes, dem Täufer (Johanniskraut) geweiht.

Die Menschen gaben den Kräutern meist volkstümliche Namen, welche Aussagen trafen über die Krankheiten, für welche die Pflanze zum Einsatz kam wie Heilkraut, Pissblume, Bettseicher, Balsambluemli, Brandchrut, Luststecken, Gichtstock, Gebärmutterwurzel, Schluckwehrohr und viele viele Andere.

Des Weiteren existieren Namen, welche über die Blütezeit und das Aussehen der Pflanze Auskunft gaben wie Maiglöckchen, Märzenbecher, Märzveilchen, Sonnwendkraut und Nachtblüma.

Es gibt Namen, welche auf den Geruch, der Form oder die Farbe hinwiesen, wenn diese sehr auffällig oder ungewöhnlich waren.

Zu guter Letzt gibt es noch die Namen, welche die Wörter „Hexe" und „Zauber" in sich haben. Diese sind zumeist sehr heilkräftig, fördern oftmals die Menstruation und haben deshalb eine abortive Wirkung oder sind psychoaktive Pflanzen und dienten damals magischen Zwecken.

Traditionelle Anwendung der Pflanze in der Kräuterheilkunde

In diesem Abschnitt fasse ich die wichtigsten Heilwirkungen der Pflanze als Heilkraut zusammen. Diese Anwendungen beruhen auf der Erfahrung und dem Wissen altertümlicher und moderner Heilkräuterbücher. Sie beziehen sich auf die Pflanze in den Darreichungsformen, die bekannt sind. Zum Beispiel als Tee, Tinktur, Destillat, Umschlag, Salbe etc. Ich nenne Zitate und Rezepte, welche die BlütenSeele in ihrer Wirkung bestätigen. Sie bekräftigen außerdem häufige und wichtige Heilanwendungen, die im Laufe der Geschichte leider in Vergessenheit geraten sind und von unschätzbarem Wert sind.

Der frühere Gebrauch eines Krautes beweist immer die Botschaften der BlütenSeele, welche ich erhalten habe.

So wusste man schon früher, dass Schöllkraut die Streitlustigen mildert und die Schlüsselblume beruhigt, nach Hildegard von Bingen, die Verwirrten. Von den früheren seelischen Anwendungen hatte ich zum Zeitpunkt der Durchsagen keine Erkenntnisse.

Von den meisten Heilkräutern wusste ich Heilanwendungen, solch kleine Details in der traditionellen Anwendung waren mir zum Zeitpunkt der Durchsagen nicht bewusst.

Ich habe hier nur einen kleinen Ausschnitt der Heilanwendungen des Heilkrautes beschrieben, aber davon die gebräuchlichsten. Diese Anwendungen bestätigen die Botschaften der BlütenSeelen und sind nicht vollständig.

Jede Krankheit, welche hier aufgelistet ist, ist einen Versuch wert, diese mit der passenden BlütenSeele zu unterstützen. Da die Kraft in den BlütenSeelen auf die seelische Entsprechung eines körperlichen Leidens hinwirkt, ist eine körperliche Heilung nicht zu garantieren.

Klassifizierung in der TCM

Als ausgebildete Heilpraktikerin mit Schwerpunkt in der Traditionellen Chinesischen Medizin, liegt es mir nahe, die Heilkräuter aus der Sichtweise der TCM zu verstehen. Deshalb sind in diesem Buch, die Erfahrungen aus der Tradition, als auch das mir übermittelte Wissen, insbesondere im Verständnis der TCM beschrieben. Den Geschmack stellte ich durch den Genuss der frischen Kräuter fest. Einige Wirkungen verspürte ich durch Selbstversuch, den Großteil der Einteilung erschloss sich mir in medialer Arbeit und logischem Schlussfolgern aus dem Anwendungsbereich der einzelnen Heilkräuter.

Somit erhebe ich mit den Klassifizierungen keinen Anspruch auf Vollständigkeit. Da in verschiedenen Kräuterbüchern manchmal gegensätzliche Angaben zum Temperaturverhalten der Kräuter beschrieben sind, habe ich bei Unsicherheiten diesbezüglich das Temperaturverhalten außer Acht gelassen.

Zauber und Hexentradition aus Überlieferung

Um das Verständnis eines Heilkrautes abzurunden, erwähne ich noch die Mythen und den Aberglauben über jedes Heilkraut. Diese Geschichten sind nur ein kleiner Teil von all den Existierenden. Um besonders wichtige Pflanzen ragen sich auch besonders viele Mythen. Angefangen von den keltischen Druiden über heidnisch-germanische Beschwörungen, als auch allerlei Rezepten aus der Hochkultur Griechenlands, den Klostergärten im Mittelalter und den europäischen Kulturen und vielen anderen Epochen, überliefern sie wundersame Weisen von Kräutern. Die Legenden vervollständigen und bestätigen die Wirkung der BlütenSeele und des Heilkrautes. Für mich liegt in den verschiedenen Betrachtungsweisen eines Heilkrautes nichts Gegensätzliches, ganz im Gegenteil, sie ergänzen sich sogar. Wenn man beispielsweise von einem Schutzkraut sprach, muss man sich in diese Zeit hinein versetzen, in welcher ein Glaube an Dämonen und dem Unglück noch gegenwärtiger war, als er es jetzt ist. Ein Schutzkraut half gegen Dämonen, dem Teufel, Kobolden, allerlei bösen Geistern und den Hexen, gegen angezauberte Liebe, Verfluchungen und Verwünschungen. Krankheiten waren, das glaubte man, von Teufeln und Hexen verursacht worden. Schutz vor Dämonen, bedeutete im übertragenen Sinne auch Schutz vor Krankheiten. Aus Unwissenheit konnte man sich oftmals die Entstehungsweise bestimmter Erkrankungen nicht erklären, man kannte noch keine Bakterien, sprach nicht von Infektionen und Viren und die Hygiene ließ mancherorts zu wünschen übrig. Aber man wusste aus Erfahrung und Überlieferung, dass bestimmte Kräuter vor Infekten und Krankheiten bewahren würden. So waren die so genannten Schutzkräuter auch meistens sehr antiseptisch und heilkräftig wirkende Kräuter. Ich denke auch, die sogenannten früheren Pestkräuter wären sicherlich hervorragend dazu geeignet, bestimmte Seuchen und Epidemien noch heutzutage zu lindern. Es verstarben damals daran zwar viele Menschen, aber nicht alle erlagen beispielsweise der Pest. Einige, die überlebten und sich nicht infizierten, schützten sich mit dem Tragen oder Essen von Kräutern. Oftmals wurden die Wurzel eines Krautes als Amulett oder die Kräuter in einem kleinen Leder- oder Stoffsäckchen um den Hals getragen. Nur durch das Tragen von Kräutern heilten die Krankheiten. Dafür gibt es zahlreiche Geschichten. Wie erklärt man sich hier die Wirkung? Es kann sich in solchen Fällen nur um die Schwingung, die Information oder die ätherischen Öle einer Pflanze handeln, die durch das Tragen am Körper einwirken. So arbeiten auch die BlütenSeelen. Was früher ein Schutzkraut war und Krankheiten und Parasiten vertrieb, findet sich gesammelt in der Mischung *Schutz & Reinigung* wieder. Ehemals waren es Amulette, heute kann man die BlütenSeele äußerlich auftragen. Noch heute existieren Reste der Überlieferungen. Unter den Bauern und den Landbewohnern konnten sich glücklicherweise noch einige Bräuche halten. Denn in diesen Bräuchen steckt viel Weisheit und Wissen um die zyklischen Gesetze des Lebens und Sterbens im Kreislauf der Natur.

In den Bräuchen der christlichen Festtage finden sich noch immer Ursprünge heidnischer Kultur und des Glaubens. Fast alle Feiertage fallen auf heidnische Bräuche und Festtage, an welchen damals die Kräuter und ihre Kraft eine wichtige Rolle spielten. So vermischen sich in unseren Tagen uralte, wilde Bräuche mit dem Christentum.

Neben Schutzkräutern gab es natürlich auch Orakelpflanzen, Glückskräuter als auch magische Hexenkräuter. Zu allen Zeiten strebten die Menschen nach Gesundheit, Liebe, Reichtum und Glück. Pflanzen waren Begleiter im alltäglichen Leben. Sie waren Nahrungsmittel, Medizin und allgegenwärtig. Sie waren von großer Wichtigkeit in allen Bereichen der Medizin. So gab es Verhütungsmaßnahmen aus der Kräuterheilkunde, genauso wie Fruchtbarkeitskräuter. Es kreisten unzählige Rezepte zur Behandlung von Wunden, Infektionen und Hauterkrankungen, von geistigen Störungen, von Krankheiten der inneren Organe, von Augenerkrankungen und von Kinderkrankheiten und vieles mehr. Es gab Rezepte für schwere Erkrankungen beispielsweise Krebs oder Lähmungen nach Schlaganfall. Aus Kräutern bereitete man Essen und Getränke, Wein und Bier. Kräuter wurden zu allerlei Darreichungsformen verarbeitet. So wurden Pillen gedreht, destilliert, alkoholische Auszüge zubereitet, in Wein eingekocht, Salben und Öle gemischt und vieles mehr. Die Möglichkeiten sind hier vielfältig. Vieles davon ist heute verloren gegangen, ein Schatz, den die Industrie bewusst vergraben sein lässt.

Den Heilkräutern wurde in tausenden von Jahren ihrer Geschichten schon immer eine Seele zugesprochen, welche in ihnen wohne. So musste man den Geist einer Pflanze besänftigen, ihr Opfer bringen, sie beschwören und bitten, damit sie einem die Heilkraft schenke. Nur heilkundige Schamanen und Heiler wissen um die Art und Weise der Beschwörung von Pflanzen.

In der Herstellung der BlütenSeelen beachte ich die überlieferten Anweisungen zum Sammeln der Blüten. Ich bringe den Pflanzenseelen meine Liebe, Dankbarkeit und Achtung und trete im Gebet an sie heran.

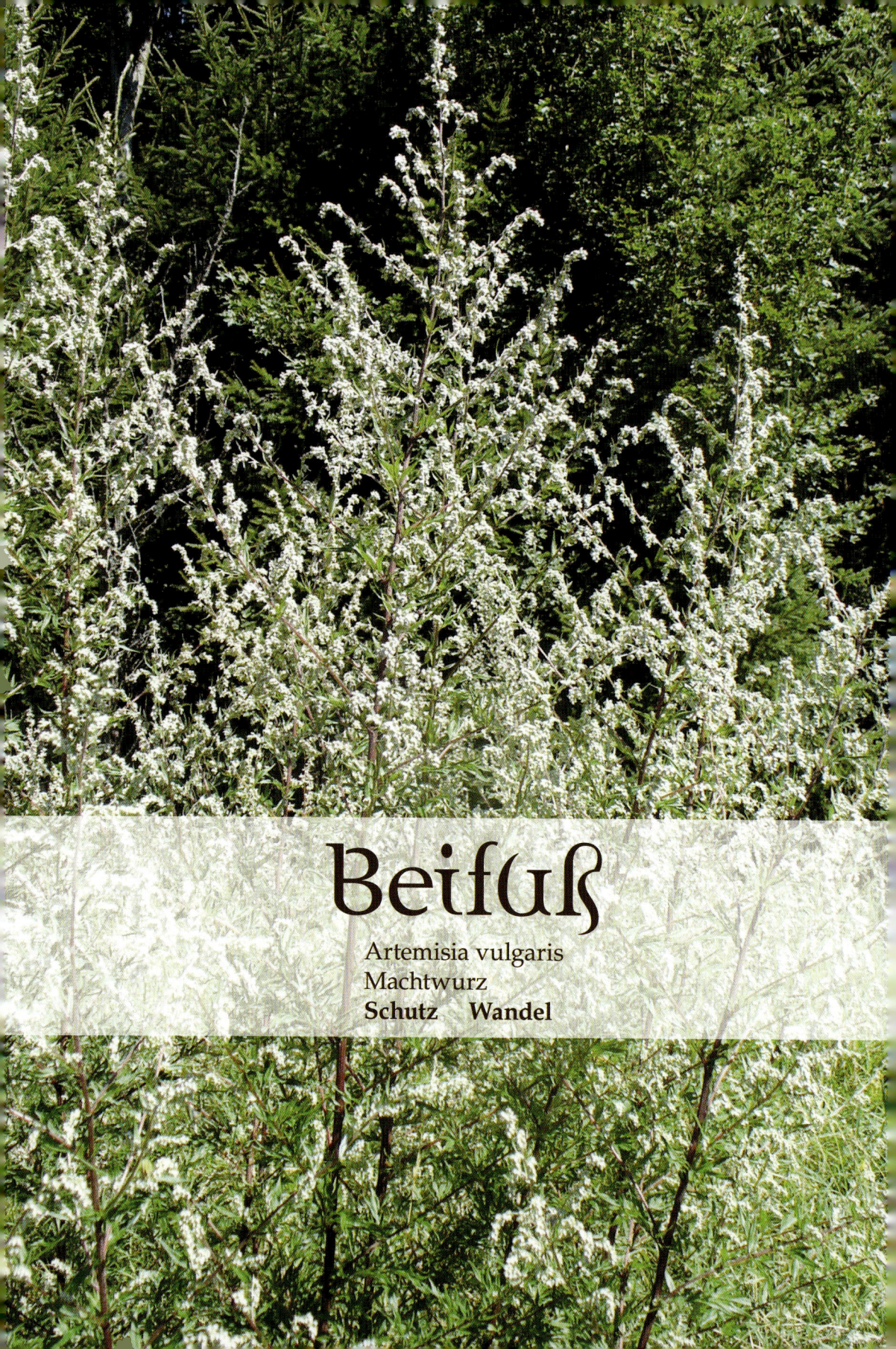

Beifuß

Artemisia vulgaris
Machtwurz
Schutz   Wandel

Von der Botschaft der BlütenSeele Beifuß

Liebstes Erdenkind, ich, der Beifuß, bin eine mächtige Pflanze mit jahrtausend währender Geschichte. Ich wirke wie ein Schutzengel, der dich begleitet und dich beschützt und ich erhebe dich mit meiner Macht eine Stufe weiter in deiner spirituellen Entwicklung.

Ich bin ein Kraut für die Menschen, die sich mit den Übergängen im Leben beschäftigen oder sie erleben. So unterstütze ich die Gebärenden, die Sterbenden, die geistigen Helfer und Heiler, alle Menschen, die sich in einer Werde- und Sterbephase (seelischer oder körperlicher Art) befinden. Ich stehe denen bei, die in einem Wandel oder schwer erkrankt sind.

In dieser Zeit beschütze ich dich und öffne deine Sinne für die Weisheit in deinen Erfahrungen.

Meine Affirmation für dich lautet:

Ich bin offen und stark für den Wandel und lasse mich von meinen Engeln leiten.

Nicht jeder Mensch sollte mich nehmen, denn für manchen bin ich zu stark. Ich bin ein Wandlungskraut und deshalb nur für Menschen gut, die auch bereit sind, eine höhere Stufe, auch wenn es mit Verlusten einhergeht, zu erreichen. Denn wisse, wenn du weiter gehst, wirst du immer etwas von dir zurücklassen, aber der Lohn dafür wird groß sein. Wenn ich also bei dir erscheine, mein geliebtes Erdenkind, dann höre folgendes:

Du bist ein Heiler oder ein Mensch, der sich mit den Seelen der Menschen oder der Anderswelt befasst. Du wirst dich in eine nächste Dimension deines Selbst entwickeln und ich bin da, um dich in dieser Zeit deiner Ausdehnung zu stärken, zu schützen und dich mit Würde zu erheben. Ich halte deine Gedanken, deine Aura und deinen Körper rein und bitte dich auch darum, deine Umwelt mit Reinheit und Schönheit zu gestalten. Sind deine Gedanken in Liebe und Harmonie und ist dein Lebensort in Schönheit und Klarheit, so werden sich auch Engel bei dir einfinden, die wie ich, dich mit Liebe und Kraft ein Stück weiter tragen.

Gib dich vertrauensvoll in meine Pflanzenkraft und lass los.

Empfange mit Achtung das Neue, wie die Braut ihren Bräutigam empfängt: in Liebe, Demut und Schönheit.

Nimm mich, wenn du dich verwirrt, ängstlich und unsicher ob des neuen Schrittes fühlst und ich verleihe dir innere Stabilität. Mich darfst du zu dir rufen, wenn du vertraut bist mit den geistigen Gesetzen und der geistigen Welt und du keine Angst davor verspürst. Ich bringe den Himmel auf die Erde, indem ich deine Sinnlichkeit und deine Sinne für die irdischen Wahrnehmungen stärke: du fühlst, schmeckst, riechst und hörst mehr. Somit stärke ich auch deine Libido.

Mit mir wirst du, nachdem ich eine Zeit mit dir gewesen bin, eine Andere oder ein Anderer sein.

Körperliche Anwendung, empfangen vom Pflanzengeist des Beifuß

Ich wirke auf den Unterleib der Frauen, die Milz, Leber, Galle und das dritte Auge. Ich halte Krankheit und schlechte Energie von dir fern und bin so etwas wie ein äußeres Immunsystem. Ich erwärme dich und stärke dich. Ich schütze deine Seele in der Zeit, wo sie schutzlos und die Aura gebrochen ist. Und so

Anwendung der BlütenSeele Beifuß

1-3-mal tgl. 3 Tropfen auf das **Scheitelchakra** einreiben und auf die Handgelenke und in die Aura einfächeln.

baue ich deine Aura wieder auf: bei Neuem; nach Trauma; bei Geschehen, das dich ins Mark erschüttert hat; bei Verletzungen und Verwundungen; Unfällen und Operationen. In dieser Zeit bin ich sehr hilfreich. Nicht nur begleite ich dich in andere Dimensionen, auch helfe ich schwere Krankheiten zu heilen. Ich unterstütze die Heilungsprozesse und bin als Begleiter in diesen Zeiten ein Katalysator, welcher die Heilung beschleunigt. Außerdem erwärme ich deinen Rücken, lindere bei Bandscheibenvorfall, kräftige deine Leber und deinen Rücken und stärke sehr stark das Rote in dir.

Kontraindikationen

Da der Beifuß eine stark durchblutende Wirkung auf den Unterleib hat, ist er bei Schwangerschaften und starker Periode mit Vorsicht anzuwenden.

Die BlütenSeele ist nicht für Kinder geeignet, denn Kinder entwickeln sich auf Grund ihrer Wachstumsenergie ohnehin sehr schnell, und es ist dem Erwachsenen nicht gestattet, die ihnen zu eigene Entwicklungszeiten zu manipulieren. Ausnahmen gibt es, müssen aber von einem BlütenSeelen-Fachberater getestet werden.

Buschwindröschen und Mädesüß helfen ebenso zu wandeln, aber diese beiden BlütenSeelen sind vor allen Dingen Helfer in akuten Situationen. Beifuß ist für eine längere Zeit anzuwenden, als die anderen beiden BlütenSeelen. Natürlich kann man auch Buschwindröschen und Mädesüß in einer sehr fordernden Zeit etwas länger einsetzen, vor allem das Mädesüß verleiht in den schwermütigen Phasen zusätzlich körperliche Kraft. Mit dem Beifuß jedoch steht der Mensch vehement im Wandel, vollzieht und befindet sich in einem Veränderungs- und Umstrukturierungsprozess seines Wesens und damit oft auch seines Lebens. Der Beifuß kann ein treuer Begleiter sein, von einer Woche bis zu 3 Monaten lang. Beifuß schiebt die Seele des Menschen an, wie zwei Schutzengel, die hinter einem stehen und gehen, den Weg begleiten und weisen und mit schützender Hand leiten. Der Anwendung der BlütenSeele Beifuß folgt meist eine einschneidende Lebensveränderung. Nach meinen Erfahrungen mit dem Beifuß geschieht es fast immer, dass die Anwender eine plötzliche Wendung in ihrem Leben vollziehen, ohne diese immer bewusst anzusteuern. Sie kündigen die Arbeitsstelle oder lernen den zukünftigen Ehepartner in ihrem Leben kennen oder entscheiden sich für den Schritt ins Elterndasein. Der Beifuß ist sehr hilfreich, wenn der Mut zu der Veränderung fehlt, die man sich schon länger sehnlichst wünscht. So schützt und forciert Beifuß den Wandel bei wichtigen Erlebnissen wie Operationen, Wechsel von Job, Hochzeit, Wechsel vom Wohnort, Verlust von geliebten Menschen, Auszug aus dem Elternhaus, Geburt, Trennungen, innere Veränderungen, Sterbeprozess, schwere Krankheiten und Sterbebegleitung. Er beschützt den Menschen, wenn dieser mit körperlich oder psychisch Kranken arbeitet oder für sie sorgt. Er beschützt den offenen Menschen vor negativen Flüchen, Anfeindungen und Energien. Beifuß führt, er ist ein mächtiger Pflanzenengel, er ist ein Mittler zwischen den irdischen und geistigen Welten. Er erweitert umhüllend die Seele, wandelt und beschützt.

Krafttier:

Phoenix, Eidechse, Wolf

Erfahrungen aus der Praxis

Frau S. aus Obertraubling: „... ich bekam schnell genügend Schutz durch den Beifuß. Mehr noch, ich bekam Hinweise, was noch als Lebensaufgabe anstehen könnte. Ich fühle mich mutiger und offener Altes loszulassen und neue Wege zu gehen (im Bereich Partnerschaft, Beruf, Wohnen)...."

Frau A. aus Alteglofsheim: „Der Beifuß lässt die Grenze zu den anderen besser erkennen und wahrnehmen. Er zeigt auch Unterschiede deutlicher auf."

Neubeginn
„Die BlütenSeele Beifuß hat mir wahrlich einen schnellen Wandel gebracht, denn ich gebe meinen langjährigen Arbeitsplatz nun erleichtert auf." Frau S.

Begleiter der Heiler und Seher
Frau F., eine Kinesiologin, beginnt in ihrer Arbeit immer mehr die Vergangenheit als auch vergangene Leben bei Patienten aufzudecken. Sie greift die Probleme sozusagen bei den Urwurzeln. Um weniger an ihren Eingebungen zu zweifeln als auch diesen spirituellen Reifeprozess in ihr zu unterstützen ist der Beifuß die passende BlütenSeele. Er erweitert das Bewusstsein und ist die BlütenSeele für Menschen die spirituell arbeiten und ihr Scheitelchakra schützen als auch öffnen wollen, um eine spirituelle Weiterentwicklung voran zu treiben.

Unfruchtbarkeit, häufige Fehlgeburten
Für Fehlgeburten und Abgänge gibt es viele unterschiedliche Ursachen. Das muss in der medizinischen oder Naturheilkunde Praxis abgeklärt werden. Frau D, 28 J. hatte schon mehrere Abgänge, als sie zu mir in die Praxis kam. Ursachen konnten schulmedizinisch nicht gefunden werden. Nach meiner Behandlung verordnete ich auf ihre persönliche Konstitution hin Beifuß, die Liebeslust & Herzzauber als auch den Frauenmantel. Dann wurde sie sofort schwanger, sie nahm dann weiterhin die Blütenseelen, jedoch in anderer Dosierung und erlebte eine gesunde stabile Schwangerschaft. Es ist unbedingt notwendig eine Diagnose zu erheben, da der Beifuß als auch die Liebeslust & Herzzauber Mischung im Normalfall in der Schwangerschaft kontraindiziert sind, in ihrem Fall aber waren sie heilend.

Hellsichtige Kinder und Verstorbene
Es gibt Kinder, welche sehr verbunden sind mit der Jenseitswelt und es kann sein, dass sie Verstorbene aus der Verwandtschaft noch wahrnehmen. Solche Kinder haben noch ein stark geöffnetes Scheitelchakra und es schadet ihnen nicht, dieses zu verschließen. Im Lauf des Lebens wird es sich dann wieder öffnen. Aber viele Kinder heutzutage nehmen sehr vieles unsichtbares wahr und

es ist belastend für sie. Sie haben dann manchmal Angst nachts und sprechen davon, dass sie mit Oma oder Opa noch reden. Wenn es diese Kinder quält, dann ist die BlütenSeele Beifuß eine Hilfe, ihr Scheitelckakra etwas zu schließen, so dass sie nachts keine Angst mehr haben müssen. Dafür geben Sie die BlütenSeele auf das Scheitelckakra.

Hellsichtigkeit und Traumreisen nachts

Eine Schamanin und Heilerin, welche in nächtlichen Träumen, Botschaften und Visionen von Patienten erhält, bat mich um eine BlütenSeele, die ihr im Schlaf Ruhe verschaffen möge und ihre Sinne verschließe. Mit Beifuß wurden die Träume von Patienten um einiges weniger.

Sterbebegleitung

Beifuß stützt hervorragend jene Menschen, die Sterbende begleiten. Zudem hilft er dem Todkranken dabei, in Frieden vom Leben loszulassen und sich innerlich auf den Tod vorzubereiten. Zitat von einer Frau, welche ihre gute Freundin sterben sah, und sie begleitet hat in den letzten Tagen: „ohne den Beifuß hätte ich diese schwere Zeit nicht durchgestanden." Frau K. aus Altötting

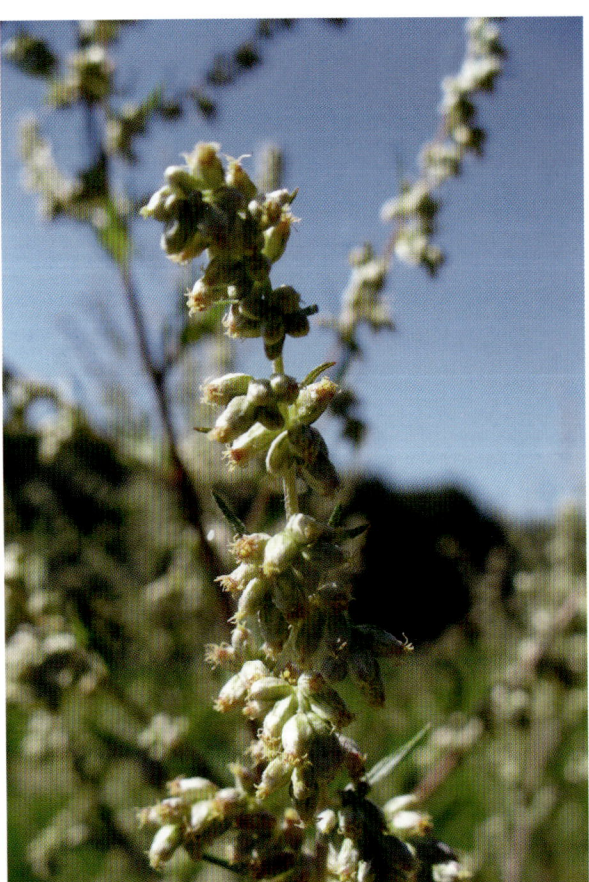

Wechsel von Job, Wohnung und Ort

Frau K. hatte eine sehr gute Position im Beruf, die Wohnung, der Freundeskreis, alles passte, all das hatte sie sich in 8 Jahren aufgebaut. Trotzdem war ihr innerer Wunsch, sich zu verändern und zurück in ihre Heimatstadt zu gehen. Ihr Verstand als auch die Umgebung sagte: „wie kannst du den guten Job aufgeben, die Sicherheit und dein gutes Leben?"

Nach einer Chakrasitzung in meiner Praxis war klar, dass es da nichts zum Loslassen gibt, da sie schon innerlich bereit für die Veränderung sei, sie sich aber nicht 100% sicher wäre und sich nicht traue. Daraufhin verrieb sie jeden Tag den Beifuß auf die Handgelenke und las dabei die Worte auf der Karte des Beifußes: Zwei Monate später hatte sie einen neuen Job in ihrer Lieblingsstadt, einen neuen Partner, ihre Wohnung war gekündigt und sie war sehr glücklich über diese Veränderung, zu der ihr der Mut gefehlt hatte.

Operation, Krankheit, Kind

Ein Kind wählte für sich den Beifuß. Da er eine stark verändernde Wirkung hat, ist er eigentlich contraindiziert bei Kindern und Schwangeren. Bei meiner Nachfrage jedoch ergab sich, dass der Junge seit seiner Geburt schon viele Operationen erlebt hatte und jetzt wieder eine bevor stand. Hier wirkt der Beifuß wie ein Schutzengel, der ihn in der schweren Zeit der Operation beschützt und stützt. Durch die vielen Eingriffe und die schwere Krankheit befindet sich das Kind in einer starken Belastung wie auch Veränderung, ferner war seine Seele sehr alt und weise. Deshalb ist es für diesen Jungen sehr wichtig gewesen, den Beifuß als Schutzkraut an seiner Seite zu haben.

Beifuß wärmt, trocknet, entspannt und reinigt den Unterleib. Zerteilt, heilt Wunden, stärkt das Immunsystem, beschützt vor schlechten Energien und Erkrankungen, stärkt die Leber und Milz, wärmt müde Gliedmaßen, vertreibt Erkältungen im Unterleib.

Von den Namen des Beifußes

Artemisia wurde von der griechischen Königin Artemisia hergeleitet, denn sie hatte mit dem Beifuß allerlei Krankheiten geheilt und so wurde ihr als effektive Heilerin diese Pflanze geweiht.

Zudem wird Artemisia auch mit der Göttin Artemis in Verbindung gebracht, eine Göttin, welche die Frauen und Jungfrauen schützt, eine Göttin der selbstbestimmten Amazonen.

In Italien wird Artemis auch *Diana* genannt. Sie ist die Göttin der Jagd, der Tiere und der Hexen. Sie beschützte die Frauen und jungen Mädchen, verhalf zur Fruchtbarkeit und stand den Frauen bei ihrer Niederkunft bei. Später im Mittelalter wandelte sich ihr Bild und sie wurde eine Göttin der Hexen, welche sich mit wilden Weibern vergnügte.

Von den Venezianern wurde der Beifuß sogar *Herba della madonna* genannt = Kraut der heiligen Mutter.

Von den Kräuterkundigen: *Mater herbarum* = Mutter der Kräuter, Mutterkraut.

Der Beifuß wurde den Göttinnen geweiht und erhielt diese Namen, weil er ein sehr wichtiges Frauenheilkraut war, und von großer Wichtigkeit für die Gebärenden, die Schwangeren und die Frauenerkrankungen. Er förderte die Fruchtbarkeit und die Geburt und wurde deshalb den Fruchtbarkeitsgöttinnen geweiht. In Deutschland hieß er lange Zeit: *St. Johanns Gürtel, Sonnenwendgürtel* und *Himmelkehr.* Diese Namen verweisen auf den heidnischen Gebrauch des Beifußes zur Sonnwendfeier hin, in späterer Christenzeit wurde die Sonnwendfeier in das Johannisfeuer umbenannt.

Der Beifuß hieß ebenso *Roter Bock, Buck, Bockwurzel,* was auf eine aphrodisierende Wirkung hin deutet. Mehr über Bock und Sex beim Mädesüß.

Allein der Name *Bei-fuß* zeigt die Heilwirkung auf: er macht müde und schwere Beine wieder munter und musste man lange wandern, nahm man den Beifuß zur Kräftigung an sich oder legte ihn sich in die Schuhe.

Traditionelle Anwendung von Beifuß in der Kräuterheilkunde

Der Beifuß fand recht häufig Anwendung in der Kräuterheilkunde. Über den mächtigen Beifuß gibt es für die äußerliche als auch innerliche Anwendung vielerlei Arzneien und Rezepte.

Der angelsächsische „Neunkräutersegen", übersetzt ins Deutsche im Jahre 1889 lobt den Beifuß außerordentlich.

„Erinnere du dich, Beifuß (mucgwyrt), was du verkündetest,
was du anordnetest in feierlicher Kundgebung.
Una heißest du, das älteste der Kräuter;
Du hast Macht gegen 3 und gegen 30,
du hast Macht gegen Gift und gegen Ansteckung,
du hast Macht gegen das Übel, das über das Land dahinfährt."
(Marzell 1963:74)[1]

Sehr wichtig ist der Beifuß für Unterleibserkrankungen der Frauen

Er fördert die ausbleibende und unregelmäßige Menstruation, zerteilt Zysten und Myome. Unterleibskrämpfe, welche durch Wärme gebessert werden, heilt er. Er hilft bei Gebärmuttervorfall. Er fördert die Nachgeburt und reinigt den Unterleib nach der Geburt. Er stärkt die Empfängnisbereitschaft und fördert die Fruchtbarkeit der Frauen, indem das Kraut den Unterleib erwärmt und den Eisprung fördert. Er stärkt und nährt das Blut bei Anämie mit Schwindel und Gedächtnisschwäche. Er verstärkt die schwache Menstruation.

Als Wundmittel wurde er massiv gebraucht

„So ein Mensch mit einer Büchsenkugel geschossen wird: so nimm frischen Beifuß/ stoß den wohl mit Wein/ drucke den Safft heraus/ davon gib dem Verwundeten zum Tag zweimal/ jedes Mal ein paar Löffel voll/ oder auf die 3. Loth zu trincken und geuß auch ein wenig in die Wunden/es vertreibet des Pulvers schmerzliche Entzündung / und nimmt hinweg alle Vergifftung desselben / und ist solche ein sehr gewisse Pulverlöschung.(...) Mit solcher Artzenei habe ich in der Beläagerung der Reichs=Stadt Metz / viel und grossen Danck verdienet / wie auch in andern mehr Heerzügen / sintemal diese Arznei nimmer fehlet." (Tabernaemontanus 1731:34)[2]

Er hält Krankheit und schlechte Energien fern

Schlechte Energien können sein: Infekte und Parasiten, Neid, böse Gedanken und Verfluchungen von anderen Menschen, Elektrosmog, Umweltgifte und Strahlungen. Zum Schutze vor diesen Einflüssen fächelt man sich die Blüten-Seele Beifuß in die Aura oder räuchert mit Beifußkraut. In Indien beispielsweise räuchern die Menschen sehr oft mit Beifuß, um sich im feuchten Klima vor Infektionen zu schützen. Ohne das Räuchern werden die Menschen viel leichter von Krankheiten befallen. Ganz sicherlich desinfiziert der Rauch des Beifuß die Luft und reinigt sie.

„Die jungen Kinder zum offtermal mit Beifuß beräucht / behütet sie für Krankheiten und allem Unfall / machet sie lustig und wacker."
(Tabernaemontanus 1731:36)[2]

Beifuß begleitet in andere Welten und schützt

Bei Geburt und dem Sterben, bewusstseinsverändernde Maßnahmen wie tiefe Trancen und Heilritualen ist der Beifuß ein kräftiges Kraut, um die Sinne für die geistigen Welten zu öffnen.

„Sonst haben die Alten dem Beifuß mehr zugeben/ daß er Krafft haben soll / alle Gespenst und Zauberei zu vertreiben / und daß denjenigen so Beifuß bei sich tragen / kein Zauberei oder auch der Teufel selbst einigen Schaden zufügen möge. Item daß er den Donner abwenden soll / und dergleichen viel andere heidnische Aberglauben."
(Tabernaemontanus 1731:37)[2]

Stärkt die Leber, Bauchspeicheldrüse und Milz

Entzündung des Pankreas, Gelbsucht, Blähungen, Übelkeit, Brechen, Durchfälle, Magen und Darmkatarrh, Appetitlosigkeit.

Früher füllte man sehr oft die Hühner, Gänse und andere fette Fleischspeisen mit dem Beifuß, um das fetthaltige Essen besser verdauen zu können. Beifuß regt somit die Leber, Bauchspeicheldrüse und die Milz stark an.

Stärkt und wärmt die Glieder

Müde, kalte Beine und Glieder machen ein Beifuß Fußbad wieder wach und frisch.

„Andere wollen / so eine Beifuß bei sich trag / und über Feld gehen will / daß er nicht müde werde / welchem ich gern glauben gib/ so man eine kleine kurze Reiß vor die Hand nimmt." (Tabernaemontanus 1731:37) [2]

Kälteempfindliche Blase, Niere

Die Füße werden in der TCM dem Organ der Nieren und der Blase zugeordnet. Beifuß fördert sowohl den Urin, leitet Nieren- und Blasensteine aus und heilt die Nieren von Infekten, welche von Kälte herrühren. So würde ich Blasenentzündungen, welche durch Kälte entstehen (kalte Füße, nasser Badeanzug, Schwitzen) mit Brennessel und Beifuß behandeln, weil beide Kräuter das Nieren Yang stärken und die Nieren erwärmen. Ebenso ist ein Grund für Unfruchtbarkeit in einer Kälte oder einem Nieren Yang Mangel zu finden. Hierfür ist Beifuß in vielen Kulturen als erwärmendes Fruchtbarkeitskraut bekannt.

Um die Unfruchtbarkeit damit erfolgreich zu behandeln, bedarf es natürlich einer ausführlichen vorherigen Diagnostik nach der TCM zur Ursachenfindung der Störung.

Beruhigt den Kopf und das Scheitelchakra

In Indien verwendet man Beifuß bei folgenden Erkrankungen wie Kopfschmerzen, Hysterie und Krämpfen, Epilepsie.

Klassifizierung in der TCM

Warm und trocken, scharf und leicht bitter
Tonisiert und wärmt das Leber Blut, vor allen Dingen im Unterleib.
Wärmt das Leber Yang und das Nieren Yang, stärkt das Nieren Qi
Vertreibt Kälte aus den Nieren und der Leber
Bewegt das Leber Qi
Zerteilt und trocknet die Leberblutstagnation
Tonisiert auch das Yang der Milz und des Pankreas

Zauber und Hexentradition aus Überlieferung

Dem Beifuß wurden magische Kräfte zugesagt, welche beschützen und die Seele als auch den Geist heilen.

Der Beifuß ist eine gar machtvolle Pflanze, welche in unglaublich verschiedenen Nationen und deren Heilkunde eine große Wichtigkeit genießt.

Beifuß ist schon seit Jahrtausenden auf der ganzen Welt und in vielen Kulturen bekannt. Bei den Kelten und Heiden in Europa, in der asiatischen Medizin bis hin zu den Indianern in Nordamerika war der Beifuß bekannt.

Mir war, bevor ich den Pflanzengeist des Beifußes channelte, seine große Wichtigkeit als Begleiter für die Übergänge im Leben nicht bewusst. So konnte ich nach den medialen Sitzungen mit großer Freude in vielen Quellen von dem Beifuß als „Übergangskraut" lesen. Übergänge sind Zeiten, in welchem die Seele des Menschen sich in einen anderen Seinszustand wandelt: vom Baby im Mutterleib zum Kind in die Welt geboren, vom Wandel des Lebens in den Tod oder vom Wandel der Seele durch eine schwere Krankheit, und von der Schwangeren zur Mutter oder der kinderlosen Frau zur Mutter. So wurde er den Gebärenden aufs Lager gelegt, um die Geburt zu erleichtern. Er schützte somit die Kreisenden vor Dämonen und Krankheiten, welche vor allen Dingen Gebärende, Kinder und alte schwache Menschen befallen können. Zum Schutz der Gebärenden ebnet der Beifuß der kindlichen Seele den Weg von der jenseitigen Welt in die diesseitige Welt der Erde. Sicherlich wirkt während der Geburt

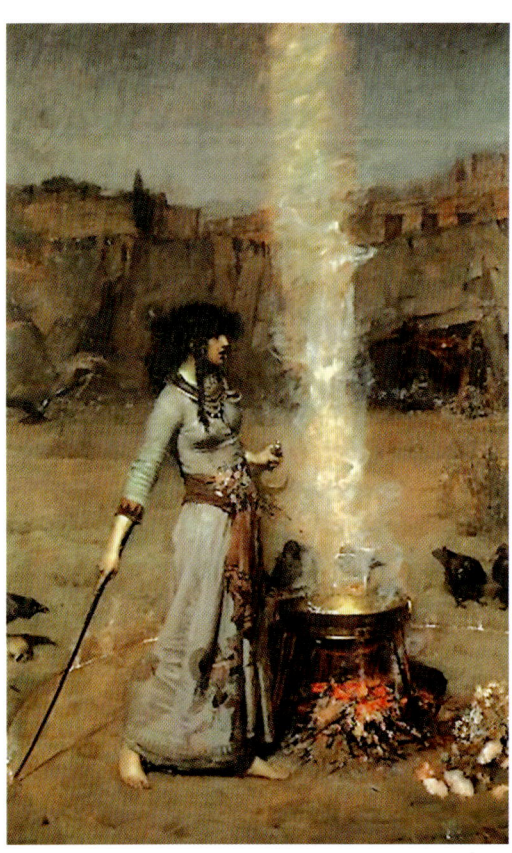

der Beifuß antiseptisch, fördert die Wehen, stillt den Schmerz, verkürzt die Geburt und treibt den Ausstoß der Plazenta voran.

Als Räucherkraut ist der Beifuß schon seit Jahrtausenden im Einsatz. Er hilft dabei in Anderswelten zu gelangen. Bei den indianischen Schamanen ist der Beifuß eines der wichtigsten Heilkräuter. Sie räuchern oder reiben sich mit dem Kraut ein, um sich auf eine Trancereise zu begeben. Bei der Visionssuche als auch beim Medizintanz wird der Beifuß verwendet. (Storl 2000 : 131-132)[3] Dieser Gebrauch bestätigt, dass die BlütenSeele Beifuß die Sinne und den Geist verändert. Außerdem wollen die Heiler sich in den anderen geistigen Ebenen schützen, um ihre Seele nicht zu verlieren. Die Indianer glauben daran, dass der Beifuß von bösen Gedanken und Energien reinige.[3]

Im Irak wurde in 70 000 Jahre alten Gräbern der Beifuß gefunden, das bezeugt die schützende, heilige und begleitende Funktion für die Bestattung der Toten.[3] Die Kelten räucherten mit Beifuß während der Raunächte. Von den Raunächten sagt man, (das ist die Zeit zwischen dem Winteranfang am 21. Dezember bis zum 6. Januar an Heilig Drei König), dass in diesen dunklen und sonnenarmen Tagen, die Tore zum Jenseits und zu den geistigen Welten besonders offen und zugänglich sind.[3] Das Räuchern vertreibt negative Ahnen und Geister und verhilft Seelen ins Licht zu gelangen, schützt vor Krankheiten und Dämonen. (Durch das Räuchern mit Kräutern und Weihrauch wurde schon immer eine Reinigung von Krankheiten, von negativen geistigen Energien erwünscht, als auch der geistigen Welt ein Opfer dargereicht. Der Rauch stellt eine ätherische Verbindung zum Göttlichen her).

Weise Seherfrauen benutzten das Kraut, um sich für magische Ausflüge zu stimulieren.[3]

In der Chinesischen Medizin wird Beifuß als Moxibustionskraut schon seit Jahrtausenden verwendet, um dem Akupunkturpunkt eine wärmende aktivierende Energie zu geben. Beifuß wurde am Körper getragen, um Müdigkeit und Krankheiten zu vermeiden.

Als Amulett oder am Fensterkreuz aufgehängt, schützt er vor Unglück, Gift, wilden Tieren, Krankheit, Verzauberungen, Flüchen und Donnerschlag.

Ein geflochtener Gürtel aus Beifuß wurde von den so genannten Heiden am Tag des Johannisfeuers mit allerlei Zaubersprüchen ins Feuer geworfen, um sich von allem Schlechten zu lösen und ein gutes Schicksal zu erbeten.

„Andere machen Kränz darauß /und gürten es um den Leib, werffen es danach mit besondern Reimen und Sprüchen in St. Johanns Feuer auf St. Johannsen des heiligen Täuffers Tag / vermeinen damit alles ihres Unglücks entlediget zu werden. Wiewol nun das gemeldte Kraut in grossem Wert zu halten, um seiner herzlichen Tugend / Krafft und Nutzbarkeit willen / damit es von Gott dem Allmächtigen begabet /stehet es doch Christenleuthen sehr übel an / daß sie wie die ungläubigen Juden / Heiden und Zigeuner/ Zauberei und dergleichen Narrheit und Gaukelwerck damit treiben." (Tabernaemontanus 1731:30-31)[2]

Die Sommersonnwende, war ein Heidenspaß, ein Dankesfest und Freudentaumel. Es wurde tagelang gefeiert, getrunken und geliebt im Stroh von Johanniskraut, Beifuß und anderen wohl duftenden Kräutern. Die Kräuterernte war fast abgeschlossen und es war die Hoch-Zeit des Jahres. Kräuter wurden zur Stärkung ihrer Heilkraft in des Sonnwendfeuers Rauch gehalten. Kräuter, welche an Sonnwende gesammelt worden sind, waren als besonders heilkräftig angesehen. Belustigende und berauschende Heilkräuter wurden im Bier für das Fest gebraut. Liebespaare sprangen über das Feuer, das Feuer wurde besungen, umtanzt und übersprungen.

An solchen Wendetagen der Sonne ist die Verbindung zur geistigen Welt intensiver und es ist leichter mit den geistigen Wesen, als auch Ahnen, in Kontakt zu treten.

Beifuß, als auch Johanniskraut, wurden damals als Kräutergürtel um die Hüften getragen, um dann mit Segenswünschen ins Feuer geworfen zu werden. Dies Ritual stärkte somit die Fruchtbarkeit und die Gesundheit das kommende Jahr über, es erregte auch die Libido. Es gibt verschiedene, auch wissenschaftliche Beweise darüber, dass Beifuß eine aphrodisierende Wirkung hat. So gab es Salben, in welchem der Beifuß enthalten war, um die Potenz zu erhöhen, oder man trank Beifuß Tee, im Gemisch mit anderen Kräutern, vorwiegend an den lustvollen Frühlingsfesten: Wie unser heutiges Ostern, am 1. Mai, die Walpurgisnacht als auch zur Sonnenwende. Es ist ersichtlich, dass Beifuß, wie so viele andere Kräuter, mehr war als nur Medizin.

Die Menschen hielten noch zu dieser Zeit an ihren Bräuchen fest. Sie waren fester Bestandteil des Jahresrhythmus und der Gezeiten geworden. Sie lebten noch in enger, naher Verbindung zur Erde und den Jahreszeiten, die Arbeit war hart und das Leben der Menschen war noch mehr von einer reichen Ernte abhängig, als es in unserer heutigen Wohlstandsgesellschaft ist. Ein gutes Klima sorgte für gute Ernte und somit für ein erträgliches Auskommen. Waren die Götter mild, wurde ihnen gedankt. Die Götter der Heiden und Kelten standen eng in Verbindung zu den Naturkräften.

Die meisten Feste, welche jetzt eine religiöse christliche Zuordnung haben, waren ursprünglich Feste zu bestimmten astronomischen Tagen des Jahres. Wenn die Sonne einen ganz besonderen Stand hatte, leitete sie somit eine Jahreszeit ein. Sommeranfang, ist z.B. der längste Tag mit der kürzesten Nacht und wurde mit einem Sonnwendfeuer gefeiert, weil sich hier die Sonne wendete. Frühlingsbeginn, ist die Tag und Nachtgleiche, an welchem der Tag und die Nacht die gleichen Stunden zählen.

Kräuter waren zu diesen Zeiten lebensnotwendig. Sie waren billige Nahrungsmittel als auch Heilmittel und berauschende Drogen für das Volk gewesen. Sie entschieden über Leben und Tod, heilten Krankheiten, waren Orakel, Zauber und Schutz. Sie waren als heilkräftige Helfer im Bewusstsein und im alltäglichen Leben der Menschen verankert. Somit hatten sie ihren Platz bei wichtigen Ritualen und Festen inne. Feiern und sich freuen ist ein Grundbedürfnis der Menschen, und so gab das Volk den Aberglauben, die Riten und

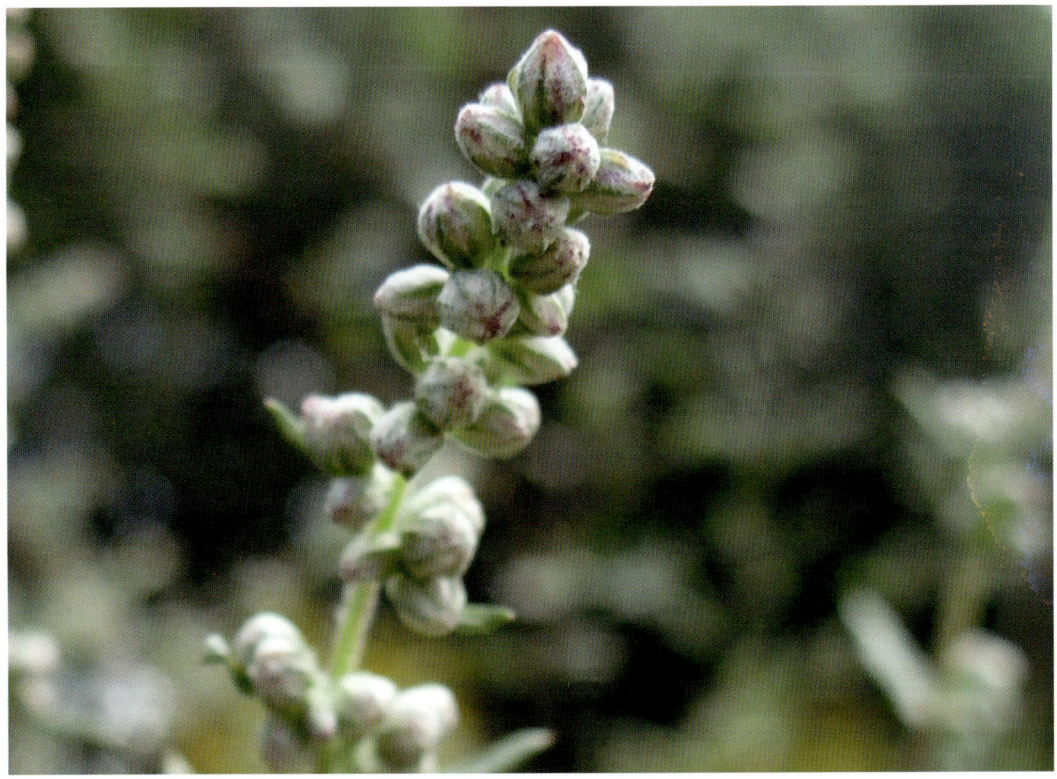

Bräuche nicht einfach auf, nur weil sie vom Christentum als heidnisch verdammt wurden. An diesen Festtagen wurde wohl zügellos gefeiert und geliebt, was sicherlich nicht im Sinne der kirchlichen Moral stand. Wenn die Ernte erfolgreich war, und die Menschen als auch ihre Tiere gesund waren, gab es allerhand guten Grund, um sich an den Kräften der Natur zu erfreuen. Um aber das nichtchristliche heidnische Volk gefügig zu machen und zu bekehren, wurden die keltischen Feste im Zuge der Christianisierung in christliche Feste „umgetauft". So wurde aus dem Frühlingsbeginn, welche man bei den Kelten mit Palmbuschen und auch mit Ostereiern feierte, das christliche Ostern gebastelt. Der Frühlingsbeginn ist die Zeit, an dem die Erde ihre Fruchtbarkeit in voller Pracht gebärt und Eier sind ein Symbol für die Fruchtbarkeit aller Lebewesen auf der Erde. Der Hase an sich, ist ein Symbol der Vermehrung, der Fruchtbarkeit und der Sexualität. Ostern mit dem Osterhasen ist ursprünglich ein Fest, an dem die Befruchtung der Erde durch den Himmel gefeiert wurde. Aus dem Sommeranfang, der Sonnenwende, wurde das Johannisfest. Der Maibaum ist ebenso ein phallisches Fruchtbarkeitssymbol aus alten Zeiten. Die meisten Bräuche und Feste aus dem Christentum waren ehemals Feste der Kelten und Germanen, welche den Jahreskreislauf der Sonne feierten. Mit den Festtagen priesen sie ihre Verbindung zur Mutter Erde, der Sonne und huldigten den heidnischen Göttern.

So wurde mit der Gleichsetzung der Termine zwischen Kirche und Brauchtum beiden gedient. Das Volk musste seine alten Bräuche nicht aufgeben und die Kirche konnte damit die wichtigen keltischen Bräuche mit christlichen Festtagen besetzen. Darüber hinaus wurden keltische Namen der Kräuter in christliche Namen umgetauft: der Frauenmantel zum Marienmantel, das Hartheu oder Sonnwendkraut zum Johanniskraut und viele andere mehr.

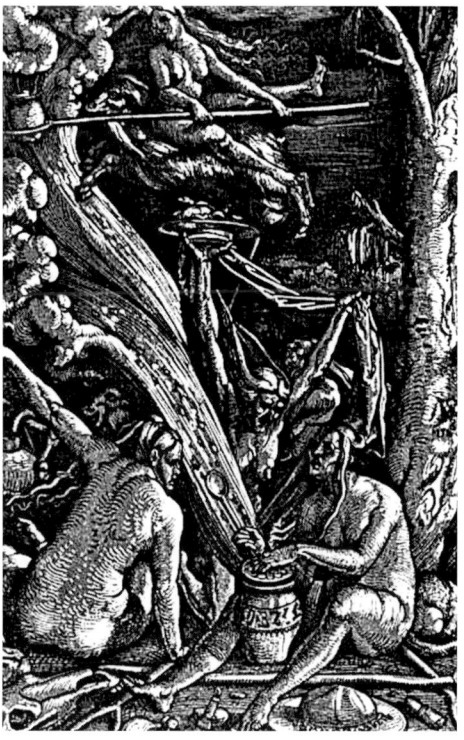

Die alten Bräuche, welche in den Augen der damaligen Kirche mit Magie, Hexerei, Heidentum und Zauberei in Verbindung standen, konnten den Menschen nicht einfach genommen werden. Bis in unsere heutige Zeit gibt es noch das Sonnwendfeuer oder Johannisfeuer. Bis jetzt existieren noch viele sehr alte germanische Bräuche, wie das Maibaum aufstellen, das Räuchern in den Raunächten, der Christbaum oder die Ostereier.

Um die Heilkraft eines Krautes bei sich zu haben, hatte man Kräuteramulette am Körper getragen. Heutzutage kann man sich z.B. die BlütenSeelen auf die Haut auftragen, um sich mit der Seelenkraft der Heilkräuter zu informieren.

Früher legte man Kräuter ins Bett, füllte die Kissen damit, verstaute sie unter dem Kopfkissen oder über dem Bett, heute kann man z.B. die Karte einer BlütenSeele unter das Kopfkissen legen, um die Schwingung aufzunehmen oder auch die BlütenSeele auf das Kopfkissen träufeln

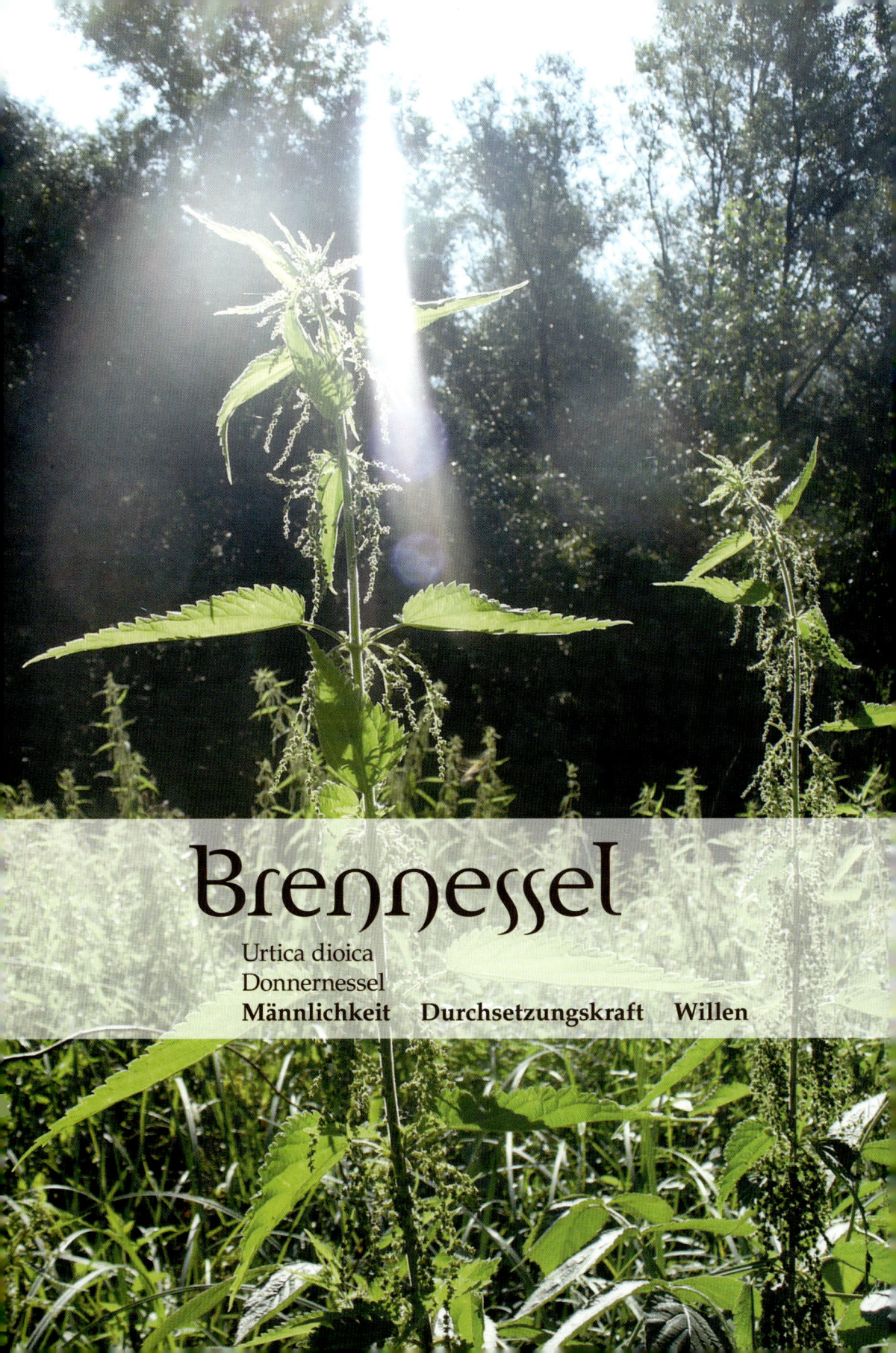

Brennessel

Urtica dioica
Donnernessel

Männlichkeit   Durchsetzungskraft   Willen

Von der Botschaft der BlütenSeele Brennessel

Liebstes Erdenkind, wenn ich in deinen Karten erscheine, dann erinnere ich dich an deine Männlichkeit in dir. Womöglich ist dir schon in deiner Kindheit Gewalt und Unterdrückung widerfahren, so dass es dir schwer fällt und es dir Angst macht, dich zu wehren. Aber es ist an der Zeit, für dich einzustehen und nicht den vermeintlich widerstandslosen Weg zu gehen. Sei in Liebe und Achtung zu dir selbst und kämpfe für deine Grenzen. Ich helfe dir dabei.

Da ich einfach bin und grün und meine Blüte nicht auffällig ist, geht es bei mir um innere Prozesse. Wenn ich in deinen Karten auftauche, dann geht es darum, dich durchzusetzen. Auch mal deine Stacheln zu zeigen.
Zeige auch nach außen deine Aggression im Sinne von Abwehr und Respekt dir selbst gegenüber. Behandelst du dich selbst mit Achtung, werden auch andere dir respektvoll gegenübertreten. Bleibe aufrecht und standhaft.
Meine Kraft unterstützt auch Männer, denen es schwer fällt, sich selbst treu zu bleiben und die an einem Mangel an Männlichkeit leiden.
Ich bin wie eine Lanze, ein zielgerichteter Pfeil. Sei du der Bogen, bleib deinem Willen treu. Stell dir vor, wie ein heller klarer Sonnenstrahl deinen Geist und deine Willenskraft erhellt und stärkt.
Ich löse dich aus der Erstarrung und bin wie ein Schwert, ein männlicher Impuls. Ich löse Feigheit, Bequemlichkeit, Trägheit und versteckte Aggressionen. Deine Trägheit wurzelt in Mutlosigkeit, in einem Mangel an Selbstvertrauen zu dir selbst, an einem Übermaß an Zweifel und einem Bedürfnis nach Harmonie. Ich bin wie ein Löwe, ein Tiger. Ich wecke den Greifvogel in dir und stärke deine Zielstrebigkeit.
Liebstes Erdenkind, wenn ich dir erscheine, dann freue dich, freue dich! Denn ein neuer Weg, eine neue Zeit bricht an. Ich bin die Pflanze des Willens, der Durchsetzung und des Aufbruchs.
Ich sage dir: steh auf und gehe einen Weg des Herzens!
Du spürst schon längere Zeit eine starke Sehnsucht nach Veränderung. Ich bin es, die dir Mut gibt, diesen Schritt zu tun. Denn alles wird gut, wenn du deinem Feuer im Herzen treu bleibst. Denn wir, die Erdwesen wollen, dass du glücklich bist, dass du in Liebe bist. Folgst du deinem Weg, liebst du dich selbst, dann erzeugst du somit ein liebevolles mitfühlendes Herz für deine Umwelt, die Menschen, den Himmelswesen. All die Geschöpfe um dich herum werden getragen von deiner Liebe und so werden sie dich unterstützen. Wunder geschehen, wenn du in Treue und Liebe deiner Herzensglut folgst. Niederlagen werden keine mehr sein, sondern nur noch Prüfungen für dich. Also mach dich auf und sei dir des Schutzes gewiss. Nach Gottes Wille möge dein Wille geschehen!

Eine dritte meiner Kraft ist es, auch die Lust und das Feuer in deiner Sexualität zu wecken. Ich stärke dein Ungehemmtsein. Denn Sexualität in Liebe, das Verlangen nach Vereinigung ist in Wahrheit ein Zeugnis des schöpferischen göttlichen Lebens. Zeige dich in deiner Sinnlichkeit und deinem Temperament und du wirst ekstatische Hingabe erfahren.

Meine Affirmation für dich lautet:

Ich bin erfüllt von klarer Durchsetzungskraft und Willenskraft.

Anwendung der BlütenSeele Brennessel:

1-3-mal tgl. 3 Tropfen auf das **Sakralchakra** einreiben und/oder auf die Handgelenke geben und in die Aura einfächern.

Körperliche Anwendung, empfangen vom Pflanzengeist der Brennessel

Ich reinige die Verschlackung der Blutgefäße und der Haut. Ebenso reinige ich deinen Darm. Ich bin den weichen Menschen hilfreich, denen die Spannkraft fehlt und die zu Ablagerungen neigen. Ich bin hilfreich bei Übergewicht, an einem Übermaß an Yin (TCM) und Feuchtigkeit im Körper, treibe Wasser und Ödeme aus, die von Kälte und Trägheit herrühren; stärke das Yang der Niere. Ich mache geil und lüstern.

Ich bin äußerlich angewendet, gut bei Stagnationsschmerzen, Ablagerungen von Flüssigkeiten im Gewebe, Schwellungen, ziehe raus und fördere die Durchblutung, reize und rege an.

Ich bin gut bei einem Übermaß an weiblichen Hormonen, das sich in geschwollenen schmerzhaften Brüsten, Wasser in den Beinen und Fingern und dem Prämenstruellem Syndrom äußert.

Grundsätzlich ist die BlütenSeele Brennessel den Menschen sehr hilfreich, denen es schwer fällt, auch mal „Nein" zu sagen. Menschen, welche die Brennessel benötigen, sind weiche und gefühlvolle Menschen, denen die Harmonie wichtig ist. Interessanterweise spiegelt sich ihr inneres Weichsein auch im Äußeren. Sie haben ein weiches Bindegewebe, neigen eher zur Gewichts- und Wasseranlagerung. Meist sind sie nicht von sehnigem - muskulösem Körperbau. Sie fürchten sich vor Ablehnung und Verletzung, wenn sie sich durchsetzen. Sie meiden die Wut, Aggression, das von ihnen geglaubte konsequente „Hartsein" oder das einfach nur Nein-Sagen, auch in der Familie. Die Bren-

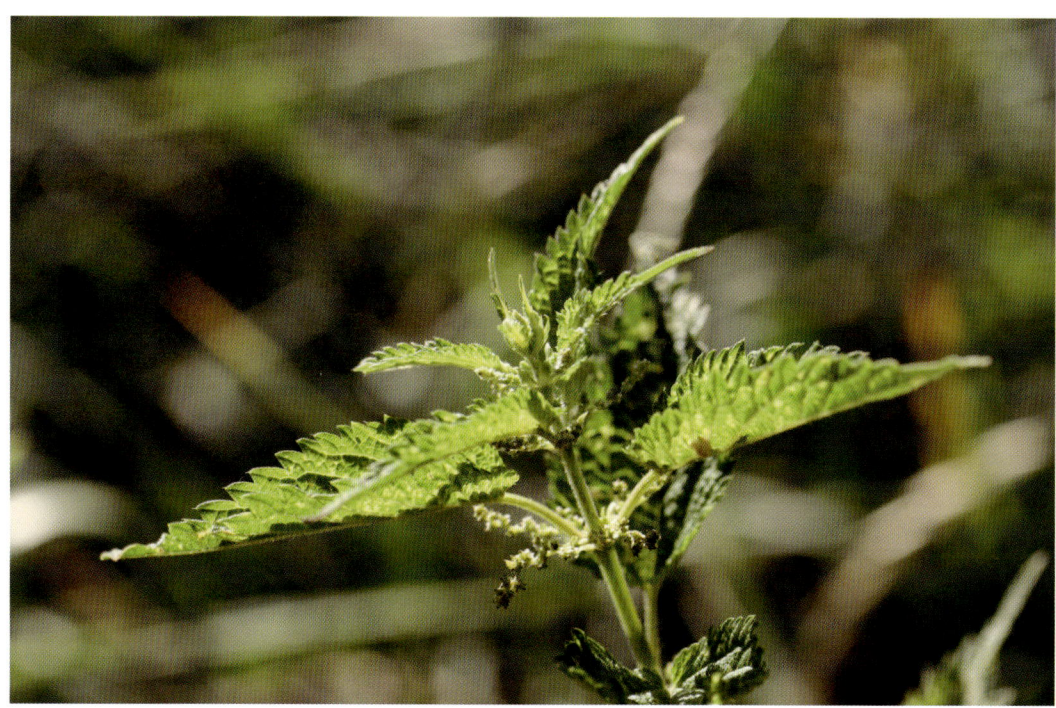

nessel verhilft ihnen zu klarer Durchsetzungskraft, zum klaren Ausdruck ihres Willens, beruflich wie privat. Mit der Anwendung der Brennessel kann es dann auch schon mal krachen, in der Ehe oder am Arbeitsplatz, aber immer im Sinne einer Klärung. Wie ein Gewitter, das die Luft reinigt, führt die Brennessel zu einer Reinigung der angestauten und unterdrückten Spannungen. Menschen sprechen mit der Brennessel Dinge aus, die schon lange in der Luft liegen. Diese Reaktionen auf die Brennessel sind immer als positiv berichtet worden. Sie stärkt das männliche Prinzip im Menschen, das direkte und zielorientierte fokussierte Denken und Handeln. Sie führt in ein Handeln, leistet gute Diens-te, wenn man überzeugend auftreten will wie bei Bewerbungsgesprächen und Verhandlungen. In Situationen, in welchen Kampfgeist, Überzeugungskraft, Aggression und Engagement gebraucht werden, leistet die Brennessel sehr gute Hilfe. Außerdem empfehle ich die Brennessel den Männern, welche Hemmun-gen dabei haben, ihre männliche Seite, ihre Initiative zu leben. Männer, welche zurückhaltend sind und den inneren „Macher" ablehnen und sogar deshalb an Potenzproblemen leiden könnten, sprechen sehr gut auf die Brennessel an. Es kann sein, dass sie von Frauen nicht als Mann geachtet werden, weil sie sich selbst nicht trauen, die männliche Kraft zu leben. Sie sind meistens sensible, rücksichtsvolle Männer, die es den Frauen recht machen wollen. Konsequenz und Abgrenzung und der Ausdruck ihres Willens als auch die Durchsetzung fällt ihnen beizeiten schwer.

Krafttier:

Stier

Erfahrungen aus der Praxis

Es ist unglaublich, wie gut deine BlütenSeelen in meine Therapiearbeit passen. Diese Woche hab ich es zweimal erlebt, dass ein Kind eine Blüte gewählt hat und den Müt-tern sind die Tränen heruntergelaufen, als ich die Bot-schaft des Buches vorgelesen habe, weil sie so wunder-bar passt. (Rückmeldung nach der Anwendung von der Brennessel)

Mangelnde Durchsetzung in der Familie, Multiple Sklerose

Frau Z. litt an einem generalisiertem Taubheitsgefühl im Körper, Schwäche und mangelnder Durchsetzung. Ihre drei fast erwachsenen Kinder hatte sie mehr oder weni-ger alleine großgezogen, da ihr Mann täglich 12 Stunden arbeitete. Sie war erschöpft und es fiel ihr schwer, ihre Wünsche bei ihrem Mann als auch bei den pubertieren-den Kindern durchzusetzen. Die Diagnose von MS zeig-te auch darauf hin, dass sie müde war, so ihren Lebens-weg weiter zu gehen. Neben der Verordnung von einem chinesischen Kräuterrezept meinerseits zur Behandlung der MS, bekam sie auch die Brennessel, um sich kraftvoll durchzusetzen und ihren eigenen Weg zu gehen.

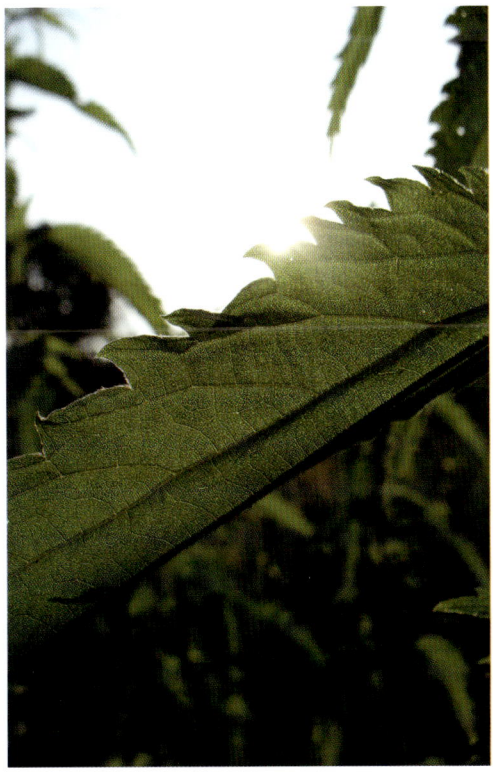

Abgrenzung und Durchsetzungsfähigkeit

Die BlütenSeele Brennessel ist eine starke Begleiterin in Zeiten, in welchen man zu lernen hat, sich durchzusetzen, seinen Willen klar formulieren sollte und sich abzugrenzen. Sei es im privaten oder beruflichem Bereich.

Forderung einer Gehaltserhöhung

Herr S. hatte zwei Jobs, war beruflich und privat sehr eingespannt und musste sich entscheiden, ob er eine Arbeitsstelle kündigen würde. Außerdem wünschte er sich eine Gehaltserhöhung bei Kürzung der Arbeitszeit. Mit der Einnahme der Brennessel, 10 Tropfen täglich in einem Glas Wasser, fühlte er sich nach seinen Worten „wie Popeye mit aufgeblasenen Armmuskeln" stark und mit viel Energie in den Muskeln als auch im Wesen. Als Folge davon forderte er mit Leichtigkeit und Überzeugungskraft eine Gehaltserhöhung und kündigte den zweiten Job, sehr zu seiner Erleichterung.

Steigerung der sexuellen Lust

Frau B. nahm die Brennessel. Sie verspürte seitdem ein lustvolles Kribbeln im Unterleib und ihre Lust auf Sexualität steigerte sich deutlich, in ihrer ansonsten harmonischen Ehe krachte es mal gehörig, was sie als Erleichterung empfand und sie konnte ihre Bedürfnisse klarer verteidigen, so dass sie auch von ihrem Partner mehr geachtet wurden.

Vorstellungsgespräche für die Arbeit

Herr U. bewarb sich nach längerer Arbeitslosigkeit um einen von ihm begehrten Arbeitsplatz. Mit der Brennessel an seiner Seite ist das Vorstellungsgespräch sehr gut verlaufen, er konnte überzeugend auftreten, bekam die Arbeitsstelle und die gewünschte Lohnforderung.

Selbstbewusste Männlichkeit

Die Brennessel ist für Männer sehr hilfreich, welche z.B. Probleme dabei haben, direkt auf eine Frau zu zugehen. Auch hilft sie Männern, denen es an Durchsetzungskraft mangelt.

Sie fördert das männliche Selbstbewusstsein und mitunter auch die Potenz. Mit der Brennessel lernt man Nein-Sagen.

Abgrenzung nach sexuellem Missbrauch, Nein Sagen Können

Eine Patientin erlebte in der Kindheit sexuelle Übergriffe. Nachdem sie die seelischen Wunden als auch die wieder aufflackernden körperlichen Wunden sehr gut mit Frauenmantel und einer Therapie behandelt hatte, nahm sie Brennessel zu sich. Sie behauptete von sich, dass sie immer nur schwer Nein-Sagen könne und sie meist kämpfen muss, um für ihren Weg einzustehen. Mit der Brennessel veränderte sich ihre Durchsetzungskraft und ihre Ziele waren klar und selbstverständlich für sie, ohne sich vor ihrer eigenen Familie rechtfertigen zu müssen.

Von den Namen der Brennessel

Donnernessel weist auf die Zuordnung zum Germanengott Thor hin. Das Wort Donner geht etymologisch gesehen auf den kriegerischen, mächtigen, heidnischen Gott Thor, ein Hüter der Fruchtbarkeit für Felder und Menschen, zurück. Das Tragen eines Amuletts des Gottes Thor, nämlich den Donnerhammer, sollte die Fruchtbarkeit steigern.

   Hanfnessel weist auf die frühere Verwendung der Stängelfasern zur Herstellung von Nesselstoff bis etwa 1720.

Traditionelle Anwendung von Brennessel in der Kräuterheilkunde

Haut und Haare heilend

Heilt faulende und eiternde Wunden und Geschwüre, heilt und reinigt die Haut von nässenden Ekzemen, stoppt Haarausfall.

Fördert den Auswurf der Lunge, schleimlösend in Lunge, Darm und Magen. „auf keinen Fall taugt die Brennessel roh gegessen. Wenn sie aber frisch aus der Erde sprießt, ist sie gekocht zu Speisen nützlich, weil sie den Magen (Darm) reinigt und ihm den Schleim nimmt. Jede Art von Brennessel macht das." (Hertkza/ Strehlow 1995 : 317)[4]

Die Brennessel ist wärmend, harntreibend und trocknend, entschlackend, Blut reinigend und stärkend, stärkt die Nieren, regt die Lungen an, fördert die Durchblutung und bringt zum Schwitzen.

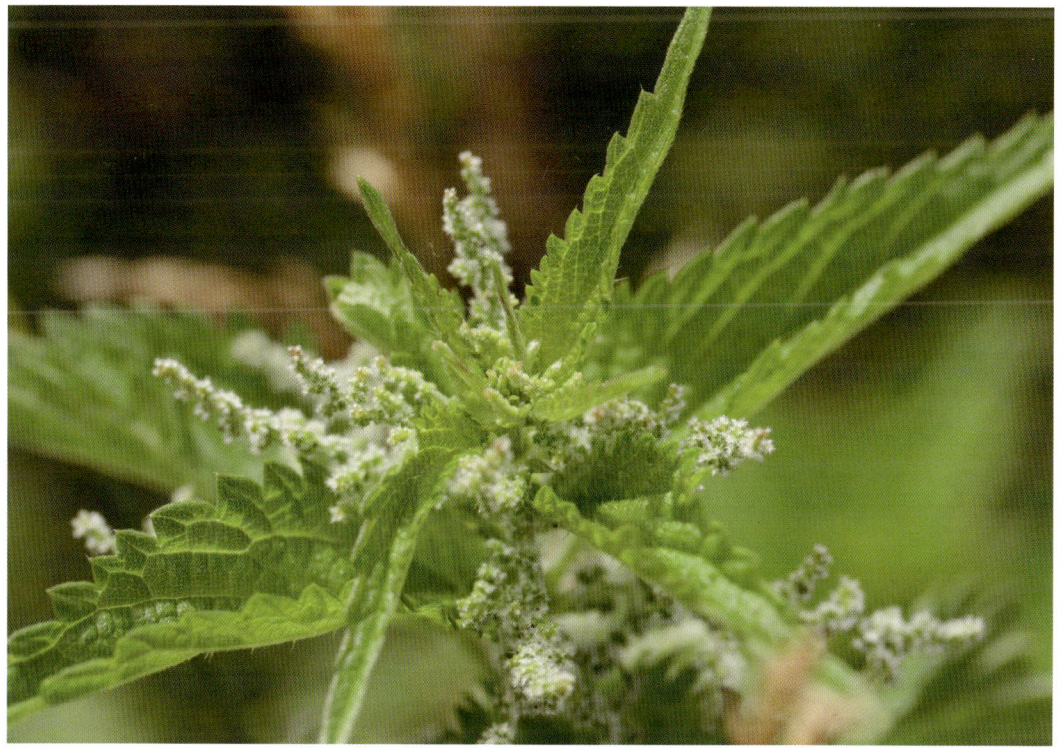

Reinigend und stärkend, Anämie

In der Gründonnerstagssuppe wird auch die junge Brennessel verwendet. Die Gründonnerstagssuppe wird aus den jungen Trieben der ersten Frühlingsblüher zubereitet und wurzelt in sehr alter Tradition. Die jungen, frisch gewachsenen Kräuter machen den Menschen gesund, reinigen von alten Ablagerungen aus der Winterzeit und schenken neue Kraft und Energie. Brennesselsalat, aus den jungen Trieben zubereitet, ist im Frühjahr eine sehr gesunde Kur. Man kann sich auch den frischen Brennesselsaft aus dem Reformhaus besorgen und in einer 1-2 wöchigen Kur, das Blut erfrischen und den Körper von den alten Schlacken aus dem Winter reinigen.

„(...)wann man den Samen mit süßem Wein trincke, so reize er zu den ehelichen Wercken." (Tabernaemontanus 1731: 922)[2]

Beseitigt Nierenstein und Harngrieß, Rheuma, Gicht, balanciert die Harnsäure

„(...)Etliche auch sieden die jungen Schöpflein in Wein / und trincken darvon wieder gemeldete Gebresten des Steins." (Tabernaemontanus 1731: 921)[2]

Gemeint seien hier die jungen Brennesseltriebe im Frühling, welche gegen Nieren und Blasensteine, Blasengrieß und Nierengrieß eingesetzt wurden.

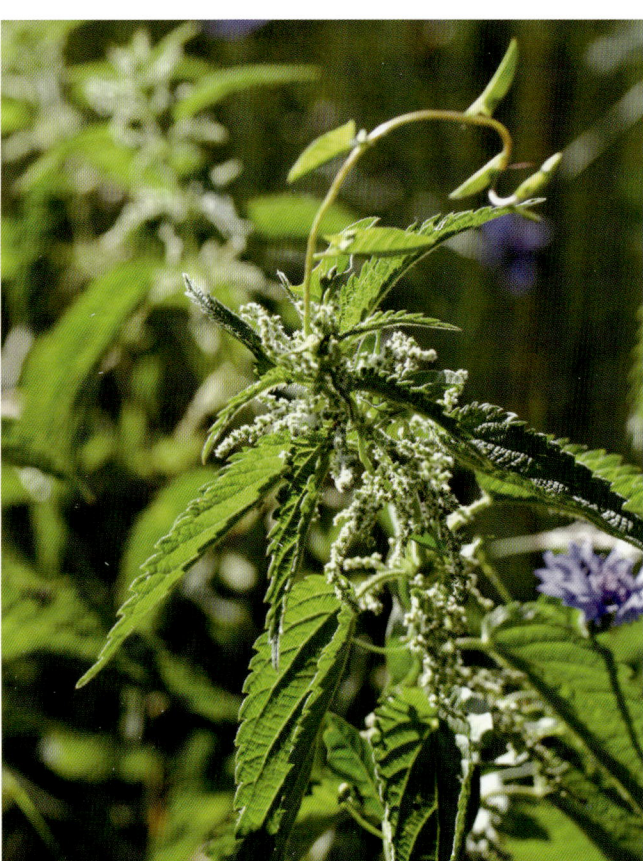

Reinigt, reizt und regt an. Macht lüstern. Weckt die sexuelle Begierde bei Männern und Frauen

Dem Brennesselsamen wird eine fruchtbarkeitssteigernde Wirkung als auch eine potenzfördernde Wirkung nachgesagt.

Klassifizierung in der TCM

Würziger Geschmack
Wärmend und trocknend
Tonisiert das Nieren Yang
Regt den Urin an und leitet Feuchtigkeit aus
Trocknet die Feuchtigkeit/Kälte, löst Wind-Kälte Bi Syndrom
Trocknet Schleim in der Lunge und im Dickdarm
Wärmt den Magen
Tonisiert das Blut

Zauber und Hexentradition aus der Überlieferung

In der Signaturenlehre und nach ihrem Aussehen, ist die Brennessel dem Planeten und Kriegergott Mars zugeordnet. Die Form der Blätter ist lanzenartig, zackig, scharf und verletzend wie eine Waffe. Mars ist ein männlicher Gott, der die Aggression und die Durchsetzungskraft, den Kampfeswillen stärkt.

Brennessel enthält besonders im Frühling viel Eisen, auch deswegen steht sie mit dem Kriegergott Mars in Verbindung, der seine Kraft auch im Schwert aus Eisen zeigt.

Vielerlei Krankheiten wurden auf Brennesseln übertragen. Dazu ging man zu den Nesseln, wenn man erkrankte, sprach allerlei Bitten für die Gesundung aus und verstärkte die Übertragung der Krankheit auf das Kraut, in dem man Salz auf die Brennessel streute.[5] Es existieren im traditionellen Volksglauben sehr viele Geschichten über die Brennessel. Darin wird die Brennessel oft mit negativen Energien und Geschehnissen in Verbindung gebracht, welche an ihrem Wachstumsort geschehen seien.[5] Die Brennesseln wachsen tatsächlich auf Erdstrahlungen, Kreuzungen und Schuttplätzen und fangen somit negative Strahlungen auf, von der Erde und als auch von Menschen. So wie die BlütenSeele der Brennessel schlummernde negative aggressive Energien frei setzt, in dem man sich zur Wehr setzt, war auch dem Heilkraut ein Schutz vor schädigenden Einflüssen nachgesagt.

Schutz vor Blitz, Unkraut, Dieben wurde ihr bestätigt und beim Gewitter wurde in manchen Gegenden die Brennessel ins Feuer geworfen, um Haus und Hof zu schützen. Jedoch soll man auch geglaubt haben, dass die Brennessel den Blitz anziehe.[5]

So wird sichtbar, dass die Brennessel sehr wohl hilfreich war zum Erkennen und Abwehren von schlecht gesinnten Menschen und Energien wie Dieben, Parasiten in Feld und Garten, Raupen und anderen Räubern.[5]

Mit Zaubersprüchen und Ritualen wurde aber die Brennessel auch dazu benutzt, die Liebe zwischen zwei Menschen brennend und leidenschaftlich zu machen. Außerdem wurde ihr eine sehr stark erotisierende Kraft nachgesagt.[5]

Als Brennesselsaft bis hin zu den getrockneten Blättern im Tee oder die frischen Blätter als Spinat oder Suppe verwendet, findet sie immer noch vielerlei Anwendung.

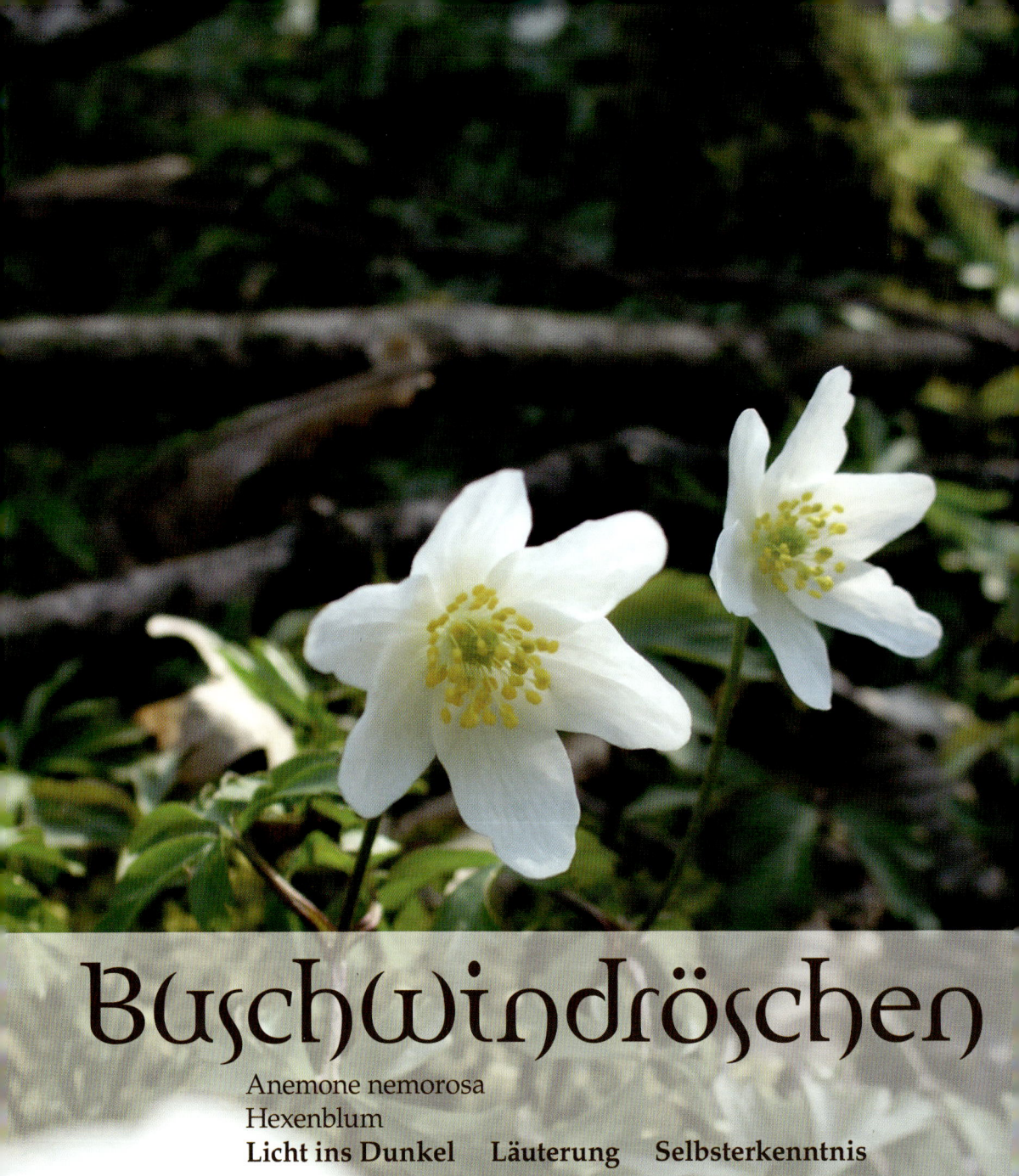

Buschwindröschen

Anemone nemorosa
Hexenblum
Licht ins Dunkel   **Läuterung**   **Selbsterkenntnis**

Von der Botschaft der BlütenSeele Buschwindröschen

Wenn du mich brauchst, dann helfe ich den Verschlossenen. Meine Kraft ist zu öffnen. Ich treibe böse Gedanken aus dir. Ich reinige deine Gefäße und bringe weißes Licht in die Dunkelheit. Von mir benutze nur wenig, denn ich mache scharf sichtbar.

Menschen, die mich brauchen verdrängen manchmal das Dunkle in ihnen, haben negative Gedanken über andere Menschen und sind neidisch. Ich rücke sie ins rechte Licht und wieder zurecht.

Wenn du mich brauchst, dann hast du dich verstrickt in negativen Gedanken. Ich helfe dir, dich Schritt für Schritt aus deinem festgefahrenen Leben zu befreien und lasse dich erkennen. Ich unterstütze die Selbsterkenntnis mit klarer Einfachheit. Ich bin nicht angenehm und leicht, sondern klar und schneidend. Ich führe dich raus aus deinem Leiden, in dem ich auf das Dunkle und die Schatten hinweise und dir die Lichtblicke zeige.

In Zeiten der Verzweiflung und Hoffnungslosigkeit helfe ich, nicht in Selbstmitleid zu verfallen, sondern schenke dir den Funken Hoffnung.

Ich läutere dich, unterstütze die Reinigung deiner Seele von negativen Gedanken, damit ihre liebevollen und lichtvollen Seiten an die Oberfläche treten können. Ich treibe die Schatten aus dir.

Ich schenke dir Reinigung von dunklen Gedanken wie Neid, Wut, Hass, Verletzung und verleihe dir wieder geistige Jungfräulichkeit.

Wie schon gesagt, ich schenke Hoffnung, bin der Lichtstrahl und die Fackel in der Dunkelheit. Wie ein Licht Gottes tauche ich bei dir auf und lasse dich Göttlichkeit erkennen. Wie ein Engel, der im Dunklen zu dir kommt, lasse ich dich sehen und öffne deine Augen. Ich bin sehr hilfreich in tiefen Depressionen, nach Trauma und Schock.

Aber speziell in dunklen Zeiten, schenk ich dir die Erkenntnis des Sinns im Ganzen und den Glauben, dass du nicht alleine bist, dass viele Wesen auf dich aufpassen. Ich greife tief in deine Geschehen und führe dich hinaus. Wenn dein Denken eng wird, und du keine Lösung erkennen kannst, bin ich wie eine Tür, die sich für dich öffnet.

Auch wenn ich nicht oft einzusetzen bin, so bin ich von großer Wichtigkeit. Ich kläre die oberen und die unteren Chakren (Stirn-Scheitel-und Wurzelchakra). Ich reinige dich von deinen inneren Schatten, so dass du wieder neu und leer wirst. Ich führe dich ins Loslassen und Öffnen für Neues. Ich schäle dich aus alten Verhaltensmustern, in welche du immer wieder gleitest.

Körperliche Anwendung, empfangen vom Pflanzengeistes des Buschwindröschens

Ich reinige deine Gefäße und bringe weißes Licht in die Dunkelheit.

Meine körperliche Entsprechung liegt in der Verstopfung, Asthma, unreinem Blut und unreiner Haut. Ich bin nicht für Kinder und Schwangere geeignet. Ich bin wie ein Abort, ich treibe aus, reinige, löse auf, entgifte bei Krebs und eitrigen Prozessen.

Meine Affirmation für dich lautet:

Ich läutere und reinige meine Seele von dunklen Energien und sehe Hoffnung. Ich befreie mich aus meiner Enge und gehe einen Weg des Lichtes und der Freiheit.

Anwendung der BlütenSeele
Buschwindröschen:

Nur äußerlich anwenden und auch nur **1-2 mal** in der Woche, da sie Unbewusstes hervorhebt.

I. Bei einer seelischen Niedergeschlagenheit: **nur jeden 5. Tag 3 Tropfen**, 3 mal auf die Handgelenke geben und in die Aura streichen und/oder auf das **Stirn-** und **Halschakra** geben.

II. Zur **Raucher- oder Drogenentwöhnung** täglich die Lunge und Stirn einreiben.

III. Um alte negative Gedanken los zu lassen, täglich auf die Stirn geben.

Buschwindröschen unterstützt stark bei Raucher- Drogen- und Alkoholentwöhnung. Es reinigt von Giften, körperlicher und seelischer Art.

Überdosierung der BlütenSeele

Mehrere Menschen glauben: Viel hilft viel! Und wenden somit das Buschwindröschen trotz ausdrücklicher Warnung meinerseits innerlich und täglich an. Somit kann es dann zu folgenden Reaktionen führen:

Herr U. nahm die BlütenSeele täglich zu sich. Daraufhin ging es ihm seelisch immer schlechter, denn viele alten Geschichten und Muster, die er lösen wollte, tauchten dadurch vermehrt an die Oberfläche.

Frau K. litt vermehrt an ihren seelischen Problemen durch die häufige innerliche Anwendung des Buschwindröschens.

Ein Licht das man entzündet, muss man nur einmal anzünden, um in der Dunkelheit sehen zu können.

Kontraindikationen

Nicht in der Schwangerschaft und bei Kindern anwenden!
(Bei Kindern nur, wenn sie von einem BlütenSeelen Fachberater getestet werden) Die Pflanze Buschwindröschen ist leicht toxisch.

In der Zubereitung der BlütenSeele Buschwindröschen wird nur sehr wenig von dem frischen Kraut verarbeitet, so dass es unbedenklich ist, diese anzuwenden.

Buschwindröschen wird sehr häufig gewählt, wenn es so genannte Schatten, blinde Flecken in einem gibt, welche man erkennen will, um sie dann ins Licht mit Verständnis loslassen zu können. Diese BlütenSeele ist wie ein Licht der Erkenntnis, eine Therapie, eine Selbsterfahrungs-Droge.

Der Mensch kann, wenn er sich für das Buschwindröschen entscheidet, die Ursache für sein inneres Leiden nicht erkennen oder will sie nicht als Ursache anerkennen und sich davon lösen.

Buschwindröschen hilft zur Klarheit der tiefen Erkenntnis der Zusammenhänge und schenkt Wahrheit. Nicht immer muss der Mensch sich in einer schweren Krise befinden, wenn er Buschwindröschen auswählt. Es reicht aus, Unerlöstes mit sich zu tragen, das befreit werden will. Die Handlungsunfähigkeit des Menschen liegt im Nicht-Erkennen einer Lösung, eines Lichtes in der Dunkelheit.

Hier zwei Beispiele von Frauen, welche bewusst das Buschwindröschen nicht einnahmen, weil in ihren Augen eine Trennung von ihrem Ehepartner nicht der gewünschte Weg ist.

Die eine ist mit einem Alkoholiker verheiratet, für den sie sehr wenig Liebe empfindet und die andere Frau lebt in einer Ehe mit einem homosexuellen Mann, was sie immer wieder ändern will und nicht akzeptieren kann. In beiden Fällen wären eine Trennung oder ein offenes Bekennen für den eigenen Weg, nachdem sie schon alles Mögliche versucht hatten, um die Ehe zu retten, wohl der wahrhaftige Schritt in die Erlösung gewesen. Beide Frauen nahmen aufgrund meiner Aussage, mit Buschwindröschen lösen sich manchmal Ehen, wenn es sein muss, diese nicht zu sich, weil sie Angst vor der Wahrheit hatten.

Aber andererseits kann es des öfteren passieren, wenn der Mensch bereit ist für die Wahrheit, er sich letztendlich leichten Herzens aus einer Beziehung löst und zu sich findet.

Buschwindröschen ist ebenso für eine tiefe Niedergeschlagenheit mit dunklen gedanklichen Besetzungen geeignet. Der Mensch möchte sich endlich befreien und die Quelle seiner negativen Haltung verstehen können.

Mädesüß und Buschwindröschen sind beides BlütenSeelen, welche hervorragend dazu geeignet sind, sich aus einer depressiven Stimmung zu lösen. Mädesüß hilft ebenso bei Traurigkeit und Frustration. Aber es besteht ein wichtiger Unterschied zur BlütenSeele Mädesüß in diesen schweren Zeiten:

Wenn man Mädesüß benötigt, kennt man die Ursachen der Schwere und ist zusätzlich körperlich ausgelaugt und erschöpft. Mädesüß ist angebracht bei emotionalem Chaos, z.B. nach Scheidung, Trennung, Enttäuschung in der Liebe, Versagen im Beruf, Kampf um Krankheiten oder Prüfungen, Platzen eines Traumes und andere Enttäuschungen. Dem Menschen ist Enttäuschung und Versagen passiert und er sieht keine Hoffnung mehr. Man fühlt sich gebrandmarkt wie nach einem schweren Kampf, ist mutlos, verzweifelt, lustlos, verstimmt, erschöpft. Beim Mädesüß ist die Ursache meistens offensichtlich.

Im Gegensatz zum Buschwindröschen kann diese BlütenSeele auch täglich verwendet werden und ist auch sehr hilfreich für Kinder. Beim Buschwindröschen liegen die Ursachen zumeist in der Vergangenheit begraben, es handelt sich dann um eingeprägte Verhaltensmuster, Glaubenssätze, Traumata, emotionale Erfahrungen, welche den Menschen binden. Die Ursachen für die Traurigkeit beim Mädesüß sind ganz klar ersichtlich und sind in der Gegenwart geschehen.

Auch Kinder erwählen des öfteren Buschwindröschen, was immer auf eine seelische Belastung der Kinder hin weist, welche sie nicht offen nach außen transportieren und ausdrücken. In solchen Fällen ist es sehr ratsam, diese BlütenSeele beim Fachberater austesten zu lassen.

Buschwindröschen wird oft gleichzeitig mit der BlütenSeele Leberblümchen gewählt. Nicht nur die äußere Erscheinungsform ist den beiden ähnlich, sondern auch das innere Wesen.

In beiden Fällen ist die Intuition, die innere

Krafttier:

Krähe, Rabe

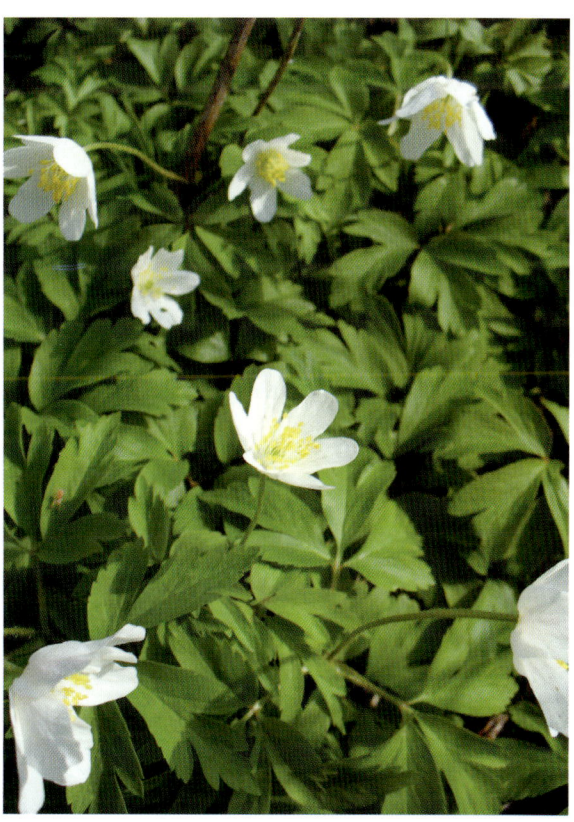

Stimme nicht klar hörbar, und es residieren der Kopf und die Vernunft. Beide können mit Wut und Gereiztheit einhergehen und sind belastet von beengenden Gedankenmustern.

Erfahrungen aus der Praxis

Selbsterkenntnis

Frau G. war in einer Beziehung mit einem Mann, der an dem Borderline Syndrom litt. Sie war unglücklich in der Beziehung und versuchte sich immer wieder zu trennen, war aber mit ihren Gefühlen noch zu sehr an ihn gebunden, so dass ihr der Schritt nicht gelang. Es war ein häufiges Trennen und wieder Beginnen. Sie nahm die BlütenSeele Buschwindröschen, nach 2 Wochen hatte sie sich von ihrem Partner gelöst. Sie war sehr klar und erleichtert. Und ging auch nie wieder die Beziehung mit ihm ein.

Wut und Zorn aus alten Zeiten

Frau F. empfand Gefühle aus der Vergangenheit, die sie einfach nicht mehr empfinden wollte, wie Groll und Ärger, Neid und Verletzung. Es waren alte Muster, die, wie sie glaubte aber schon längst geklärt waren. Mit Buschwindröschen wurde sie klarer und die negativen Gefühle verschwanden.

Trennung von unbefriedigenden Beziehungen

Eine junge schüchterne Frau wollte sich selbst besser kennen lernen und wissen, wer sie ist, wohin ihr Weg gehen würde, beruflich als auch privat. Sie nahm das Buschwindröschen. Nach einiger Zeit der Anwendung trennte sie sich von einem Freund, der ihr schon länger nicht gut tat. Sie begann eine neue Ausbildung. Sie wurde selbst-bewusster, wirkte erwachsener und bestimmter auf mich.

Tiefsitzender Schock durch Todesfall und eigener Krankheit

Frau H. suchte mich 2 Monate nach einer Gehirnoperation auf. Ihr wurde ein gutartiger Tumor entfernt mit daraus resultierenden Gesichtslähmungen. Zudem verstarb ihre Mutter kurz vor ihrer eigenen Operation. Sie ist seelisch noch geschockt und erschöpft. Das Buschwindröschen hilft dabei, die dunklen Erinnerungen aus der Aura zu lösen.

Erkennen und Lösen von alten nicht greifbaren Erfahrungen

„Das Buschwindröschen ist voll eingefahren bei meiner Freundin! Die negativen Erlebnisse ihrer Kindheit konnte sie nach Verwendung der BlütenSeele gut erfassen und erkennen und arbeitet weiterhin mit ihrem Therapeuten daran, diese aufzuarbeiten. Zuvor lagen die Themen permanent wie ein Nebelschleier um sie herum, produzierten Ängste und Panikattacken und für lange Zeit schlaflose Nächte. Seither ist ihr ein Licht aufgegangen und sie kann mit dem Erlebten umgehen. Sie fühlt sich stärker, sicherer und freut sich wieder am Leben! Vielen Dank!"

„Das Buschwindröschen half mir dabei tief verankerte Themen, die ich mit dem Kopf seit Jahren nicht zu regeln bekomme, zu erkennen. Ich konnte bei der Anwendung der BlütenSeelen schon mehrfach feststellen, dass ich innerlhalb kurzer Zeit ruhig, entspannt und gelassen werde und urplötzliche gedankliche Erkenntnisse habe."

Unerklärliche Ängste und Schlafstörungen bei Kindern

Ein Mädchen, 8 Jahre, hat Angst vor allen Filmen als auch Theater. Sie weiß selbst nicht warum. Außerdem kann sie lange abends nicht Einschlafen, hat Angst vor Geräuschen. Schon nach der ersten Anwendung konnte das Mädchen innerlhalb weniger Minuten ein- und durchschlafen. Auf Theater und Kinobesuche freute sie sich sogar. Sie nahm die Blütenseele die erste Wochen täglich abends aufs Herz, danach alle 3 Tage und dann nochmal 1mal wöchentlich für 3 Wochen.

Schreien der Babys, Kaiserschnittgeburt

Die Mutter war verzweifelt, das Neugeborene war nicht zu beruhigen und hatte starke Schlafstörungen und Schreiattacken seit Monaten. Sie hatte schon vieles versucht, bis sie sich in meiner Praxis einfand. Ich testete das Buschwindröschen aus.
Die Mutter rieb es dem Baby täglich anfangs für eine Woche auf das Stirn- und Herzchakra ein. Danach war das Baby ruhig und geheilt. Vermutlich hatte das Baby einen Geburtsschock beim Kaiserschnitt.

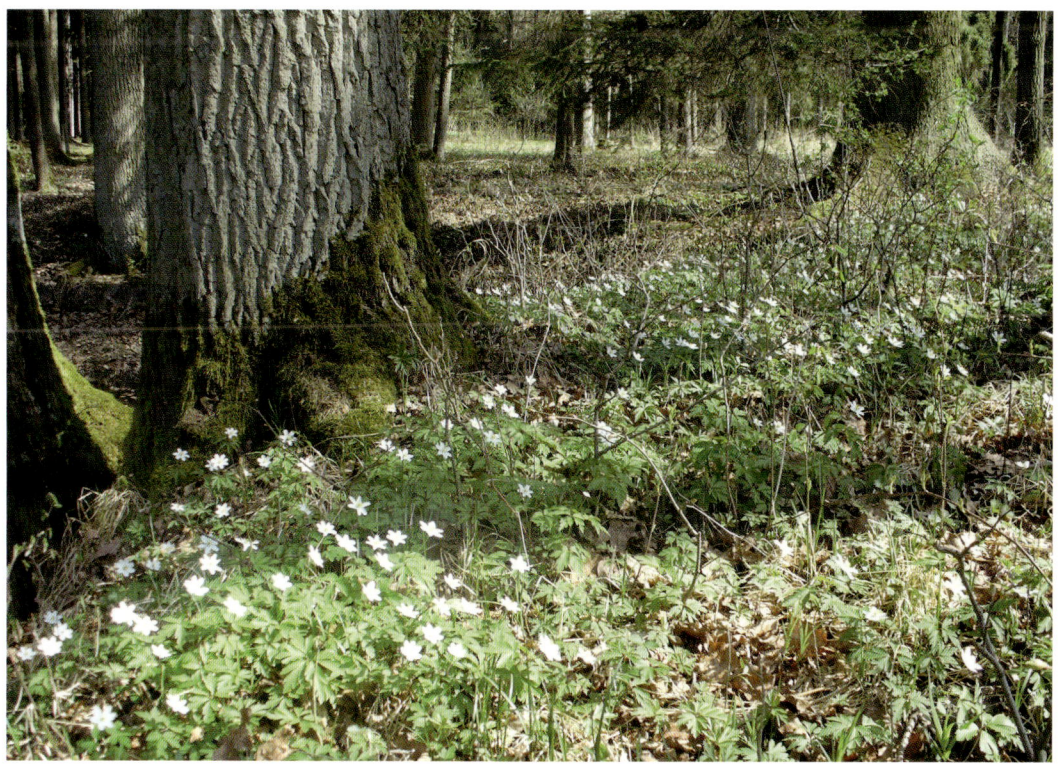

Lösen von karmischen Belastungen

Ich verwende das Buschwindröschen bei Patienten, welche durch schicksalshafte karmische Erlebnissen aus früheren Leben noch im Jetzt damit gequält werden. Diese unerkannten Erlebnisse zeigen sich meist als tiefsitzende Ängste, deren Ursache man nicht im jetzigen Leben finden kann. Auch Flüche und alte karmische Versprechungen löst das Buschwindröschen. Das Buschwindröschen bringt somit wahrlich Licht in die im Schatten liegende Seele. Hierzu ein paar Tropfen auf die Fußsohlen (Wurzelchakra) und auf das Scheitelchakra (um das Denken zu ändern) und auf das jeweils betroffene Chakra für 1-2 Wochen lang, jeden 2. Tag.

Depression

Nach der Trennung von Ihrem Mann nach 38jähriger vorwiegend unglücklicher Ehe fühlte sich Frau N., obwohl der Schritt der richtige gewesen ist, sehr unruhig, unglücklich und konnte wenig Hoffnung auf ein leichteres Leben fühlen. Zudem war ihre Energie im Sakralckakra aufgrund sexuellen Missbrauchs in der Kindheit, als auch unbefriedigende, grenzüberschreitende Sexualität in der Ehe dunkel und deprimiert. Sie litt an Schlafstörungen und pessimistischen Gedanken. Für das sexuelle Trauma sollte sie das Buschwindröschen auf den Unterleib einreiben, gegen die dunklen Gedanken trug sie es auf das Stirn-und das Scheitelckakra auf, für ihr nicht Ankommen im neuen Leben auf das Wurzelckakra. Das Johanniskraut nahm sie abends vor dem Schlafengehen auf das Herzchakra, um wieder schlafen zu können. Depressionen, die man sich selbst nicht erklären kann, sprechen oft sehr gut auf das Buschwindröschen an.

Sexueller Missbrauch, Gewalt

Sehr häufig verwende ich das Buschwindröschen oder auch das Schöllkraut zur Reinigung von einer lieblosen Haltung gegenüber sich selbst, insbesondere dem Unterleib, welche Frauen oder auch Männer entwickeln, wenn Sie in der Kindheit unter sexuellem Missbrauch litten. Dazu trägt man es auf das Sakralchakra als auch auf das Stirn- und Scheitelckakra auf.

Körperliche Gewalt speichert sich als Erinnerung in unsere Zellen und blockiert das jeweilig betroffene Chakra. Das Buschwindröschen wird hierzu meist für eine Woche täglich aufgetragen, dann wird die Dosis reduziert.

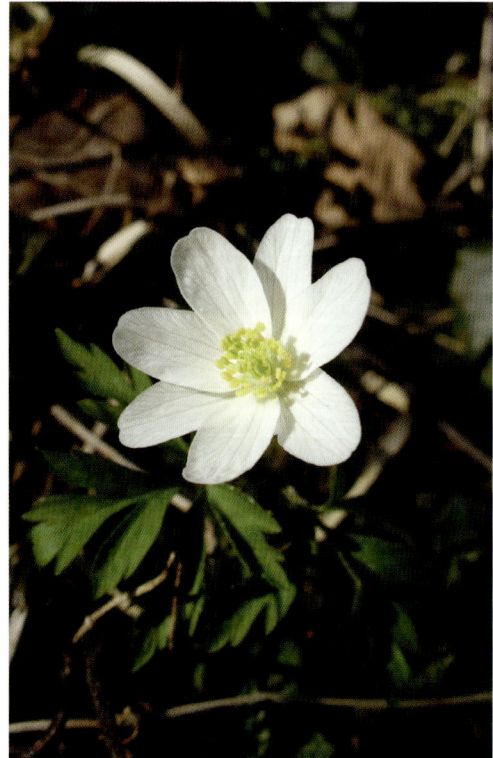

Vom Namen des Buschwindröschens

Tabernaemontanus schreibt, dass man in der Antike glaubte, das *Röslein* sei aus den Tränen der Venus entsprungen, als sie um ihren Adonis weinte. Es steht auch geschrieben, die Anemone sei aus dem Blut des getöteten Adonis erwachsen.

Buschwindröschen wurde es genannt, weil es sich beim Wind schließe und nicht mehr öffne.

Traditionelle Anwendung von Buschwindröschen in der Kräuterheilkunde

Es treibt aus, zerteilt Ansammlungen und macht den Kopf frei. Verbessert das Sehen.

Von einer Anwendung des Buschwindröschens als Heilkraut in innerer Darreichungsform ist dringend abzuraten. Ebenso ist die äußerliche Anwendung nur in Begleitung eines Kräuterkundigen oder Arztes vorzunehmen. Für Augen und Nasenerkrankungen gibt es weitaus mildere Mittel, als das scharf reizende Buschwindröschen.

Es ist außerdem leicht toxisch, kann zu Darmblutungen führen und Blut im Urin auslösen.

Das Kraut wurde vorwiegend äußerlich gebraucht.

Es war sehr selten im Gebrauch, da es in höherer Dosierung toxisch ist. Der Geschmack ist sehr scharf. Vorwiegend wurde es äußerlich gebraucht, als blasenziehendes Mittel, um die Menstruation zu fördern und den Kopf und die Nase von Schleim zu befreien.

Augen, Sehen

Das Kraut wurde zur Verbesserung der Augen eingesetzt: bei Wunden, Narben, Entzündungen und Geschwüren der Augen und alles „was die Sicht verfinstert" (hiermit sind allerlei Augenkrankheiten gemeint), war das Buschwindröschen im Gebrauch.

„Windröslein mit der Wurzel an den Halß gehänget / und 45 Tag also getragen, vertreibt in gemeldter Zeit alte Flecken der Augen wunderbarlich." (Tabernaemontanus 1731: 79)[2]

Zäher Schleim in den Nebenhöhlen, Stirn, Sinusitis

Es reinigt den Kopf und die Nase von zähem altem Schleim und reinigt die Haut. „der ausgedruckt Safft von der Windrößleinwurzel in die Nase gezogen / reiniget das Haubt / und führet den zähen Schleim gewaltig aus." (Tabernaemontanus 1731: 79)[2]

Interessant ist die Wirkung auf das Sehen und die Nase. Denn auf der seelischen Ebene klärt die BlütenSeele die Sicht, macht sichtbar und schenkt Licht-Sicht. Sie reinigt von alten innerlichen Geschwüren wie negativen Gedanken und Emotionen. Das Kraut reinigt den Kopf und zieht Altes aus dem Kopf und der Nase. Die Nase, steht in Verbindung mit dem Stirnchakra und den Gedanken. Menschen, die einen Riecher haben, eine gute Nase für etwas, haben eine gute Intuition. Hat man hingegen immer die Nase voll, auch auf der körperlichen Ebene, handelt man eher nach dem Verstand, als nach dem siebten Sinn und seiner inneren Eingebung. Dadurch sammelt der Mensch so einiges an nicht gelebten Eingebungen an, die in seinem Inneren auf eine Manifestation in der Welt warten.

Es zerteilt alte Geschwüre, den Kropf und Geschwülste.

Klassifizierung in der TCM

Scharf, bitter
Zerteilt den Hitze-Schleim in Lunge und Dickdarm
Bewegt stark das Blut
Vertreibt Gifte

Tradition und Hexenzauber aus der Überlieferung

In der Botschaft des Buschwindröschens wurde mir folgendes vermittelt: Es ist auch ein Schutzkraut und bewahrt vor dunklen Energien.

Es soll von den Frauen in früheren Zeiten als Abortivum verwendet worden sein, deshalb hatte es den Namen Hexenblum erhalten.

Alle Kräuter, welche das Wort „Hexe" enthalten sind entweder abtreibende Kräuter oder bewusstseinsverändernde, halluzinogene Heilkräuter oder sie vertreiben geistige Dämonen, Hexen, Übel und Krankheit.

Da die Hexen, weisen Kräuterfrauen und Schamanen bewusstseinsverändernde Kräuter angewendet haben, und auch Wissen hatten über die Einleitung der Periode bei Schwangerschaften, entstanden daraus allerlei belastende Geschichten über die Kräuterweiber.

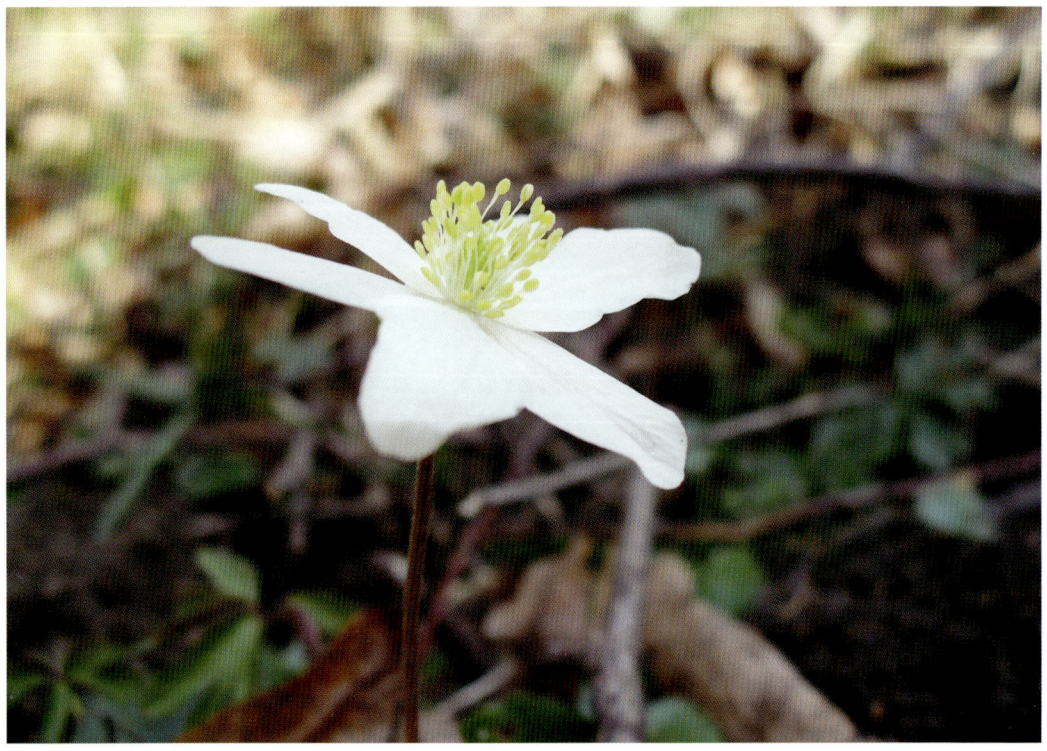

Durch die Anwendung von bewusstseinsverändernden Kräutern, konnte sich z.B. das Gefühl einstellen zu fliegen oder die Libido wurde um einiges gesteigert. Mit Hilfe dieser Kräuter erlebte man allerlei halluzinogene innere Bilder und Sinnestäuschungen, sah Fratzen und Tiere im Geiste. So entstanden die Gerüchte, welche besagten, dass die Hexen sich in Tiergestalten verändern konnten, Hexen auf Besen reiten und es in ihrer Lüsternheit natürlich mit dem Teufel selbst wild treiben. Denn die Lust war sündig und dem Teufel zugeordnet. So genannten Hexenkräuter verhalfen allerdings Frauen zu einer Geburtenkontrolle und griffen somit in den Zyklus von Leben und Werden ein.

Von einem Experimentieren mit „Hexenkräutern" ist allerdings den unkundigen Laien dringend abzuraten! Denn diese stark wirkenden Kräuter sind wie Drogen mit heftigen auch toxischen Nebenwirkungen, falls sie von einem Laien angewendet werden.

Buschwindröschen wurde selten als Heil- oder Hexenkraut benutzt.

Die BlütenSeele hingegen ist sehr häufig einzusetzen bei dunklen Gedanken, Läuterung und inneren Schatten als auch Verstrickungen, die es zu erkennen gilt und somit unbedenklich im äußerlichen Gebrauch anzuwenden.

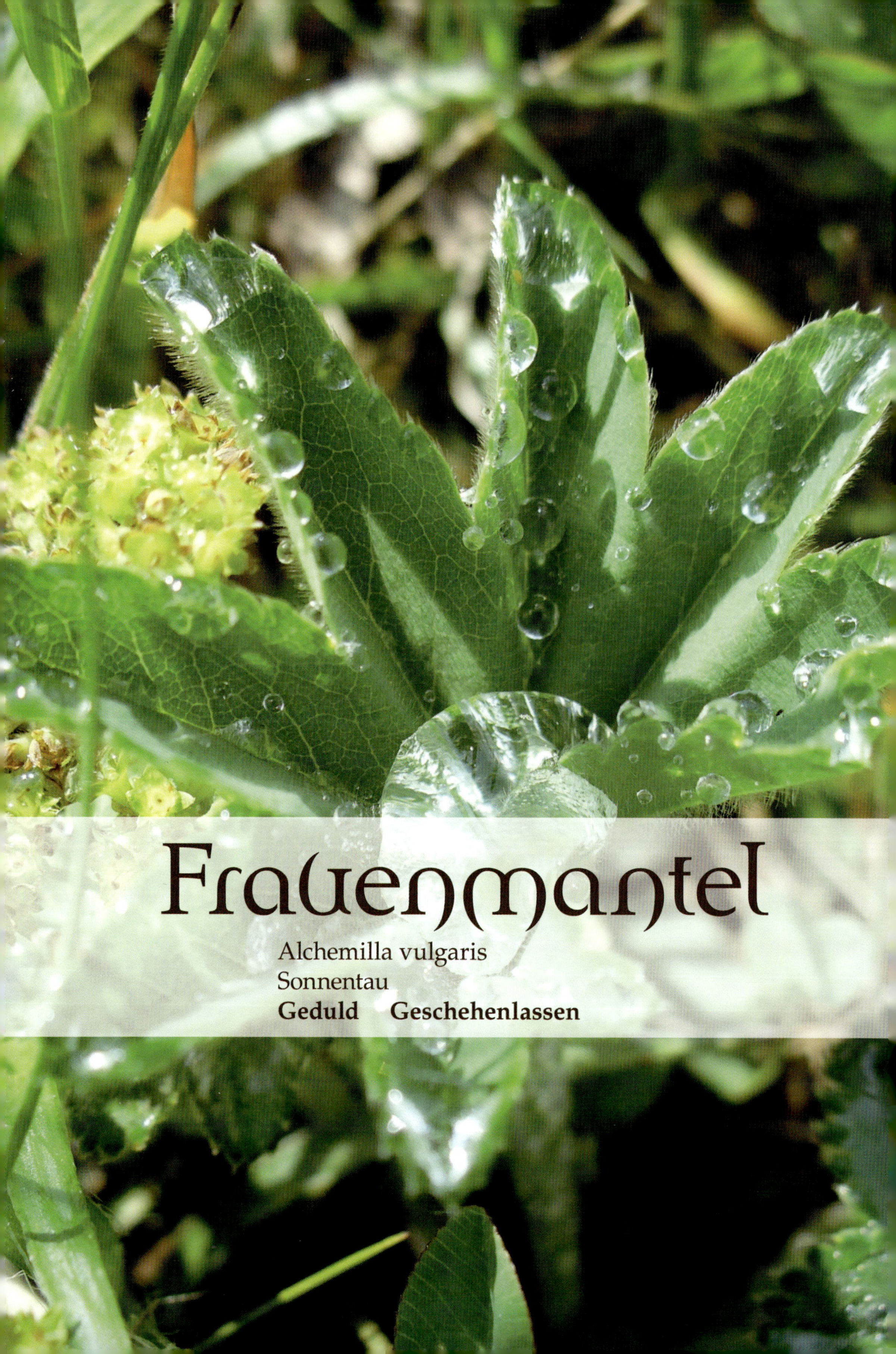

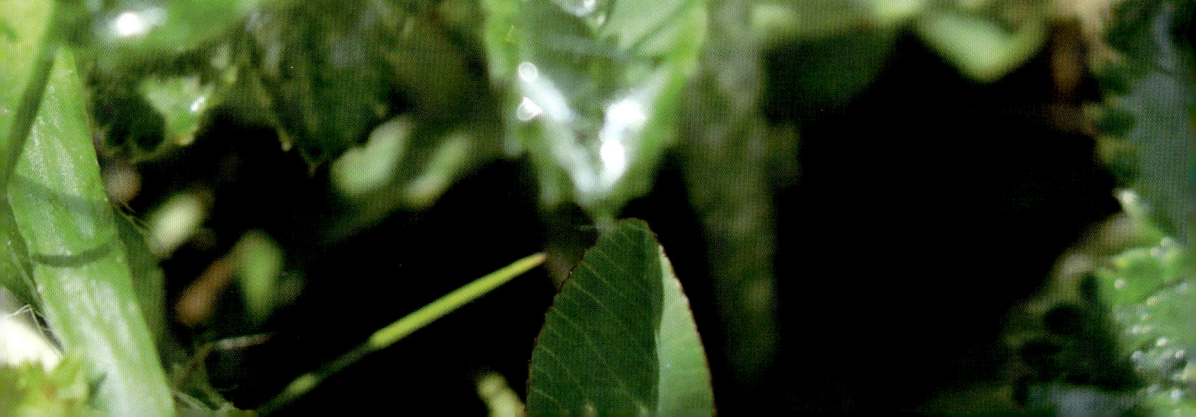

Frauenmantel

Alchemilla vulgaris
Sonnentau
Geduld   Geschehenlassen

Von der Botschaft der BlütenSeele Frauenmantel

Ich bin der Liebfrauenmantel und um mich ranken sich viel Legenden und
Verkündigungen.
Ich bin unscheinbar, aber sammle magisch den Tautropfen in mir.
Wenn ich in deiner Hand erscheine, dann ist es an der Zeit gekommen, dich
etwas zurückzunehmen.
Ich bin da, wenn du deine Grenzen verlierst. Ich zeige mein Wunder nur durch
mein offen Sein und durch mein Nichtstun. Speziell bin ich natürlich für Frauen
und weibliche Menschen da. Denn meine Kraft liegt in der Umwandlung und
Alchemie. Deshalb bin ich den schwangeren Frauen hilfreich. Ich unterstütze
in Zeiten der Wandlung, in denen man aber geduldig der Dinge warten muss.
Ich lehre die Duldsamkeit und die Weisheit, dass alles zum rechten Moment
passiert und die Kunst, Wunder zu erschaffen darin besteht, zu manchen Zeiten nur geduldig in der Ruhe zu bleiben und die himmlischen Mächte arbeiten
zu lassen. So wie ich den Tautropfen, das Himmelswasser, zur Morgenstunde
glitzern lasse, weil ich die Gezeiten, die Sterne und die Natur aufnahm und mit
Hingabe und Geduld verwandelte.

Meine Affirmation für dich lautet:

In Geduld und Ruhe
lasse ich Wandlung
geschehen.

Wenn du mich brauchst, dann weise ich auf deine Geduld hin und zeige dir,
dass du zwar die Schöpferin oder der Schöpfer deines eigenen Schicksals bist,
aber du dazu die Ruhe brauchst, um deinem Herzen zu lauschen.
Denn ansonsten wäre dein Leben ein geschäftiges, ängstliches Treiben. Vertrau
darauf, dass es Prozesse in deinem Leben gibt, die du nur in Duldsamkeit, Ruhe
und Bescheidenheit voranbringen kannst.
Ich mache dich still und ruhig. Es ist sehr unterstützend, mich zur Meditation
auf das Stirnchakra zu geben oder in die Aura vom Kopf herab einzusprühen.
Mich nimmst du, wenn du den Weg zu deiner Mitte finden willst, wenn du
dich etwas zerstreut fühlst. Ich fülle die Leere, ich tröste und gebe dir das
Gefühl des All-eins-Seins und ersetze die Einsamkeit. Ich führe dich zu dir und
du wirst nicht mehr traurig sein, wenn du dich zurückziehst oder dich alleine
fühlst. Sondern du wirst dich durch mich verbunden fühlen und Eins. Ich verbinde und konzentriere dich.

Kinder
Geschäftigkeit und übermäßiges Pflichtbewusstsein der Kinder lindere ich.
Gegen die Angst alleine zu sein, Angst vor der Dunkelheit und Angst vor der
Einsamkeit wirke ich. Zerstreutheit und Unkonzentriertheit der Kinder zentriere
ich. Bei jungen Kindern stärke ich die Muskulatur.

Körperliche Anwendung empfangen vom Pflanzengeist des Frauenmantels

Mein Geschmack ist für viele Menschen gut und anwendbar, da ich neutral
bin. Ich festige und stärke deinen Körper und dein Fleisch, ich halte das Gewebe aufrecht.
Auf der körperlichen Ebene wirke ich ebenso wie auf der seelischen. Ich bin be-
schützend wie ein Mantel, nicht austreibend, weil mein Geschmack nicht scharf
und nicht bitter ist. Ich ziehe zusammen, heile Wunden, stoppe Blutungen.

I. 1-3 mal tgl. 3 Tropfen auf das **Stirnchakra** einreiben und/ oder 3 Tropfen auf die Innenseite der Handgelenke geben und in die Aura einstreichen

II. Nach Gefühl auf ein anderes Chakra geben, welches einen heilenden Mantel benötigt.

Ich halte den Verlust von Körperflüssigkeiten in Zaum, wie bei starker Menstruation, Schwitzen Nachtschweiß und trockener Haut. Ich heile und kühle Entzündungen. Ich unterstütze die Schwangerschaft, indem ich das Gewebe festige. Ich stärke den Uterus und festige die Geburt. In der Schwangerschaft jeden Tag eine Tasse Tee, ab dem dritten Monat getrunken, macht das Kind gesund und kräftig. Ich lindere Durchfall nach Antibiotikagabe und Magen- Darmkatarrh. Ich beruhige das Herz bei Herzklopfen und festige die Haare, helfe bei Haarausfall.

Frauenmantel führt den Menschen in die innere Ruhe, in einen Zustand des Friedens, den man z.B. nach der Meditation erfahren hat. Er lässt einen geduldiger werden, fördert das In-Sich-Gehen und gibt einem gleichzeitig ein Gefühl des Umhülltseins in einem Schutzmantel. Er stärkt somit auch die äußere Schicht der Abgrenzung. So wie der Tautropfen morgens in der Mitte des Blattes funkelt und ruht, so beschützt und geborgen ruht der Mensch mit Frauenmantel in seiner Mitte.

Frauenmantel wird interessanterweise sehr häufig in Verbindung mit der Brennessel gewählt. Diese sind zwei sehr gegensätzliche BlütenSeelen. Frauenmantel ist weiblich und die Brennessel ist männlich. Frauenmantel zieht sich zurück und ist passiv und die Brennessel prescht nach vorne und ist geradlinig. Es ist für mich kein Gegensatz, diese zwei unterschiedlichen BlütenSeelen gemeinsam anzuwenden, denn beide haben das Thema Abgrenzung in sich. Es geht in solchen Fällen darum, eine Balance zu finden zwischen Aktivität und Passivität, zwischen bei sich bleiben und der Innenschau und dem produktiven Handeln. Ein Handeln aus einer stabilen inneren Mitte heraus ist klar und effektiv. Deshalb empfehle ich, wenn die beiden gleichzeitig getestet werden, die BlütenSeelen zu unterschiedlichen Zeiten des Tages anzuwenden mit dem Focus, aus einer inneren Stille heraus im richtigen Moment das Richtige für sich selbst zu tun, dabei seine eigenen Grenzen darin zu bewahren und zu achten. Alles zu seiner Zeit geschehen zu lassen.

Erfahrungen aus der Praxis

Schulangst
Ein Kind mit ADHS wollte nicht in die Schule gehen. Dieser Zustand ging schon etwas längere Zeit so. Mit Frauenmantel löste sich sein Unwille.

Menstruationskrämpfe
Frau G. litt an starken Menstruationskrämpfen. Mit dem Trinken vom Frauenmantel in einem Glas Wasser und der Einreibung auf das Sakralchakra wurde die Periode schmerzfrei.

Schwangerschaftsübelkeit
Eine Schwangere litt an ausgeprägter Schwangerschaftsübelkeit, sie konnte nicht mal mehr Trinkwasser bei sich behalten. Nur eine Gabe von der BlütenSeele ließen die Beschwerden verschwinden.

Schutz und Heilung nach sexuellem Missbrauch

Frau D. welche in der Kindheit häufigen sexuellen Missbrauch erleben musste, wendete als Erwachsene zur Traumabewältigung unterstützend die Blüten-Seele Frauenmantel an. Sie verrieb sie auf ihren Unterleib, ihren äußeren Geschlechtsorgane und gab ein paar Tropfen in das Badewasser. Im Zuge der Therapie flammten auch die alten Wunden am Körper äußerlich wieder auf. Der Frauenmantel ließ die Wundheilung körperlich wie auch seelisch intensiver voranschreiten. Sie fühlte sich umhüllt und beschützt durch den Frauenmantel. Als Folgemittel wurde Brennessel gegeben, um das Nein-Sagen können zu unterstützen und die Abgrenzungsfähigkeit zu trainieren.

Innere Unruhe, Schlaflosigkeit und Einsamkeit

Herr P. litt an einem unruhigen Geist, arbeitete sehr viel, fühlte sich nicht in seiner ruhigen Mitte und konnte nur schwer alleine sein. Mit Frauenmantel wurde er zentrierter und fand in seine innere Ruhe.

Geduld in anstrengenden Zeiten: „ Ich nehme die BlütenSeele jeden Tag und sie tut mir in dieser schwierigen familiären Situation sehr gut."

Kraftier:

Schlange, Schildkröte

Hormonell bedingte rheumatische Gelenkschmerzen und gleichzeitig seelischer Verletzung

Frau F. hatte in der Zeit ihres Eisprungs starke Gelenkschmerzen plus zusätzlichen Ärger mit dem pubertierenden Sohn. Sie rieb den Frauenmantel auf die Gelenke und nahm zusätzlich einige Tropfen mit einem Glas Wasser und die Beschwerden waren innerhalb von 30 Minuten verschwunden.

Hormonelle Schwankungen, starke Blutungen, Unfruchtbarkeit

Der Frauenmantel ist eine blutstillende als auch hormonstärkende Pflanze. Frauen mit diesen Problemen oder auch Unfruchtbarkeit, aufgrund eines hormonellen Ungleichgewichts finden mit einem Auftragen der BlütenSeele auf das Sakralchakra wieder Heilung.

Vorzeitiges Altern, Haarausfall, trockene faltige Haut

Der Frauenmantel ist ein Kraut, welches das Altern entschleunigt, stützt es doch die Hormone, die dafür zuständig sind, dass genügend Flüssigkeiten in der Haut sind. Frauenmantel stärkt die weiblichen

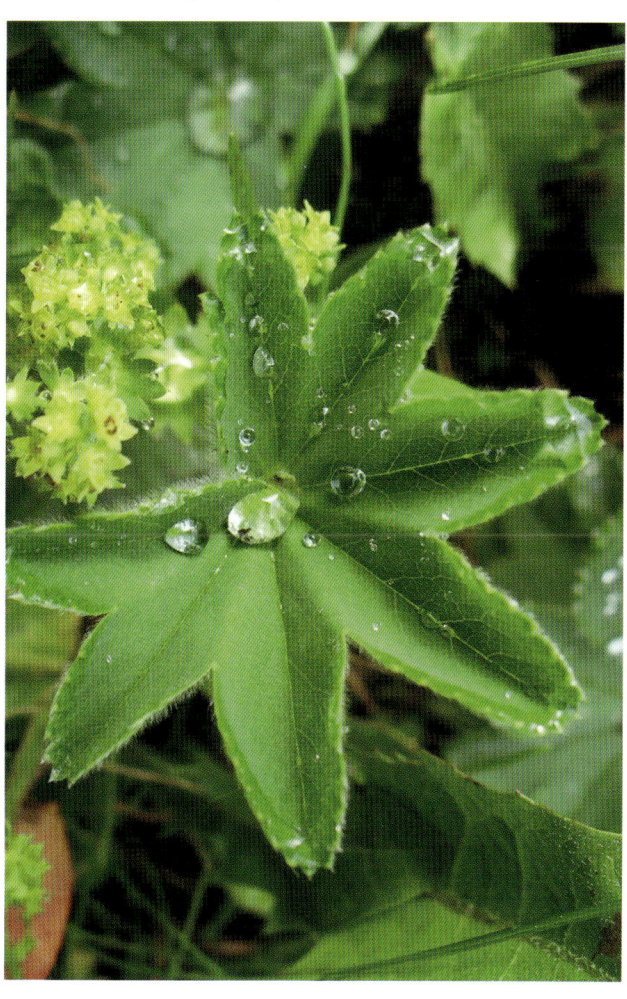

Hormone. Somit kann man den Frauenmantel in eine Hautcreme mit einarbeiten, auf die Kopfhaut tröpfeln, falls die Ursache des Haarausfalls im Mangel von weiblichen Hormonen und Stress liegt. Bei Männern und Kindern hilft bei Haarausfall meist die Brennessel. Die Ursache für Haarausfall sollte in der Praxis abgeklärt werden.

Blutungen in der Schwangerschaft, vorzeitiger Abgang
Der Frauenmantel festigt, hält das Gewebe zusammen. Somit ist er hervorragend einzusetzen im Anfangsstadium der Schwangerschaft, um diese aufrecht zu erhalten. Hierzu trägt man ihn auf das Sakralchakra auf und kann zusätzlich noch Frauenmantel Tee trinken.

Vaginaler Ausfluss
Äußerlich aufgetragen im Vaginalbereich hilft der Frauenmantel oder auch die Schafgarbe bei vaginalem Ausfluss mit Juckreiz. Hierzu einfach ein paar Tropfen nach jedem Gang zur Toilette einreiben. Wenn der Alkohol zu sehr brennen sollte, kann man auch Sitzbäder damit machen, indem die BlütenSeele

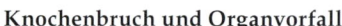

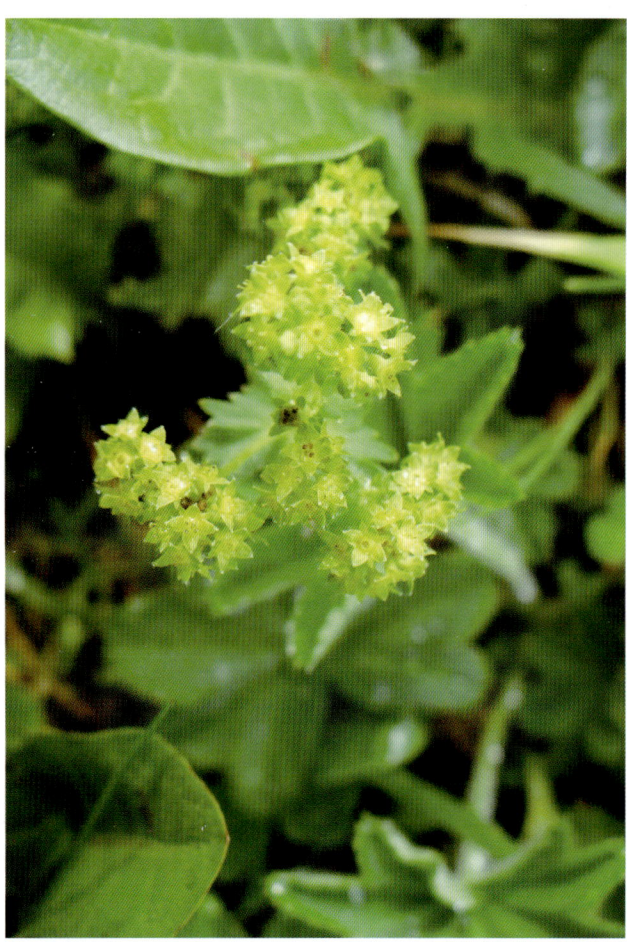

verdünnt im Wasser ist oder die BlütenSeele in eine neutrale Creme einrühren. Damit hatte ich in der Praxis schon sehr große Erfolge sogar auch bei chronischem Ausfluss, der schulmedizinisch schon austherapiert war.

Knochenbruch und Organvorfall
Da der Frauenmantel ein Heilmittel für Knochenbrüche und Verletzungen der Sehnen ist, verwende ich ihn äußerlich direkt auf die betroffene Stelle aufgetragen, um die Heilung zu beschleunigen. Eine Patientin mit Gebärmuttervorfall wendet neben osteopathischen Behandlungen auch den Frauenmantel mit Erfolg an.

Abgeben von Verantwortung, Geschehenlassen, Geduld
Die BlütenSeele Frauenmantel ist auf der seelischen Ebene für Menschen hilfreich, die eventuell Mitarbeiter in ihrem Unternehmen haben oder die im Unternehmen sich zurückziehen wollen, also in Rente gehen wollen. Er hilft dabei, ruhig in sich zu bleiben, wenn viel Aktivität um einen außen herum ist und auch darauf zu vertrauen, dass auch andere die Arbeit für einen gut ausführen werden. Er zentriert, führt zu sich selbst und ist in Situationen

da, wenn man sich nicht um die Probleme der anderen kümmern sollte, sondern deren Weg einfach lassen sollte. Er ist sehr wichtig, wenn man ungeduldig ist, wenn die Dinge noch Zeit brauchen, sich zu entwickeln. Wenn abwarten gefragt ist, dann ist der Frauenmantel perfekt.

Von den Namen des Frauenmantels

Sonnenthau, Taubecher, Sinnau = der Name Sinnau leitet sich vom mittelhochdeutsch „sintowe = Immertau ab. Diese Namen beziehen sich auf die wunderschön glitzernden Tropfen, die im Frauenmantel am Morgen bis zur Mittagszeit hin, noch bleiben.

Ladies mantle, Unser Frauen Mantel, Liebfrauenmantel: diese Namen verweisen auf die starke Wirkung als ein Frauenheilmittel hin. Im Allgemeinen sind Heilkräuter, welche Göttinnen und Göttern, der Heiligen Maria geweiht wurden und „unserer lieben Frau" genannt wurden, von großer Heilkraft und Wichtigkeit für die Frau gewesen.

Alchimilla zeugt von der Verwendung des Frauenmantels in der Alchemie, die geheime Kunst aus Wertlosem, Gold zu erschaffen. Der Name Alchimilla rührt daher, dass die Alchemisten annahmen, mit den angesammelten Tropfen des

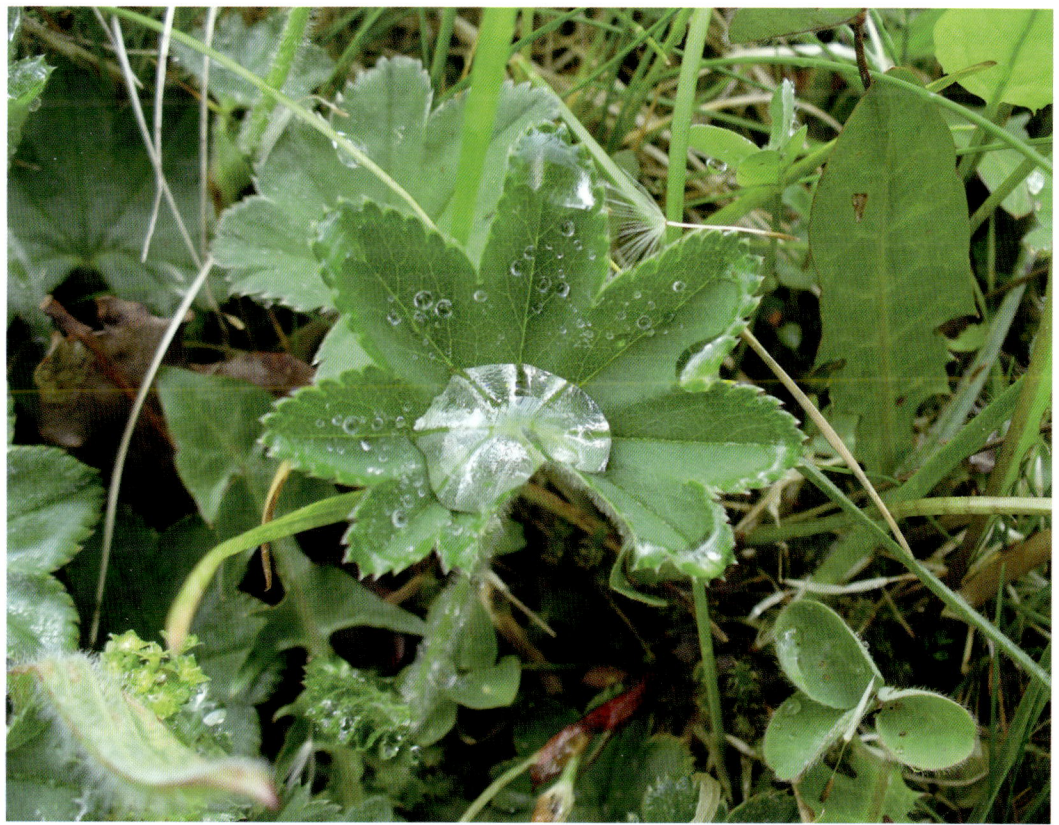

Frauenmantels am frühen Morgen, könne man den Stein der Weisen herstellen. Sie nannten dieses Wasser, das der Frauenmantel selbst produziert und am Morgen an den Rändern der Blätter liegt, das Himmlische Wasser.

Traditionelle Anwendung von Frauenmantel in der Kräuterheilkunde

Er trocknet leicht, zieht zusammen, er heilt innerliche als auch äußerliche Wunden und Knochenbrüche. Er ist blutstillend, heilt und kühlt Entzündungen, er stärkt das Bindegewebe, die Haare und Muskeln und festigt.

Der Frauenmantel ist von neutraler Natur, ist unbedenklich täglich anzuwenden und auch sehr förderlich für Groß und Klein.

Frauenheilmittel

Er begleitet Frauen in allen hormonellen Beschwerden von der Menstruation in der Jugend bis hin zur Menopause. Frauenmantel fördert die weibliche Hormonproduktion. Frauenmantel entkrampft den Unterleib, reguliert den Hormonhaushalt, hilft bei Unfruchtbarkeit, reguliert die Menstruation, stärkt und hält die Schwangerschaft, fördert die Empfängnis, lindert die Beschwerden der Menopause durch eine Unterfunktion der Hormonproduktion und stärkt die weiblichen Hormone. Der Frauenmantel ist dadurch auch ein Schönheitsmittel, weil er die Hormonproduktion der Frauen nährt und stabilisiert. Denn eine ausreichende Hormonproduktion von Östrogenen führt zu einer glatten faltenfreien Haut. Außerdem glättet und strafft er die großporige Haut.

Entzündung des Magen-Darm Bereiches als auch an anderen Orten

Übersäuerung des Magens, Magenschleimhautentzündung, Durchfall, Pilzbefall des Darms und der Vagina nach Antibiotika, vaginaler Ausfluss.

Knochenbruch und Wunden

Der Frauenmantel wurde sehr häufig, äußerlich als auch innerlich, zur Heilung von Brüchen und Wunden mit großem Erfolg verwendet. Er wird heutzutage als Salbe, Wasser, Wein und Abkochung zubereitet.

„So ein Mensch gebrochen (gemeint ist hier der Knochenbruch) ist / er sei alt oder jung / der nehme Sinnaukraut und lasse das in genugsamem Wasser das zweite Theil einsieden / darnach seihe es durch ein sauber Tuch / und trinck von diesem Wasser 9. Tage / und sonst keinen anderen Tranck." (Tabernaemontanus 1731: 250)[2]

Festigt die Haut, das Bindegewebe und die Muskeln

In früheren Zeiten war der Frauenmantel ein gebräuchliches Mittel bei körperlichen Folgen von häufigen Geburten und dem langjährigen Stillen der Frauen, also bei Hängebusen, zu großem Busen, vaginalem Vorfall oder Beckenbodenschwäche.

„Dieses Kraut in Regenwasser / oder aber in Löschwasser darinn die Schmiede das glüend Eisen ablöschen / gesotten / und mit demselbigen Wasser die heimlichen Oerter (Vagina, äußere und innere weibliche Geschlechtsorgane, A. K.)der Weiber gewaschen / dringt es dieselbigen zusammen / als wann sie Jungfrauen wären."

(Tabernaemontanus 1731: 250)[2]

„Sinnau- wasser mit leinen Tüchern über die hangenden Brüst gelegt/ machet die hart und steiff /etliche Tag nach einander beharret." (Tabernaemontanus 1731: 251)[2]

Somit dürfte Frauenmantel ein vortreffliches Mittel sein bei allen Senkungen, Organvorfällen wie Gebärmutterknick, Bindegewebsschwäche, Blasenschwäche nach der Geburt durch einen erschlafften Beckenboden, Gebärmuttersen-

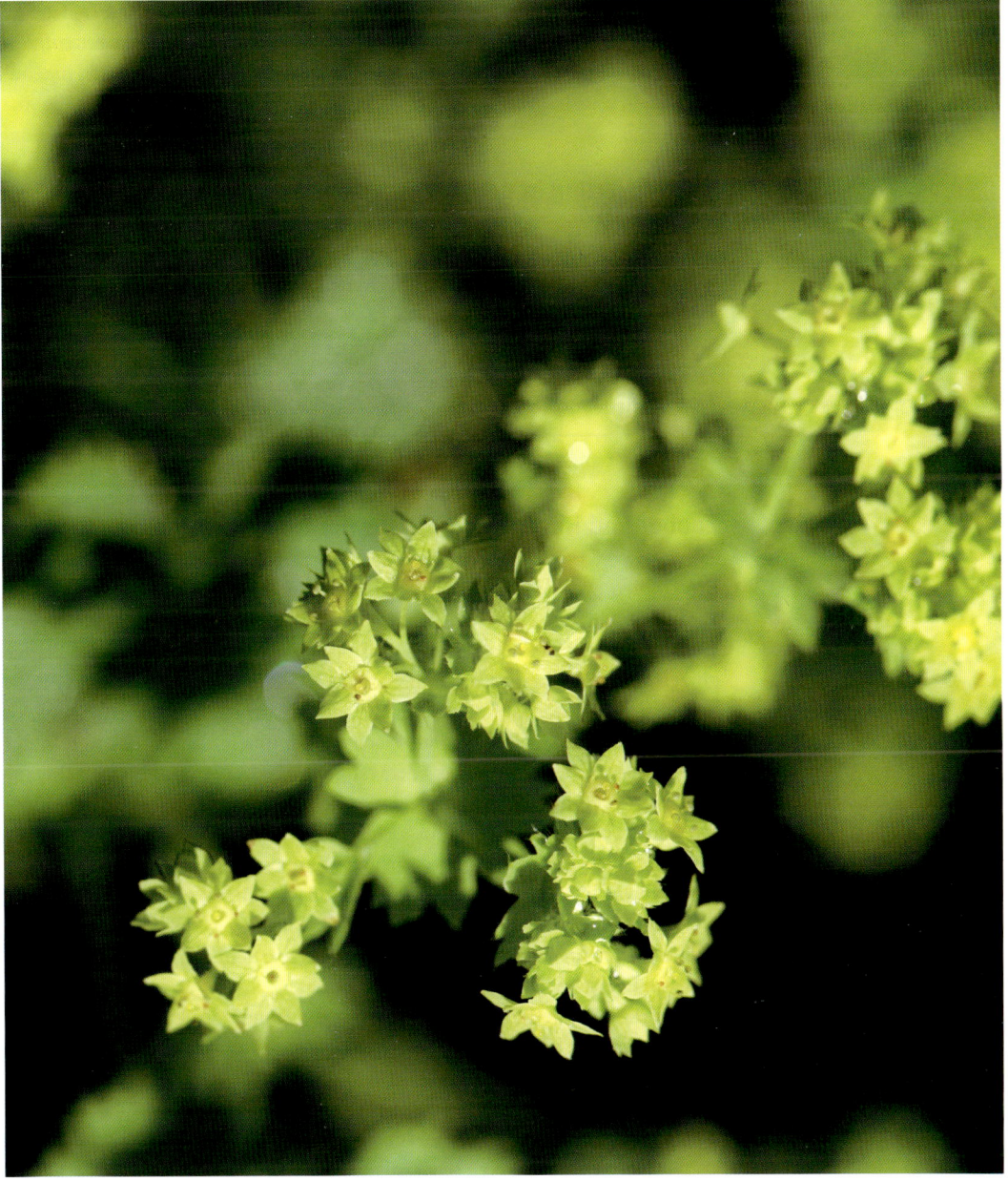

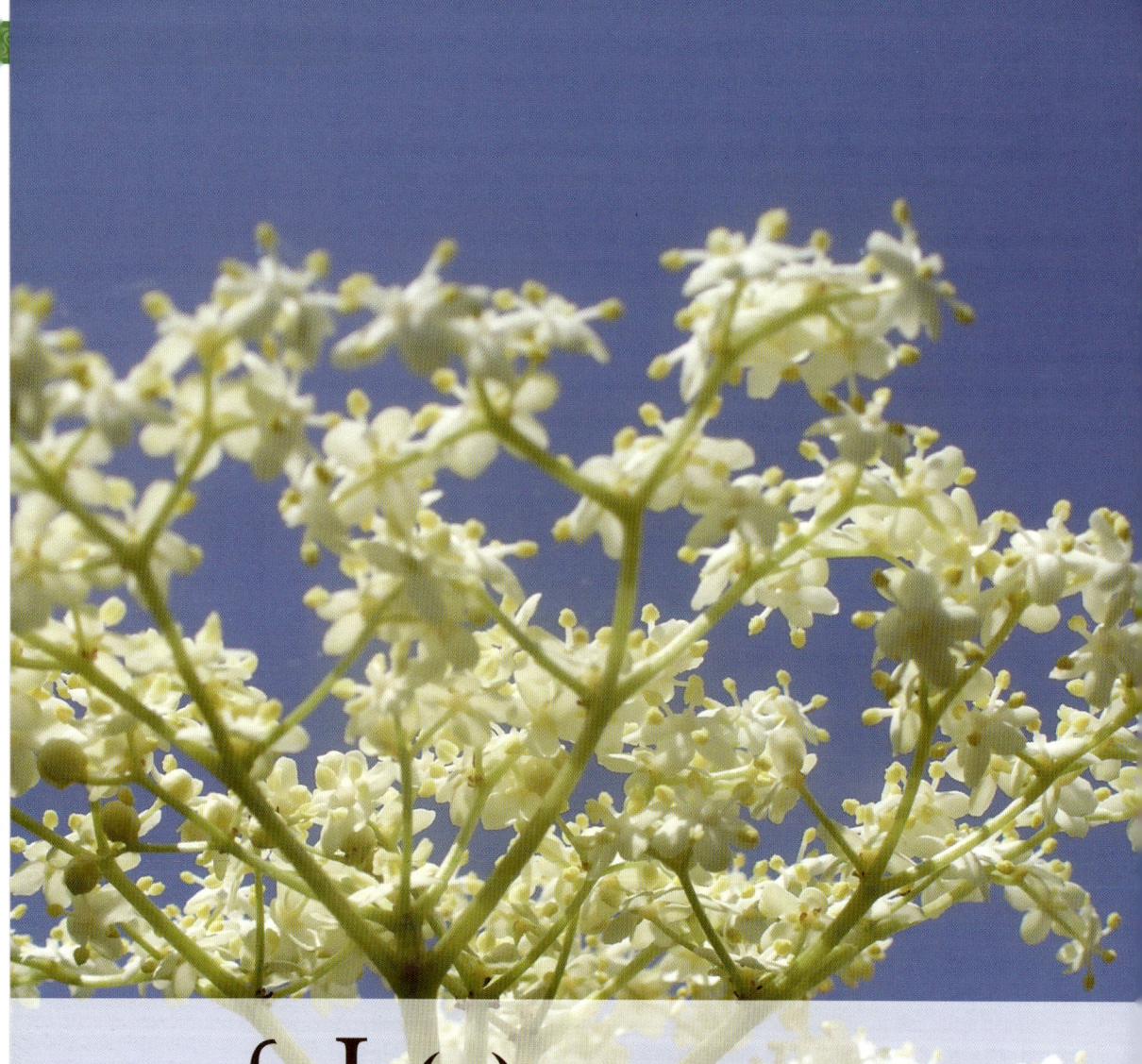

Schwarzer Holunder

Sambucus Nigra
Frau Holler
Kraft   Ausdauer   Gesundheit   Lust   Wandel

Von der Botschaft der BlütenSeele Holunder

Ich, der Holunder, bin ein sehr kraftvoller Busch. Seit langer Zeit bin ich in der Nähe der Menschen und diene ihnen das lange Jahr über.

Ich bin deshalb gut für dich, in Zeiten des Umbruchs und der Kraftaufwendung. Ich helfe dir dabei, die Herausforderungen durchzustehen, die Wandlung leicht und rund geschehen zu lassen und vor allen Dingen, gebe ich dir Kraft.

Hier geht es nicht, wie beim Löwenzahn, um die Kraft, die aus der Flexibilität erwächst, sondern hier entsteht deine Kraft im Durchhalten und dann im entscheidenden Moment den nächsten Schritt zu tun. Meine Blüten stärken deine Kraft und Freude.

Wenn du mich erwählst, dann wisse, dass du auf dem richtigen Weg bist, dieser aber nicht kurz oder leicht ist und einiges an Engagement von dir fordert. Ich weise dich in diesen Zeiten darauf hin, deinen Körper zu kräftigen. Mich als Tee getrunken, reinige ich dich sehr sanft und halte deine Kräfte aufrecht, so dass du in Balance bleibst. Mich kannst du in diesen Zeiten wie Nahrung verwenden. Ich bringe dir Heilung und Kräftigung, Durchhalten und ein „dich Aufrichten."

Ich wachse gern am Waldrand, Straßenrand und da wo es feucht ist. Und deshalb vertreibe ich auch Feuchtes im Körper und Dunkles in deiner Seele.

Ich wachse in der Nähe von menschlichen Behausungen und fordere dich somit auf, dir nicht alles alleine aufzubürden, sondern dir helfen zu lassen. Zusammenarbeit ist wichtig und Unterstützung für dich.

Da ich weiß bin, und mich ins Schwarze wandle, helfe ich dir auch deinen Weg zu finden und zu gehen, der für dich in diesem Leben bestimmt ist. Ich habe zwei Seiten. Ich habe das Lichte, aber auch das Dunkle in mir. Deine Seele öffne ich für die Weite der Möglichkeiten. Ich löchere festgefahrene Vorstellungen und Weltbilder. Alles ist möglich. Deshalb bin ich auch nicht immer anzuwenden, sondern nur in sehr anstrengenden Zeiten. Denn du könntest statt in eine Weite des Geistes, in eine Verwirrung und Haltlosigkeit stürzen. So nah ich an dir bin und dich kräftige, so sehr kann ich dich auch auflösen. Da ich Festes im Körper erweiche, erweiche ich auch dein Gedankengerüst. Ich befreie von festen Meinungen, davon wie dein Leben sein sollte. Deshalb helfe ich dir besonders in Zeiten, in denen sich viel um dich herum auflöst. Bei Scheidungen, Todesfällen, Auszug des Kindes, Verlust der Arbeit, der Wohnung und schweren Krankheiten. Damit du mit den äußeren Veränderungen schwingen kannst, sie nicht als großes dunkles Loch empfindest, in das du fällst, löse ich auch deine inneren Strukturen so auf, dass dein Geist sich für neue Möglichkeiten öffnen kann. Das Leben ist stetige Veränderung. Es fließt wie ein Strom, ein Fluss. So bin ich eine Pflanze, die in dir die Wasser zum Fließen bringt. Besonders in diesen schweren Zeiten, brauchst du es gestärkt zu werden und dich zu transformieren. Du fließt dann mit dem Strom. Ich bin Umwandlung, Transformation, Wandlung und Auflösung. So bin ich auch für Menschen in ihrer Sterbephase gut, welche das Leben nicht loslassen wollen. Ich bin sehr widersprüchlich. Wenn du bereit bist zum Sterben, helfe ich dir dabei loszulassen.

Meine Affirmationen für dich lauten:

Ich bin stark und empfange Unterstützung für mein Ziel. Ich bleibe meinen Zielen treu, Zweifel entstehen aus Kraftlosigkeit. Ich bleibe stark auf meinem Weg, auch in dunklen Zeiten.

Anwendung der BlütenSeele Holunder:

I. 3 Tropfen 1-3 mal tgl. auf das **Sakralchakra** einreiben

II. bei Nierenschwäche die BlütenSeele auf die Nieren geben

III. bei Magen-schwäche auf den Magen

IV. bei Lungen-schwäche auf die Lungen geben

V. und/oder 3 Tropfen auf die Handgelenke geben und in die Aura einstreichen

Wenn du bereit bist zu leben, stärke ich dich. Ich reguliere deinen Lebensfluss, indem ich ihn in Bewegung bringe. Deshalb bin ich besonders gut in Zeiten der Auflösung, Veränderung und der Kraftaufwendung.

Es kann sein, dass du dich zurzeit in einer Lern- oder Prüfungsphase befindest. Ich schenke dir Zuversicht und Kraft und den Glauben an dich. Holunder bringt Segen und Geldregen, er beschützt das Haus und die Menschen in ihrer Umgebung und in seinen Wandlungszeiten. Wie ein Engel, ein Schutzengel steht er an deiner Seite.

Deshalb fälle keinen Holunder ohne Opfergabe, denn dann wird Pech an dir kleben oder es wird schwieriger für dich sein. Somit bringe einem gefallenen Holundergeist Opfer dar und bitte darum, wenn du ihn entfernen willst. Und es wird kein Leid auf dich kommen.

Meine Blüten im Kopfkissen vertreiben böse Träume und erwecken die Lang-schläfer.

Meine Blüten sind 1000 kleine Sterne. Ich hebe deshalb alte Muster in das Bewusstsein und wandle sie, wie ich auch tief im Körper alte Schlacken hervor hole. Ich unterstütze den Wandel, erfreue das verschlackte und verbitterte Herz und stärke den Glauben an sich selbst. Ich schenke dir Selbstvertrauen und öffne die verschlossenen Wesen.

Körperliche Anwendung, empfangen vom Pflanzengeist des Holunders

Ich wachse gerne an Häusern oder in Verbindung mit stacheligen Pflanzen wie der Brennessel oder der Brombeere. Stacheln pieksen festes Gewebe auf. Wie eine Eiterblase unter der Haut, die ich erlöse, öffne ich Festes, Verkapseltes im Körper.

Eine Holunderkur ist sehr sehr gut bei Verschlackung, ich erfreue und stärke bei Rekonvaleszenz von Krankheit, Mutlosigkeit und Verzweiflung. Holunder-blüten in allen Variationen eingenommen sind sehr kräftigend.

Holunder getrunken, stärkt die Lust auf Liebe und wirkt wie ein Aphrodisiaka. Ich bin gut für die Lunge und die Milz. Mich kannst du auch wie Nahrung ver-wenden. Ich stärke deinen Appetit, deine Nieren, reinige deine Lunge, mache dich frei, wenn du eng bist auf der Brust.

Ich helfe bei folgenden Symptomen: Erschöpfung, Müdigkeit, häufige Infekte, Anämie, Milchmangel bei stillenden Frauen und Appetitmangel. Ich stärke die Kraft im Magen und in der Niere.

Ich bin sehr wichtig für alle Menschen in Stresszeiten.

Ich unterstütze Heilungsprozesse. Ich löse deine Verspannung und Verkramp-fungen, die aus Stress entstehen.

Wie Ginseng bin ich ein Kräftigungsmittel und unterstütze die Heilung. Ich rei-nige von Verschlackungen und kläre die Sinne. Ich erhebe die Laune und rege an. Ich leite aus und halte dich im Fluss. Ich wecke die Lebensgeister in dir, halte dich am Leben, reguliere dich, wenn dein Körper sehr krank ist. Speziell gut bin ich für Krankheiten der Niere und des Blutes. Ich stärke und reinige dein Blut bei erhöhten Blutfetten, Giften, Viren, Bakterien. Das aufgelöste Zellgewebe muss entsorgt werden und wird deshalb durch mich nach unten ausgeleitet über den Darm und die Blase. Ich öffne alle Tore (Haut, Darm, Bla-se) und erweiche alles Feste. So soll man mich sehr häufig verwenden in Tees,

Tinkturen, als Sirup. Ich begleite und stärke dich in Krankheiten.
Du bist in einer Wandlung, die Arbeit erfordert, aber plötzlich bist du danach ganz anders.
Wie im Märchen der Frau Holle, wird deine Arbeit dich belohnen.

Kinder

Ich bin eine wirkungsvolle Essenz bei Kindern, die oft erkranken. Ich unterstütze Entwicklungsstörungen bei Babys und Kindern und stärke die schlechte körperliche Konstitution der Kinder: Dünne blasse Kinder, die eher ruhig und müde erscheinen, erhelle ich und schärfe ihren Geist.

Mich regelmäßig als Sirup eingenommen, stärke ich die Gesundheit von Kindern und Erwachsenen.

Krafttier:

Spinne, Schlange

Der Holunder ist eine kräftigende BlütenSeele, die viele verschiedene Aspekte aufweist. Wandlung, Heilung, Ausdauer und Kraft sind seine hervorragenden Qualitäten. Heilkräuter, welche auch Einzug in die Küche gehalten haben, sind in der Regel sehr kräftigend und wirken wie ein Tonikum. Dazu gehören die BlütenSeelen Holunder, Mädesüß, Löwenzahn, Huflattich, Brennessel und Wegwarte.

So, wie Löwenzahn, Mädesüß und Huflattich, ist auch Holunder vor allem eine körperlich stärkende BlütenSeele und wird deshalb auch gerne innerlich angewendet. Hierzu gibt man 3-10 Tropfen der BlütenSeele in ein Glas Wasser und trinkt es.

Die BlütenSeele ist angezeigt in anstrengenden Zeiten, in Umbruchzeiten und Erschöpfung, die es durch zu stehen gilt.

Von den Namen des Holunders

Holderbaum, Elder Tree (engl.) *Holler,* die Herleitung des Namens des Holunders ist nicht eindeutig. Er wurde von hohl, von der Göttin Holle als auch von heilig hergeleitet.

Erfahrungen aus der Praxis

„Frau R. berichtet: „...in schwierigen Situationen habe ich ganz oft keinen Hunger (bei meinem geringen Gewicht nicht so gut) und gönne mir das Essen oft nicht. Auch das hat sich schon merklich verbessert."

Erschöpfung

Viele Menschen, welche erschöpft, mutlos und lustlos sind aufgrund einer anstrengenden Zeit, nehmen die BlütenSeele Holunder zu sich. Nach kurzer Anwendung fühlen sie sich sehr viel besser, kräftiger und freudiger.

Bronchitis, häufige Infekte

Eine Patientin rieb sich bei einer angehenden Bronchitis immer die Holunder BlütenSeele auf die Brust. Dadurch konnte sie den Infekt jedes Mal vermeiden.

Hausbau, Prüfungsstress, Umzug

In anstrengenden Situationen, die man nicht verkürzen und verlängern kann wie z.B. ein Hausbau, Projekte in der Arbeit, Scheidungen oder die Lernzeit für wichtige Prüfungen ist der Holunder Gold wert. Er schenkt Kraft und Ausdauer.

Schlechtes Immunsystem bei Tieren

Eine Katze hatte Ohrenmilben seit 1,5 Jahren. Der Holunder kam ins Futter, das Labkraut in das Fell gestrichen. Dies führte zu einer enormen Besserung.

Erschöpfung nach jahrelangem familiärem Stress

Frau D. war erschöpft, seelisch und körperlich, als sie zu mir in die Praxis kam. Aufgrund von schweren Schicksalsschlägen wie der Tod vom neugeborenen Enkel in der Familie war sie ausgebrannt. Ihr wurde der Holunder verordnet.

Schwere Erkrankung, Krebs, langes Leiden

Der Holunder ist wichtig in Zeiten körperlicher Erschöpfung und Krankheiten. Er ist sehr blutreinigend und fördert Gifte aus dem Körper. Hierzu wird er auch innerlich angewendet in hoher Dosierung. Er stärkt den Körper und das Immunsystem und lindert Schmerzen. Die Dosis sollte von einem BlütenSeelen Therapeuten ausgetestet werden. Zudem kann man verschiedene Kräutertees dazu trinken. Mehr über Kräuterrezepturen für verschiedene Krankheiten erfahren sie in meinem neuen Buch.

Traditionelle Anwendung von Holunder in der Kräuterheilkunde

Kräftigung, Entgiftung, Immunsystem stärkend, treibt Schweiß bei Erkältungen.

Holunder ist warmer und trockener Natur, treibt Wasser aus dem Körper, reinigt die Leber, zieht Gifte aus dem Körper, stärkt das Immunsystem, vertreibt Infektionen, (Holunder wurde gegen die Pest eingesetzt, viele sogenannten Pestkräuter haben eine stark antiseptische Wirkung auf Bakterien, Viren, Pilzen und Parasiten), ist fiebersenkend und schweißtreibend, Darm anregend und reinigend, lindert Körperschmerzen wie Ischias, Neuralgien, Verkrampfungen und erweicht den Körper.

Der Saft der Holunderbeeren wirkt folgendermaßen

„Diese nützet für alles innerliche Gifft / vertreibet innerliche Geschwür und Geschwulst / treibt durch den Schweiß alle schädliche Feuchtigkeit und Gifft aus." (Tabernaemontanus 1731: 1441)[2]

Die Blüten als Tee getrunken, reinigen sehr sanft und halten die Kräfte aufrecht, so dass man in Balance bleibt. Er hilft bei Verschlackung, klärt die Sinne und erweckt einen müden Geist mit Gedächtnisschwäche und dumpfem Gefühl im Kopf.

Er hebt die Laune, regt den Stoffwechsel an. Die Blüten als auch der Holunderblütensirup sind immunstärkend und anzuwenden bei Grippe mit Frösteln, häufigen Infekten im Nasen, Rachen- Halsbereich aufgrund einer Kälteempfindlichkeit. Als Blutreinigungskur entfernt der Holunder, Schlacken und Gifte aus dem Körper, bei Rheuma und Körperschmerzen lindert er. Eingesetzt wird der Holunder bei Bronchitis, Erkältungen, Husten und anderen Infekten.

Erweicht den Körper, löst Schmerzen

Das Öl aus den Holunderblüten ist hilfreich bei Hautkrankheiten, es erweicht den Körper, also löst Verkrampfungen, Verspannungen und Verhärtungen. Angewendet wurde das Öl bei Gicht, Wespen- und Bienenstichen, Husten, Schwindsucht und Nervenschmerzen (Neuralgien, Ischias).

Gastritis, Völlegefühl, Magenverschleimung, Appetitlosigkeit

Da Holunder erwärmend ist, ist er sehr gut geeignet für verschleimte, leicht verfrorene Kinder oder Erwachsene, welche häufig in Lunge, Bronchien oder Nase verschleimt sind. Bedingt durch die Verschleimung in Nase, Bronchien und Magen, verspüren diese Menschen wenig Hungergefühl.

Vom Holunder werden in der Naturheilkunde alle Teile verwendet, die Rinde, Blätter, Beeren, Blüten und Wurzeln. Aber die Anwendung von den Blättern und Rinden ist mit Vorsicht und nur mit genügend Erfahrung zu tun.

Holunderblüten und die Verwendung der gekochten Beeren sind im Gegensatz zur Verwendung von Blättern, Wurzeln und Rinde besser bekannt und haben in unserer Küche schon eine längere Tradition und sind auch unbedenklich anzuwenden.

> „Etliche machen ein guten Essig aus Holderblüht / so dem Magen gar wol bekommt / erwecket Lust zum essen / und zertheilet die dicken zähen Schleim." (Tabernaemontanus 1731: 1441)[2]

Klassifizierung in der TCM

Süß, warm
Tonisiert die Nieren, die Lunge als auch die Milz
Tonisiert das Nieren Yang, das Nieren Yin und Nieren Qi
Tonisiert das Lungen Qi, öffnet die Oberfläche, vertreibt Kälte
Tonisiert und hebt das Milz Qi
Leitet Feuchtigkeit über den Urin und die Haut aus
Leitet den pathogenen Faktor Feuchte, Wind, Kälte aus (Rheuma u.a.)
Tonisiert das Magen Yang

Zauber und Hexentradition aus Überlieferung

Man glaubte, die Frau Holle, der Holunderbusch, bringe Segen und Geldregen, beschütze das Haus und die Menschen in ihrer Nähe. Sie nehme Krankheiten und böse Energien auf und wandle sie in Heilung. Dem Holunder wurden Wundverbände, Kleidungsstücke, die Nachgeburt, Wundwasser und andere Ausscheidungen, welche mit einer Krankheit in Verbindung standen, gebracht und an die Zweige gehängt oder unter seinem Blätterdach vergraben. Der Baum nimmt sodann die kranken Energien an sich und wandelt sie. So setze ein Fällen des Baumes die gebundenen Energien frei. Wenn man also einen

Holunder fällen muss, dann sollte man Frau Holle vorher um Erlaubnis bitten und ihr ein Opfer darreichen.[3]

Der Glaube, dass das Fällen des Holunders Böses bringt, hatte folgende Gründe. Zum einen ist der Holunder ein Busch, der für die Menschen Nahrung und Heilung in einem war. Er wächst gerne nahe bei den Menschen und schenkt ihnen seine Heilkraft. Die Blüten und Beeren können das ganze Jahr hindurch verwendet werden. Als Sirup, als Hollerküchlein gegessen, als Wein getrunken, als Mus zubereitet, als Kompott oder Suppe, als Tee oder Umschlag, als Medizin und Nahrungsmittel und vieles andere mehr. Eine Heilpflanze, welche auch gleichzeitig ein Nahrungsmittel war und ist, hat immer die Kraft, dem Menschen Gesundheit zu schenken und fördert sehr stark die allgemeine Kräftigung des Menschen. Somit brachte ein Fällen des Holunders Unglück, weil auch die eigene Hausapotheke damit verloren gegangen ist. Der schützende als auch heilende Hausgeist des Holunders verschwand mit dem Beil.

Als ich 2008 meinen Urlaub auf der Insel Lesbos verbrachte, sah ich etwas sehr Erstaunliches; Auf der rechten Seite einer Straße war ein Baum, an dem allerlei getragene Kleidung hing und das offensichtlich schon für längere Zeit. Auf der gegenüberliegenden Straßenseite stand eine kleine Kapelle, welche einem Heiligen gewidmet war. Ich erfuhr von einem Einheimischen, dass dieser Platz ein Wallfahrtsort sei und Menschen dorthin pilgern, wenn sie erkranken und um Heilung beten. Zu ihrem Gebet hinterlassen sie als Opfergabe persönliche Kleidungsstücke, die sie an den Baum hängen. Hier sah ich noch sehr

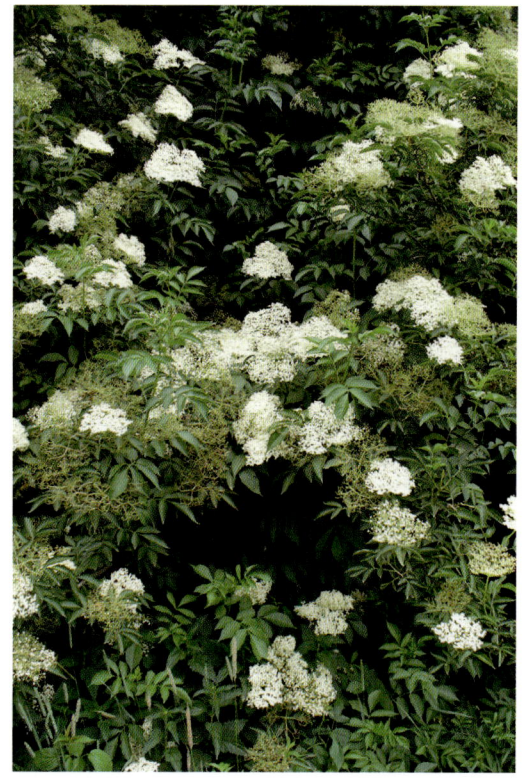

deutlich die Verbindung von zwei Glaubensrichtungen an einem Ort: das altüberlieferte Brauchtum und die Verehrung der Mutter Natur, als auch der Glaube an die christlichen Werte. Es trafen sich hier zwei Welten und verschmolzen. Wie so oft wurde ein Ort der Einkehr und des Gebets an ehemaligen Kraftplätzen der vorherigen heidnischen Traditionen errichtet.

Ein zweiter Grund, warum das Fällen des Holunders Pech bringen solle, ist eine Verdrehung durch die damalige, christliche Sichtweise. Aus der heiligen, heilenden, weiblichen Naturgöttin des Hollers, wurde im Laufe der Geschichte die Hexe und letztendlich auch der Teufel. Der keltische Glauben fügte sich nur schwer in das Glaubenssystem der Christen. Es war Teufelswerk und Aberglaube, an die Mächte der Natur zu glauben. Die Natur als Göttin zu verehren, Heilung von der Mutter Erde zu erhalten und Krankheiten nicht als Strafe Gottes und Sünde zu sehen. Die Kelten, welche ganz Europa besiedelten und eine Naturreligion ausübten, wurden von den Römern und vom Christentum immer mehr unterworfen und verdrängt. Am längsten konnten sich die Kelten in England, Schottland, Wales und Irland behaupten. So findet man in Wales, Schottland, Irland, als auch in Südengland noch Reste der keltischen Sprache als auch zahlreiche

Mythen der Heilkunde. Diese Mythen sind Grundlage für die Sagen und Erzählungen über unsere Kräutermedizin.

Der Holunder war in den keltischen Kulturen ein heiliger weiblicher Baum. Er wurde gegen allerlei Krankheiten verwendet und stand beim Volke im hohen Ansehen. Der Brauch, zu einem Hollerbusch zu gehen, Kleidungsstücke als auch Wundverbände an den Busch zu hängen, und Frau Holle um Heilung im Gebet zu bitten, war den Christen natürlich ein Dorn im Auge. Solch heidnische Rituale waren nicht gerne gesehen. Deshalb wurde der Holunder, der so wichtig war für das Volk, dass sie ihn sogar anbeteten, wie die Obrigkeiten der Kirche es mit vielen anderen Kräutern taten, mehr und mehr verteufelt. So verbreitete man in Irland den Glauben, dass Hexen auf Hollerzweigen ritten, und der Teufel selbst im Holler stecke, deshalb dürfte man dem Holunder kein Leid antun und sich an ihn wenden. Zudem gibt es eine christliche Legende, die besagt, dass das Kruzifix aus dem Holz des Holunders sei und sich der Verräter Judas an einem Hollerbusch erhängt haben soll.

In Irland war es verboten, nur einen Zweig des Hollers zu brechen. Er hatte eine starke weibliche Kraft, denn man nannte ihn in England „Old Lady" oder „Old Girl" Die korrekte Art den Holunder anzusprechen war folgende: „Old Woman, give me some of thy wood and I will give thee some of mine when I grow into a tree." (Mara Freeman: http://druidry.org/obod/trees/elder.html (Mai 1997))

In diesem Satz steckt auch schon der Glaube an eine Wiedergeburt, an einen Kreislauf des Lebens und die Achtung der Pflanze als Lebewesen, der man etwas zurückgeben muss, wenn man von ihr Heilung erhalten will.

Der Duft des Holunders berauscht und verändert unseren geistigen Zustand.

Der Holunder ist ein Baum des Todes und der Geburt, weil er Zugang zu den Ahnen und zu geistigen Welten erschafft. Er öffnet die Tore zur Welt der Naturgeister und Ahnen.[3] In manchen Gegenden Englands sprach man dem Holler eine magische Kraft zu, denn unter seinem Blätterdach könnte man an Samhain (das ist Allerheiligen oder Halloween, der 1. November) Elfen vorbei reiten sehen. Samhain, ein Festtag, an dem man sich nun ganz vom Licht und der Sonne verabschiedet und man eintauchte in die dunkle Zeit.

Ein Tag, an dem mit Toten auch heute noch Kontakt aufgenommen wird und man die Orakel über die Zukunft befragt. Wenn man sich mit dem Saft des Holzes die Augen bestreiche, könne man allerlei Wesen sehen wie Elfen und Hexen. Holunderbeeren, welche zur Sommersonnwende gepflückt waren, sollten magische Kräfte verleihen. Zudem solle der Holunder Verzauberungen und Flüche abwehren.

So denn, empfehle ich abschließend jedem, dem das Glück zuteil ist, einen Hollerbusch in der Nähe seines Hauses zu wissen, sich an seiner Heilkraft zu erfreuen und ihn wachsen zu lassen.

In England, wie in Irland, war der Holler ebenso ein heiliger Baum.

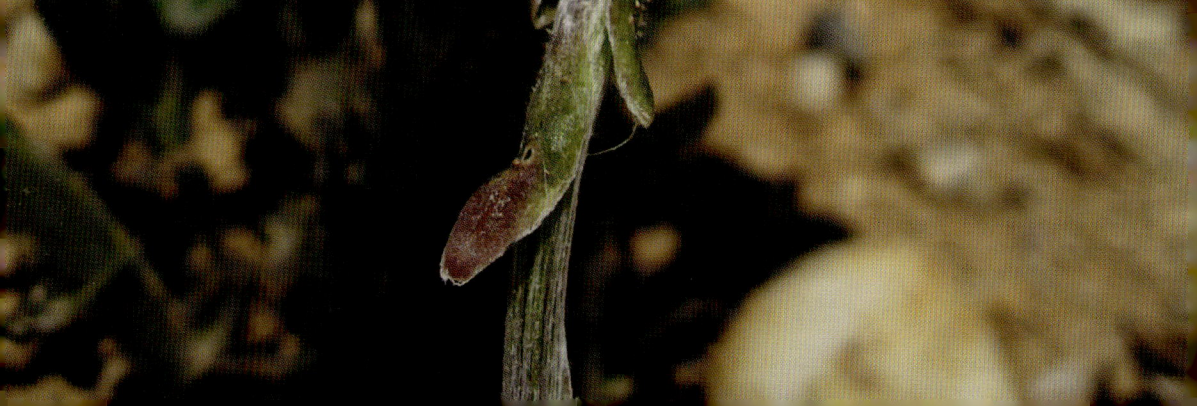

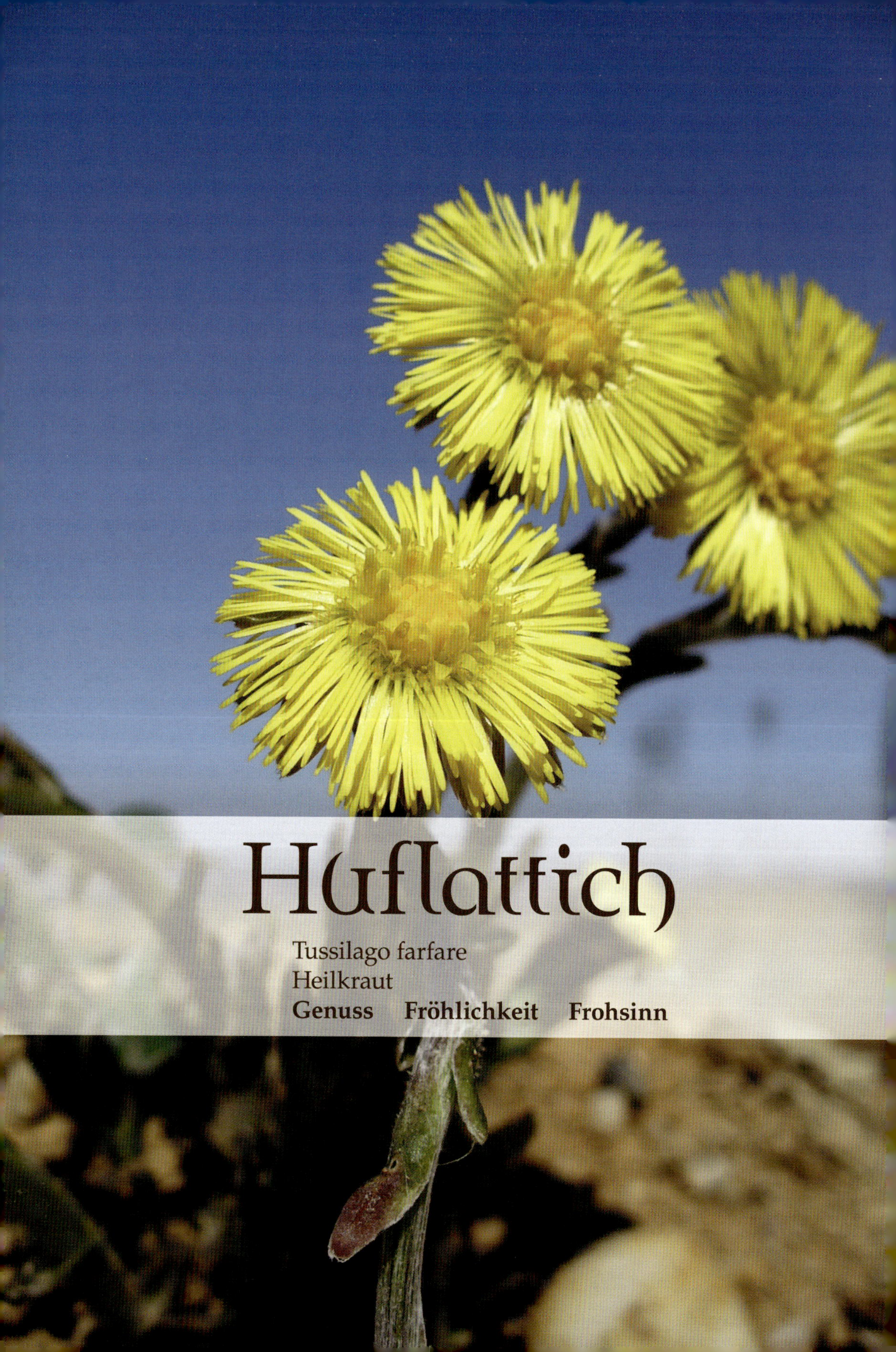

Huflattich

Tussilago farfare
Heilkraut
Genuss   Fröhlichkeit   Frohsinn

Von der Botschaft der BlütenSeele Huflattich

Ich bin eine kräftigende Pflanze. Schau mich an, schau mir ins Gesicht und du siehst, dass mein Blütenkopf die Sonne spiegelt. Ich erheitere, bringe Lachen den Ernsten, Zynischen, schenke Fröhlichkeit und Leichtsinn den Vernünftigen. Ich erweiche die Verknöcherten, bringe das Luftelement dem Erdigen hinzu. Ich bin, wie die Schlüsselblume, eine Pflanze für viele Menschen und Kinder.

Wenn ich in dir auftauche, dann heile ich deine Wunden. Du bist verletzt und deine Gefühle sind verschüttet und vergraben. Du bist klar und sachlich, und deine Stärke ist die Klarheit und der Verstand, der Kopf. Alles hat seinen Sinn und auch wenn du dein Herz verkapselt und verschlossen hast, zeige ich dir, dass es Freude noch geben kann. Sogar aufgerissene vertrocknete Erde bringt Wunderbares hervor, wie mich den Huflattich. Ich bin gut für die Menschen, die zu Zynismus und Gefühlstrockenheit neigen. Ich mache dich leichter, fröhlicher und flexibler. Du neigst womöglich zu Versteifung und Verkrümmungen, besonders im Hals und der Wirbelsäule, weil du nach schweren Erfahrungen eine Haltung angenommen hast, die einseitig ist und du nicht mehr der Fülle und Möglichkeiten deines Lebens vertrauen willst.
Wenn du in deiner Kraft bist, dann bist du ein Sonnenschein, und kannst auch noch in schweren Zeiten den Sinn und das Schöne darin entdecken. Du brauchst viel Sonne und Wärme und es ist wichtig, dass du dich oft in die Sonne begibst. Das, was für dich zählt, ist das Ziel. Ich stütze die ausdauernden, hart arbeitenden Menschen, ich löse und erweiche sie.
Orientiere dich an der Freude und sieh, dass es nicht nur Pflichten gibt. Ich löse Engstirnigkeit, mache den Kopf frei von Schleim und Verstopfung. Du hast vielleicht Asthma, oder Beschwerden in den Bronchien, weil du dich selbst einengst.
Sieh und erkenne, da wo du Freude fühlst, bist du richtig und gestehe dir ein Leben in Leichtigkeit und Weite zu.
Ich helfe zu Ausgelassenheit und Genuss, zum Innehalten und die Richtung immer der Sonne entgegen zu wechseln. Ich greife tief in das Festhalten der Menschen in ihrer Struktur ein.

Kinder

Den sehr pflichtbewussten, erwachsen wirkenden Kindern, schenke ich mehr Kindlichkeit. Diese Kinder sind öfter erkältet und neigen zum Besserwisserischen, sie übernehmen zuviel an Verantwortung in der Familie. Mein Duft ist süß wie der Honig und ich nähre die blassen Kinder. Ich helfe Menschen mit Haltungs- und Wachstumsschäden, damit sie aufrecht wachsen.

Körperliche Heilwirkung, empfangen vom Pflanzengeist des Huflattichs

Ich bin Luftelement und Wasser, stärke Zähne und Lunge. Ich befeuchte die Lunge und löse den Schleim, wärme und öffne diese bei Verkrampfung.
Ich löse Knoten und Schleim im Hals und in der Lymphe. Ich stärke dein Immunsystem.
Ich stärke die Knochen, Knorpel und die Wirbelsäule und Bandscheiben.

Meine Affirmationen für dich lauten:

Ich orientiere mich an meinem inneren Strahlen und meiner Freude und genieße die Sonnenseiten des Lebens. Ich entlasse meine Verhärtung.

Anwendung der BlütenSeele Huflattich:

1-3-mal tgl. 3 Tropfen auf das Herzchakra oder die Lunge einreiben und/ oder 3 Tropfen auf die Innenseite der Handgelenke geben und in die Aura einfächeln.

Ich heile Wunden. Da, wo die Oberfläche aufgewühlt ist, bin ich heilsam. So wie ich alte eiternde, entzündete Prozesse reinige und heile, so bringe ich veraltete Verhaltensmuster aus dir hervor. Deshalb setze mich ein bei chronischen Krankheiten der Lunge und Entzündungen. Zudem bin ich hilfreich bei Krebs und Zellveränderungen. Ich tonisiere die Milz und helfe bei Diabetes.
Ich nähre die Schwachen und trockne mit meinem sonnigen Gemüt, ebenso kann ich die Trockenheit im Körper auch befeuchten.
Wenn man eine Neigung zur schnellen Verdauung hat, beruhige ich.
Die Menschen, für welche ich wachse, leiden auch an einer Verhärtung der Sehnen und des oberen Rückens und des Nackens, die sich aus den vielen inneren Regeln, dem Pflichtbewusstsein und dem Perfektionismus heraus bildete. Du lebst nicht dein Leben, sondern das Leben der anderen. Unbewusst willst du den Ansprüchen deiner Eltern gerecht werden und verbiegst dich dadurch. Du hast hohe Erwartungen an dich und bist hart zu dir selbst. „Das Leben ist ein Kampf und eine steile Leiter", ist deine Devise.

So, wie der Löwenzahn und der Holunder, ist auch der Huflattich eine körperlich stärkende BlütenSeele und wird in Fällen der Erschöpfung und körperlichen Erkrankung zur äußeren Verreibung, als auch innerlich angewendet. Hierzu gibt man ein paar Tropfen der Essenz in ein Glas Wasser und trinkt es.

Generell sollte immer an Huflattich gedacht werden, wenn den Menschen vor lauter Arbeit und Pflichtgefühl der Spaß im Leben fehlt. Ihr Leben verlief bisher in festgelegten Bahnen und Angepasstheit. Menschen, welche ein schlechtes Gewissen dabei haben, nicht zu arbeiten, für sie ist Genuss nur schwer zu leben.

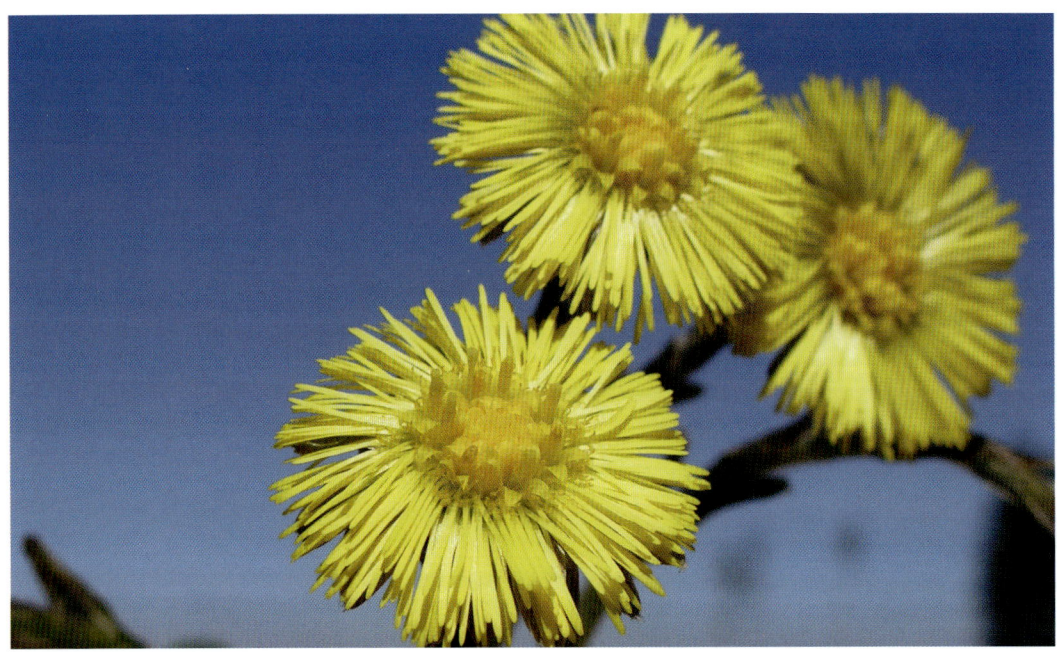

Erfahrungen aus der Praxis

Deshalb hier eine kleine repräsentative Geschichte einer Kundin, welche den Huflattich nur 2 Tage zu sich nahm und dann sofort eine Wirkung bei sich und in ihrer näheren Umgebung spürte:

Frau S. aus Österreich berichtete mir: „Nach meiner Rückkehr und nachdem ich schon mit der Huflattich Essenz begonnen hatte, hat mich mein Partner gefragt, ob wir einen Kurzurlaub in den Bergen machen- als Namenstagsgeschenk. Ich war wirklich baff, denn vergangene Woche hat er noch sehr gezögert, ob er überhaupt frei haben wird, er war dann vollkommen entschlossen mit mir wegzufahren. Ich spürte noch ein anfängliches „darf ich das denn... mir einfach frei nehmen, eingeladen zu werden, darf ich mir das gönnen?" und schon am nächsten Tag war es Zeit zum Packen und Losfahren... Ich habe die Tage genossen!!! Einfach weg sein, gut essen gehen, draußen in der Natur mit den Schneeschuhen stapfen, die Kraft der Berge spüren und unsere Zweisamkeit genießen. Seither erlebe ich öfter solche Tage und Stunden, an denen ich von meiner Routine abweiche und es tut mit gut. Auch auf finanzieller Ebene konnte ich einige Veränderungen bemerken, ich kaufe mir jetzt öfters Dinge, die ich nicht unbedingt brauche, die mir jedoch Freude machen. Ich glaube, der Huflattich hilft mir da zu mehr Leichtigkeit. Desweiteren wende ich die Essenz auch an, wenn ich eine Art Schwere/Traurigkeit am Brustkorb verspüre. Mein Gefühl ist, dass ich durch das Auftragen Linderung bekomme."

Schwermut

Frau F. erzählte mir, sie könne die BlütenSeele richtig spüren. Ganz anders und intensiver, als die ihr bekannten Blütenessenzen. Sie befindet sich in einer

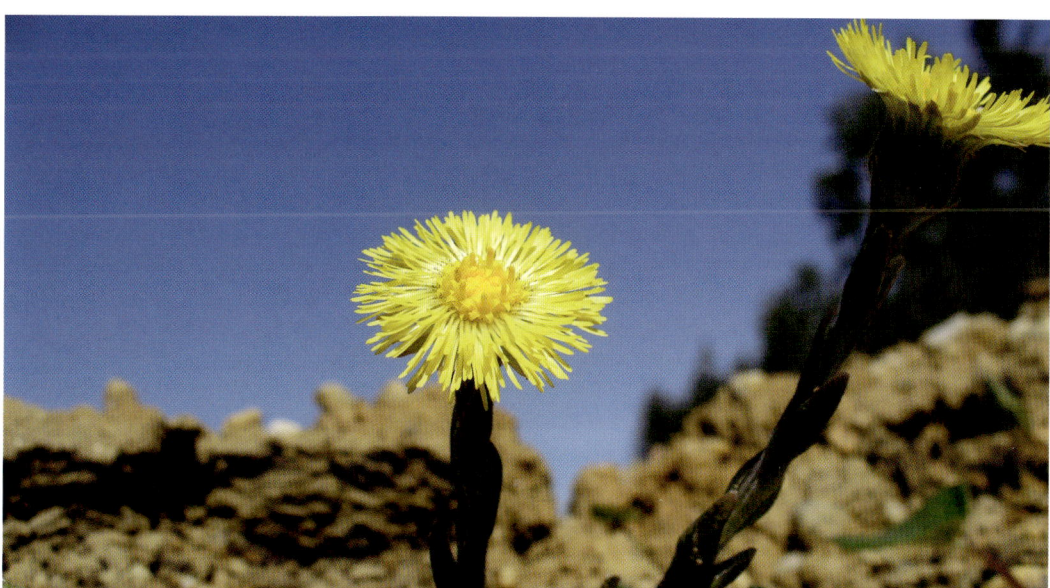

schweren Zeit und diese Blüte erinnert sie daran, dass es auch Freude in ihrem Leben geben darf.

Vernunft und Husten bei einem Kind

Ein Junge, 6 Jahre, war immer sehr vernünftig und schüchtern. Zudem litt er immer wieder an spastischer Bronchitis. Mit dem Huflattich als BlütenSeele, auf die Brust aufgetragen, war er gesünder, stabiler und auch mutiger, Fehler zu machen.

Chronischer Schnupfen und Verlust des Geruchssinnes nach einer Chemotherapie bei Leukämie

Frau J. litt seit ihrer Chemotherapie von 2 Jahren regelmäßig an Schnupfen, einem rauen Hals mit häufigem Räuspern und einem ständigem Verlust des Geruchssinnes. Sie hatte schon alles Mögliche an Heilmitteln versucht, leider ohne Erfolg. Den Durchbruch erlang sie aber mit der BlütenSeele Huflattich. Sie rieb sich die BlütenSeele hierzu auf die Nasenhügel und den Hals. Nach kurzer Zeit löste sich aus dem Hals ein großer alter Schleimbrocken. Ebenso verschwand der Schnupfen und glücklicherweise war auch das Riechen wieder hergestellt.

Staublunge eines Bauern

Die Lunge eines Bauern von 70 Jahren wurde durch die Arbeit mit dem Getreide, dem Staub des Heus in der Landwirtschaft, schon in jungen Jahren so belastet, dass er Zeit seines Lebens an altem zähem Schleim in der Lunge litt. Er entschied sich dafür, den Huflattich als BlütenSeele auf die Lunge zu verreiben und war begeistert, weil sich alter zäher Schleim sehr schnell lockerte und er freier auf der Brust wurde.

Sein eigenes Leben leben

Herr K. war schon immer ein sehr verantwortungsvoller und pflichtbewusster Mann, Ehemann und Vater. Aufgrund einer schweren Erkrankung (Morbus Hodgkin) wurde ihm bewusst, dass er sein Leben nicht nach seinen eigenen Wünschen lebte, sondern nur funktioniere. Er entschied sich für den Huflattich als Unterstützung, um den Genuss und Frohsinn ohne schlechtem Gewissen willkommen zu heißen. Jetzt holte er all das nach, was er in seinen jungen Jahren nicht gelebt hatte. Außerdem wurde sein Immunsystem, das durch eine Chemotherapie sehr in Mitleidenschaft gezogen wurde, deutlich besser.

Chronische Lungenerkrankungen, Emphysem, chronischer Schleim

Der Huflattich, äußerlich auf die Lunge gegeben wirkt da wahre Wunder, der Schleim löst sich und damit auch alte seelische Verhaltensmuster, das Atmen wird im wahrsten Sinne des Wortes freier und leichter.

Chronische Mittelohrentzündung bei Kindern

Festsitzender zäher Schleim in Hals-Nasen-Ohrenbereich spricht wunderbar auf den Huflattich an. Schon häufig hat die BlütenSeele kleine Kinder vor der Operation bewahrt, das Trommelfell zu durchstechen, hierzu einfach ein paar wenige Tropfen in den äußeren Gehörgang geben, indem sie es mit dem Finger einreiben oder mit dem Wattestäbchen, sie können auch den Huflattich mit ein paar Tropfen Lavendelöl gegen Ohrschmerzen auf Watte geben und diese in das Ohr geben. Zudem muss man bei Ohrentzündungen meist die Nase mit behandeln, die oft verstopft ist, dazu den Huflattich auf den Nasenrücken einreiben.

Asthma

Enge im Brustkorb, aufgrund von Allergien und seelischer Beengung wird gelindert durch den Huflattich. Menschen, welche zu diesen Krankheiten neigen, sind meist sehr feinfühlig, zeigen dies jedoch nicht und stecken einfach viel weg. Ihre Seele wird oft von außen die Luft zum Atmen genommen. Sehr häufig sehe ich bei Kindern, wenn es nicht durch zu viele Allergene und schlechter Ernährung ausgelöst ist, denn der Darm, die Lunge und die Haut stehen in engem Zusammenhang, dass ein Elternteil oder auch ein Lehrer sehr autoritär und angsteinflößend ist. Die Kinder leiden darunter, zeigen es aber nicht, sondern bekommen Atemnot. Menschen mit Enge in der Brust sind dazu aufgefordert, ihren Gefühlen mehr Ausdruck zu verleihen, sie mehr zu äußern, mehr ihrem Herzen zu folgen und nicht dem was die Eltern von ihnen erwarten zu sein.

Starke Abnutzung der Bandscheiben im Halswirbelbereich mit Schmerzen im Nacken

„Ich rieb 3 mal tgl. 3 Tropfen auf die betroffene Stelle im Halswirbelbereich und auf das Herzchakra, zu dem habe ich 3 mal tgl. das Labkraut auf den Solarplexus gerieben. Beide Blütenseelen entsprechen der Thematik meiner Seele. Nach ein paar Wochen war ich beschwerdefrei." Astrid

Arbeit und Pflichterfüllung, immer für andere da sein

Frau D. musste schon als Kind hart arbeiten, ihr Leben bestand ausschließlich aus Arbeit und Sorge um den alkoholkranken Mann, den geistig behinderten Sohn und letztendlich auch noch um die Pflege ihrer alten und gebrechlichen Eltern. Im Alter erst lernte sie mit Hilfe des Huflattichs auch die Arbeit an andere zu delegieren z.B. an das Pflegepersonal der Eltern. Sie sagte nach Anwendung des Huflattichs, ich mache jetzt nur noch die Dinge, die mir Freude bereiten und gebe Arbeit und Sorge immer mehr ab.
Menschen, die von klein auf dazu getrimmt worden sind, sie seien nur wertvoll, wenn sie

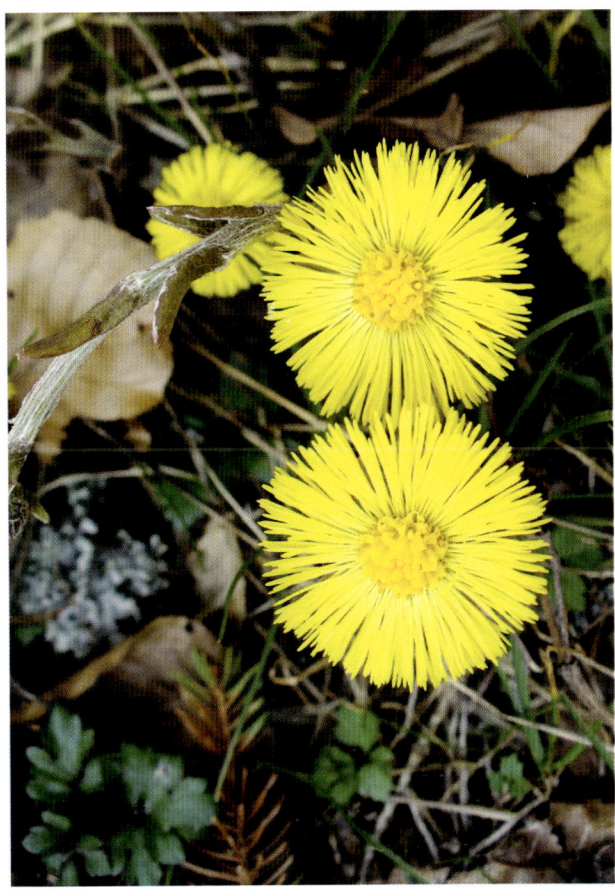

Leistung vollbringen, verhilft der Huflattich dazu, auch mal und immer mehr Dinge zu tun, die einem selbst Freude bereiten und das auch zu genießen ohne ein schlechtes Gewissen dabei zu haben. Der Huflattich ist also die BlütenSeele für Workaholics und Menschen, die auch im Alter unbewusst immer noch die Erwartungen ihrer Eltern erfüllen wollen, indem sie buckeln und schuften und deshalb auch häufig an Rückenproblemen als auch Atemnot leiden.

Die Überbelastung kann dann nach längerer Zeit zu Herzproblemen wie Herzrasen, hoher Blutdruck und Herzenge führen, weil einem die Belastung Angst macht und überfordert, das Gefühl, ich schaffe das nicht mehr führt dann zur Panik im Herzen, wobei das physiologische Herz meist gesund ist. Huflattich dann in Kombi mit Johanniskraut oder der Schlüsselblume zu geben, wird auch, egal in welchem Alter der Mensch sich befindet eine große Wendung vollziehen. Urlaub wird gebucht, Arbeit abgegeben, der Schlaf wird wieder besser und Freude und Humor, welchen die Huflattich-Typen auf eine witzig, ironische Weise ihr eigen nennen dürfen, kehren wieder ein.

Traurigkeit eines Hundes

Ein Hund litt nach der Kastration unter Traurigkeit, der Huflattich wurde für ihn ausgetestet und in den Nacken eingerieben. Daraufhin wurde der Hund wieder der alte mit einem fröhlichen unbeschwerten Wesen.

Heuschnupfen, verstopfte Nase

Es gibt mehrere BlütenSeelen, welche die Nase öffnen und auch bei Heuschnupfen hervorragend wirken. Der Huflattich ist eine der wirkungsvollsten davon, reibt man sie auf den Nasenrücken und in die Nasenlöcher ein und

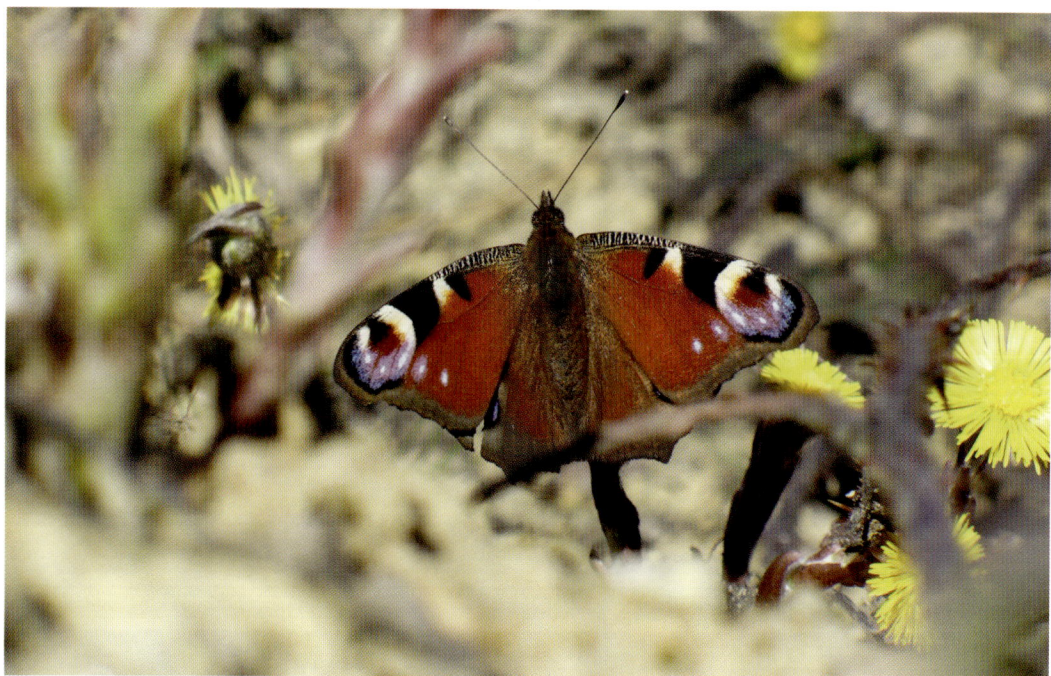

gibt sie auf das Stirnchakra. Wahlweise öffnen auch das Wiesenschaumkraut, der Holunder und das Lungenkraut die Nase. Ein Kräuterrezept in Tee-Form unterstützt die Heilung, mehr davon in meinem neuen Buch über heilende Kräutertees.

Von den Namen des Huflattichs

Roßhub, gemeiner Huflattich, Pferdefuß: die Verbindung mit dem Roß oder Pferd kommt von der hufähnlichen Form der Blätter.

Brustlattich weist auf die Verwendung gegen Husten hin.

Tussilago kommt aus dem lat. Tussis = Husten, farfare lat: far=mehl, ferre= tragen rührt vom weißen Unterkleid der Blätter her.

Heilchrut, Doktorbliemli, Noinkraftblatt wurde er wegen seiner großen Heilkraft genannt.

Eiterplotzen, Eitazoia = Eiterzieher, weil er zum erfolgreichen Behandeln von Geschwüren gut war.

Traditionelle Anwendung von Huflattich in der Kräuterheilkunde

Nase, Lunge, Bronchien

Als ich den Huflattich zubereitete, war meine Nase ausnahmsweise verstopft und die Nasenschleimhaut geschwollen. Ich steckte mir intuitiv eine Huflattichblüte in die Nase und verrieb sie ein wenig, indem ich von außen den Nasenrücken massiert habe. Sofort öffnete sich die Nase und ich konnte wieder frei durchatmen. Huflattich ist deshalb in einer Tee-Mischung mit anderen Blüten und Kräutern dazu geeignet, die chronisch verstopfte Nase, als auch den Heuschnupfen zu heilen.

Stärkt die Lunge und die Gelenke, leicht wärmend, öffnet die Nase, löst trockenen zähen alten Schleim von der Lunge und den Bronchien, stärkt das Immunsystem, heilt Wunden. Bildet Blut, hilft bei Diabetes.

Schon bei den Griechen und allen bekannten Heilkundigen, wie der Hildegard von Bingen bis hin zu Pfarrer Kneipp, wurde der Huflattich als ein vortreffliches Hustenmittel geachtet.

Als Tee getrunken oder als Blätterumschlag auf die Brust gelegt oder, mit dem Inhalieren des Huflattichrauches der angezündeten Blätter oder Wurzeln auf Zypressenkohlen, wurde alter schwerer Husten, bis hin zur Schwindsucht, sprich Tuberkulose, geheilt.

Eine wässrige Zuckerlösung des Krautes soll sehr wohltuend sein bei trockenem alten Husten und Geschwüren bei alten Leuten, bei Asthma, Husten, Heiserkeit, Lungengeschwür, Emphysem, chronische Bronchitis.

Huflattich wurde auch als Tabakersatz gebraucht und geraucht.

„die dürren Blätter und Wurzen/ wann sie auf die Glut gelegt / und der Dampf davon/durch ein Trichter in den Mund/ und durch den Athem eingezogen wird; ist sehr dienlich für den dürren trucknen Husten/und Enge der Brust/auch kurzen Athem/ eröffnet und bricht die Lungengeschwür und verhärteten Eiterbeulen." (Tabernaemontanus 1731: 1316)[2]

Drüsenschwellungen des Halses und häufige Infekte der Kinder

Für Kinder, welche immer wieder zur Verschleimung der Atmungsorgane neigen oder an Heuschnupfen, Asthma, Drüsenschwellungen der Lymphknoten und Mandeln, Milchschorf und chronischem Schnupfen, Sinusitis und Bronchitis leiden, ist eine regelmäßige Huflattichkur sehr hilfreich.

Hierzu trinkt man Huflattichsaft oder Tee, am besten kurz vor dem Frühling und dem Herbst, denn das sind die Zeiten, in welchen man sich am leichtesten erkältet, für ein bis zwei Wochen. Diese Anwendung gilt genauso für Erwachsene. Ebenso ist es hilfreich, den Huflattich als Honig oder Sirup zu bereiten und zu verabreichen. Noch bis heute ist es bekannt, einen Huflattichhonig zu produzieren und diesen bei trockenem Husten einzusetzen.

Bei all diesen Lungen und Bronchienerkrankungen, kann es auch sicherlich von großer Hilfe sein, sich neben dem Huflattichtee oder Saft auch die Blüten-Seele Huflattich auf die Lunge zu verreiben.

Stärkt Knochen, Zähne und Lunge

Diese neue Information habe ich von dem Huflattich erhalten. Man weiß, dass der Huflattich sehr viele Mineralien enthält, welche wiederum für die Ernährung der Bandscheiben und Knochen wichtig sind.

Wundheilend, offene Beine, absterbendes Gewebe, Verbrennungen, alte Geschwüre und Krebs

Eine zweite wichtige Indikation des Huflattichs war die Heilung von offenen Füßen, absterbendem Gewebe, Venenentzündungen, Schwellungen, Brandwunden. Hierzu wurden zerquetsche, frische Blätter und Blüten in Form eines Umschlages aufgelegt. Statt der frischen Blätter verwendete man auch das Pulver des getrockneten Krautes mit Honig vermengt und legte es über die Geschwüre. Ebenso kann man eine Abkochung des Krautes machen und darin ein Tuch benetzen, das man über das Bein oder die betroffene Hautstelle legt.

Klassifizierung in der TCM

Leicht süß, leicht warm
Tonisiert das Lungen Qi
Tonisiert das Milz Qi
Zerteilt, befeuchtet zähen trockenen Hitze Schleim, vorwiegend aus der Lunge
Tonisiert das Nieren Yin
Wundheilend

Zauber und Hexentradition aus Überlieferung

Huflattich ist ein sehr altes Hustenmittel. In allen Kulturen, angefangen von den Griechen über die Römer, die Asiaten und Kelten rauchte und inhalierte man den Rauch von Huflattich zur Heilung von Lungenkrankheiten. Sogar bis zum Ende des zweiten Weltkrieges rauchte man Huflattich als Tabakersatz. Vom Huflattich gibt es auch viele kulinarische Rezepte. Wie den Huflattichhonig, den Wein, Bonbons, Sirup oder den Huflattichtabak. Der Tabak solle angeblich die Wahrnehmung erhöhen und wurde über hunderte von Jahren als Mittel gegen Krankheiten der Atmungsorgane eingesetzt. Das Huflattichblatt wurde sehr oft als Wundverband benutzt, um Fieber zu senken und Entzündungen zu lindern. Der Huflattich wurde unberechtigterweise auf die Liste der gefährlichen Arzneimittel gesetzt, da er angeblich krebserregende Stoffe beinhalte. Getestet wurde dies in Tierversuchen, mit überhöhter Dosis. Deshalb ist der Huflattich leider nicht mehr so einfach erhältlich.

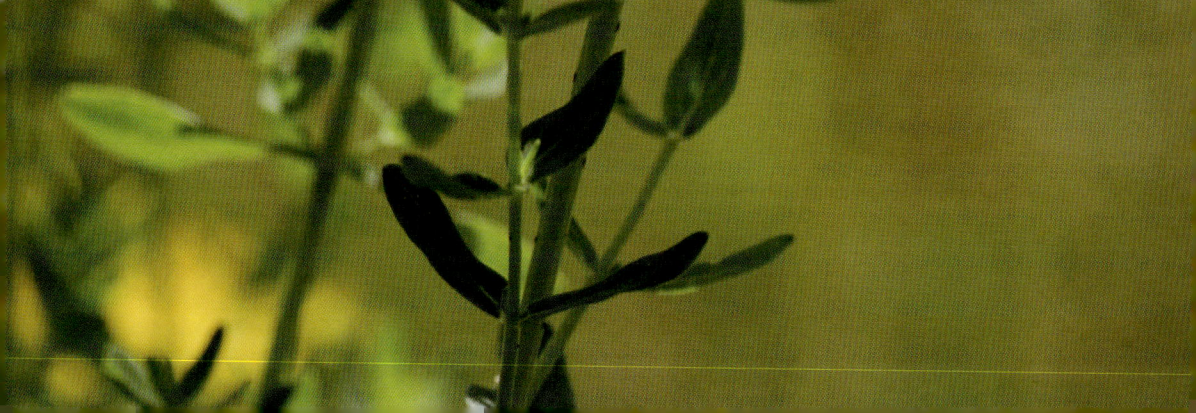

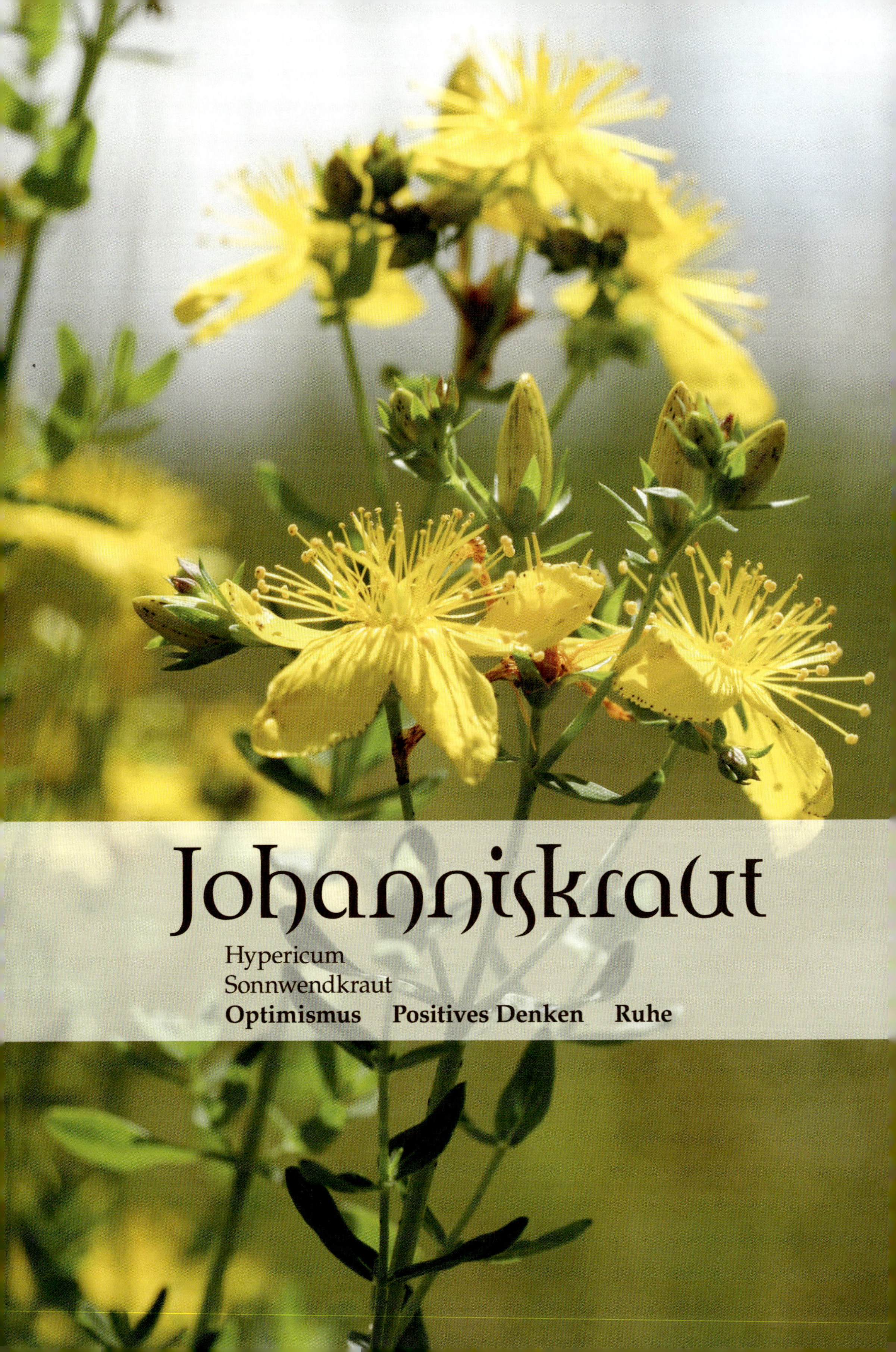

Johanniskraut

Hypericum
Sonnwendkraut
Optimismus   Positives Denken   Ruhe

Von der Botschaft der BlütenSeele Johanniskraut

Ich, meine Liebe, bin ebenso eine kräftige heitere Pflanze. Auch wenn meine Stängel zart sind, so bin ich doch sehr fest und nicht zu zerreißen.

Ich strebe aufwärts nach oben und öffne mich ganz dem Himmel.

Wenn ich in deinem Blatt erscheine, dann brauchst du zwei unterschiedliche Eigenschaften von mir:

Zum einen bist du ein ängstlicher Mensch, der sich zuviel Gedanken und Sorgen macht und zu sehr an sich selbst zweifelt und deshalb immer wieder von sich selbst abkommt. Deshalb brauchst du meine Festigkeit und mein positives, himmelwärts gerichtetes Denken und Sein.

Zum anderen lässt du nicht los und verbeißt dich in die Vergangenheit deiner Ängste und inneren Haltung. Deshalb brauchst du dringend meine Wärme des Gelbes und die Leichtigkeit, die ich ausstrahle.

Meine kleinen Blätter zeigen in alle Richtungen und nehmen die Ganzheit wahr, meine Blüte gibt sich vollends der Freude hin.

Deshalb schenk ich dir ein Festhalten an deiner positiven Ausrichtung und ein Loslassen deiner ängstlichen Manie. Ich schenke dir Optimismus, helfe dir dabei, positiv zu denken und die Ängste und Sorgen loszulassen. Du kannst deshalb vielleicht an Schlaflosigkeit, oder nervösem Schwitzen leiden, an Herzklopfen oder nervösem Magen mit Appetitlosigkeit und Übelkeit. Der Grund dafür sind deine Ängste.

Die Ängste sind nicht unbedingt realistische Ängste und Sorgen, wie die der Kamille, sondern oft sind sie gar schwer zu fassen.

Ich wärme dich in Zeiten innerer Kälte, da wo du dich ohnmächtig fühlst vor Angst hauche ich dir Wärme und Liebe ein. Du bist so geworden und gewachsen. Du versteckst deine Ängste und erzählst sie nicht vielen Menschen.

Ich bin sehr kräftigend und du bist meist ängstlich, wenn du überfordert bist, weil du alles genau und etwas verbissen machen willst und du glaubst, du musst alles alleine perfekt machen.

Ich stärke den Glauben in dir: du bist nicht allein, sondern viele Wesenheiten helfen dir.

Ich helfe dir, indem ich deine Sichtweise verändere. So wie der Wald ohne Sonne bedrohlich wirken kann, er aber von der Sonne bestrahlt in deinen Augen eine Quelle der Kraft und Freude wird, so erhelle ich dein Gemüt und lasse dir die Dinge und dein Sein in einem anderen Licht erscheinen. Ich löse alte Denkmuster und kläre den Mentalkörper.

Kinder

Sie sind schüchterne sensible Kinder und lassen sich leicht von anderen beeinflussen. Sie geraten auch schnell in Panik und bleiben dann hartnackig verbissen in diesem Zustand. Ihre Angst lässt sich nicht leicht mit Worten beruhigen und besänftigen.

Dieser Zustand des Kindes muss nicht immer sein, es kann sich auch um Phasen im Leben eines Kindes handeln, in welchen es ängstlich reagiert.

Meine Affirmationen für dich lauten:

Ich lasse Freude und Unbeschwertheit in mein Leben. Ich bin voller positiver Gedanken. Das Leben ist ein Geschenk der Freude, das ich annehmen darf.
Ich öffne mich dem Geschenk des leichten Lebens.

Anwendung der BlütenSeele
Johanniskraut

1-3-mal tgl. 3 Tropfen auf das **Herzchakra** oder den **Solarplexus** verreiben, je nach der Lokalisation der Unruhe: Angst mit Herzklopfen, auf das Herzchakra reiben. Angst mit nervösem Magen, auf den Solarplexus reiben.

Immer auf die Stirn einreiben, um die vielen Gedanken zu besänftigen!

Oder 3 Tropfen auf die Innenseite der Handgelenke geben und in die Aura einstreichen.

Nicht umsonst sagte mir das Johanniskraut, dass sein Stängel sehr fest sei und die Blüten sich nach allen Richtungen hin öffnen. So wirkt es auch auf den Menschen: es fördert eine innere Stabilität des schwankenden Nervenkostüms und weitet den Blick der verbohrten Ängstlichen in alle Richtungen. Johanniskraut ist neben der BlütenSeele Schlüsselblume ein sehr wichtiger Helfer bei Ängsten. Die BlütenSeele ist für Kinder und Erwachsene geeignet und wenn die Ängste ausgeprägt sind, ist es ratsam, die BlütenSeele innerlich wie äußerlich anzuwenden.

Bei der Schlüsselblume handelt es sich meist um Zukunftsängste, Angst vor Neubeginn und Wechsel im Leben. Beim Johanniskraut tauchen alle möglichen Ängste auf:

Angst vor Menschen, Angst vor Krankheit, Angst vor finanziellen Verlusten, Angst vor Verantwortung, Angst vor Überforderung, Angst vorm Fliegen, Angst vorm Versagen und viele andere Ängste. Sehr oft sind die Ängste mit einem oder mehreren von diesen Beschwerden gekoppelt: Schlaflosigkeit, Depression, Magenschmerzen, Appetitlosigkeit, Nervenschmerzen wie Zahnschmerzen oder Herzklopfen.

Johanniskraut in einem Glas Wasser (3-10 Tropfen) eingenommen oder äußerlich aufgetragen, wirkt aufhellend, beruhigend, macht innerlich stark und optimistisch.

Die Ängste können sehr ausgeprägt, aber auch nur minimal sein. Zu den Ängsten kommt eine andere wichtige Anwendung des Johanniskrautes, nämlich das leidenschaftliche Verbissensein oder Begehren. Das Besessensein von jemandem, sei es von einem geliebten Menschen oder bösen Geistern und Ahnen. Johanniskraut beruhigt den Geist, löst das verhaftet Sein, hilft bei Liebeskummer und nicht loslassen können von einem Menschen. Deshalb ist Johanniskraut als BlütenSeele hervorragend geeignet, hartnäckige Realitätsverschiebungen, Ängste, panische Manien, unglückliches Verliebtsein, Begehren, Eifersüchte und andere Verhaftungen und Verstrickungen, welche den Geist krampfhaft toben lassen, zu beruhigen. Natürlich muss der Dringlichkeitsbedarf für Johanniskraut nicht so stark sein. Eine unterschwellige Angst, eine leichte Unruhe, ein Pessimismus in einem Vorhaben, reichen schon aus, um sich für das Johanniskraut zu entscheiden.

Erfahrungen aus der Praxis

Pessimismus bei Kindern

Ein Junge war morgens immer sehr schlecht gelaunt und pessimistisch und wollte auch nicht gerne in die Schule gehen. „Das kann ich nicht, oder das schaff ich nicht" waren oft seine Worte. Mit nur wenig Anwendung der BlütenSeele wurde er lustig, unbeschwert und wieder optimistisch.

Angst vor dem Stuhlgang bei Kindern, Verstopfung

Ein Mädchen hatte Schwierigkeiten sauber zu werden, weil sie nicht gerne auf die Toilette ging. Daraus ergab sich eine Verstopfung, was zu Schmerzen führte und der Teufelskreislauf war perfekt. Der Gang zur Toilette wurde nun erst recht verweigert. Auch im Alter von 5 Jahren kam es dann bei Stresssituationen zu Verstopfung und Angst vor dem Entleeren. Der Stuhlgang war dann immer geprägt von Schmerzen, Angst und Verkrampfung.

Die Eltern versuchten über Milchzucker, gut zureden, Bachblüten u.a. alles Mögliche, aber die Kleine blieb verbissen in ihrer Angst. Mit Hilfe der Johanniskraut BlütenSeele, das Mädchen nannte sie „Muttropfen", konnte sie endlich loslassen und verlor die Panik vor dem Stuhlgang. Ihr Problem war endlich gelöst.

Krafttier:

Wal

Liebeskummer und begehrliches leidenschaftliches Sehnen

Frau B. trennte sich von ihrem Freund, weil dieser ihre Liebe nicht erwiderte, sie ihm aber mit Herz und Leib verfallen war und ihn nicht loslassen konnte. Um nicht in ein tiefes Loch der Verzweiflung zu fallen, da die Entscheidung ja nicht vom Herz, sondern vom Verstand getroffen wurde, nahm sie Johanniskraut als BlütenSeele zu sich, und zwar 10-15 Tropfen in einem Krug Wasser. Daraufhin wurde ihr ganz leicht ums Herz. Sie verspürte keinen Schmerz mehr, sondern war sich ganz sicher, dass dies die richtige Entscheidung gewesen sei.

Schlaflosigkeit

Wie schon vom Kraut bekannt, ist Johanniskraut beruhigend. So ist die BlütenSeele sehr erfolgreich bei Ängsten und Schlaflosigkeit einzusetzen.

Angst und Unsicherheit beim Bewerbungsgespräch

Eine junge Frau bewarb sich nach sehr erfolgreichem Abschluss ihrer Ausbildung an verschiedenen Arbeitplätzen. Ihre Angst vor dem Bewerbungsgespräch war jedes Mal so besitzergreifend, dass sie während des Gespräches nur stotternd antworten konnte und jedes Mal eine Absage einholte. Erst einen Tag vor zwei neuen Vorstellungsgesprächen hat sie mit der BlütenSeele Johanniskraut begonnen, dadurch wurde sie ruhiger und sicherer. Jedes Gespräch fiel zu ihren Gunsten aus und sie erhielt von beiden eine Zusage.

Pessimismus

In einem kleinen Betrieb war das Arbeitsklima aufgrund der gegebenen Bedingungen sehr unangenehm. Die Kollegen beschwerten sich den ganzen Tag, jammerten und waren sehr negativ. Frau H. nahm das Johanniskraut, sie sagte, sie fühle, dass diese positive Energie von der BlütenSeele definitiv auf sie kam. Sie wollte sich nicht von den Kollegen runter ziehen lassen, mit dem Johanniskraut bekam sie viel positive Energie und konnte sogar noch die Kollegen aufheitern und das Klima wurde dadurch wieder leichter und fröhlicher.

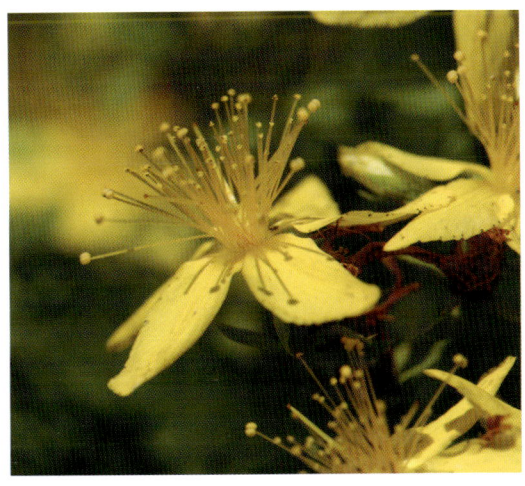

Ängste, Panikattacken, Unruhe

Die BlütenSeele Johanniskraut ist neben der Schlüsselblume das erste Mittel der Wahl bei Ängsten. Die

Schlüsselblume findet Anwendung bei Ängsten die mit einer Veränderung im Leben einhergehen, wie Neubeginn im Arbeits-und Privatleben. Angst nicht genügend Geld zu haben, Angst vor dem neuen Job, dem Aufhören von Arbeit, der neuen Schule, dem neuen Wohnort, der neuen Selbstständigkeit etc. Beim Johanniskraut können es vielerlei Ängste sein. Angst vorm Zahnarzt, vor der Nacht, Angst vor Krankheit, Angst vorm Alleinesein, Angst vorm Fliegen etc.. Dazu wird das Johanniskraut auf das Herz- und Stirnchakra, manchmal auch auf den Solarplexus, wenn die Ängste mit Magenbeschwerden einher gehen, aufgetragen. Falls diese Wirkung zu gering ist, kann man auch ein paar Tropfen in einem Glas Wasser aufgelöst, trinken.

Nervenschmerzen, Zahnschmerzen

Große Hilfe bietet die BlütenSeele bei Nervenschmerzen wie im Gesicht oder an den Zähnen. Manchen Menschen genügte dabei auch schon die Karte der BlütenSeele, auf die Wange zu legen.

Burnout mit Schlafstörungen

Bei nervlicher Erschöpfung gebe ich das Johanniskraut, falls der Körper auch zusätzlich, was meist der Fall ist, ausgelaugt ist, passt dazu sehr gut, der Holunder.

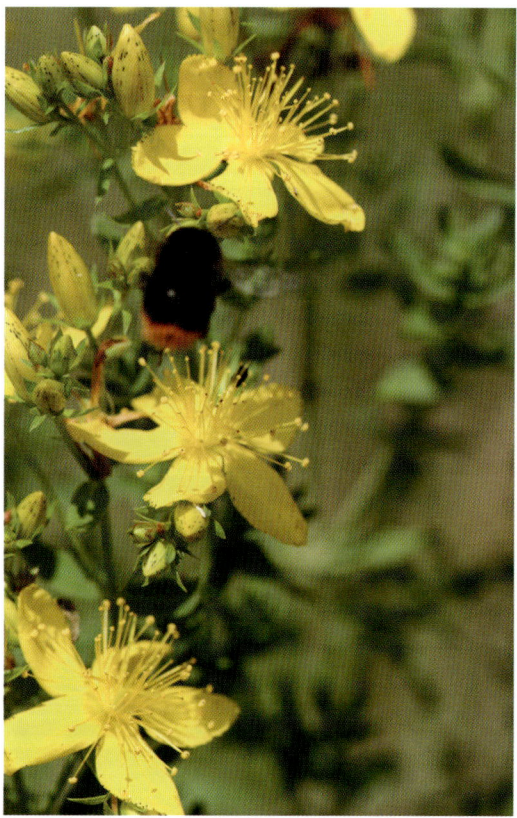

Tinnitus, Schlafstörungen

Tinnitus rührt meist von einer inneren Anspannung her, die sich auch im Nacken mit Schmerzen äußert. Johanniskraut äußerlich wie innerlich angewendet kann lindern.

Bauchweh bei Kindern aufgrund von Schulangst

Manche Kinder leiden morgens an Bauchweh. In diesem Fall kann neben der falschen Ernährung, einem schwachen Verdauungssystem auch eine Schulangst die Ursache dafür sein. In solchen Fällen kann das Johanniskraut, in Kombi mit der entkrampfenden Kamille Abhilfe leisten.

Erhöhter Blutdruck mit innerer Unruhe und Ängsten

Frau K. leidet seit ihrem 70. Lebensjahr immer wieder an erhöhtem Blutdruck, ansonsten ist sie gesund, die Ursache hierfür wurde nicht gefunden. Mit der Anwendung von Johanniskraut in hoher Dosis innerlich verschwand die damit einhergehende innere Unruhe, ihre Angstgefühle und der Blutdruck senkte sich auf einen normalen Wert.

Zweifel an Lebensweg

Frau N. hatte nach 39jähriger unglücklicher Ehe nun

endlich den Mut gefasst, ihren Mann zu verlassen und ein neues Leben zu wagen. Obwohl sie wusste, dass dies der richtige Weg war, zweifelte sie daran und war unglücklich. Durch eine Aurasitzung von mir, fanden wir heraus, dass sie nun Zeit für sich brauche und keinen neuen Partner, der schon drängte mehr Zeit mit ihr verbringen zu wollen. Ihre Seele wollte nun endlich ihren eigenen Weg gehen, es war zu früh für eine Partnerschaft. Sie nahm das Johanniskraut um die Zweifel und Ängste auf ihrem eigenen Weg zu beseitigen.

In einer Aurasitzung mit Frau G. fanden wir heraus, dass es Zeit wäre noch ein Kind zu bekommen, da ihr großer Seelenwunsch sei, eine harmonische Familie zu haben. Im Leben jedoch war sie sehr eingespannt, erfolgreich und engagiert im Beruf, sie war 42 J. Sie litt darunter, dass sie sehr beeinflussbar sei und bei Kritik sofort an ihren Entscheidungen zweifelt. Mit dem Gedanken ihre Familie zu vergrößern ging sie glückselig, im tiefsten ihrer Seele erkannt und erfüllt von mir, mit dem Gefühl, das sei jetzt genau der richtige Weg für sie. Zwei Wochen später kam sie unglücklich zu mir, weil sie ihren Glauben daran wieder verloren habe, obwohl es sich doch so stimmig für sie angefühlt hat. Ihr wurde das Johanniskraut verordnet.

Nervenlähumungen, Nervenverletzung

Neben der Anwendung von Johanniskrautöl bei Nervenlähmungen z.B. nach einem Schlaganfall die betroffenen Körperstellen damit einölen, ist die BlütenSeele Johanniskraut eine Nervenheilerin. So als ob sie Nervenzellen wieder wachsen lässt, kann man sie auf die betroffene Stelle einreiben. Innerlich noch ein passendes Kräuterrezept gegeben, beschleunigt die Heilung.

Von den Namen des Johanniskrautes

Unser Frauen Bettstroh: Es gab einige Bettstrohkräuter, das waren Kräuter, welche die Geburt der Frauen erleichtern sollten und die man in das Bettstroh gab, um es duftend zu bereiten. Sie sollten die Frauen schützen und heilen. Beifuß, Labkraut, Mädesüß und andere waren neben dem Johanniskraut solche Streu – oder Bettstrohkräuter. Im Namen ist der Gebrauch des Heilkrautes verborgen.

Allen diesen Kräutern ist eines gemeinsam: sie heilen Wunden, sind wehenfördernd und antiseptisch. Mit dem getrockneten Johanniskraut beräucherte man die gebärenden Frauen, wenn sie schwer in den Wehen lagen, um die Geburt zu erleichtern. Zudem legte man es den Frauen ins Bett, gab es ihnen in die Hand, band es um die Hüften, um eine Infektion zu verhindern, sie vor bösen Dämonen zu schützen und die Geburt helfend zu begleiten.

Man glaubte, dass die Wöchnerin besonders den Angriffen von bösen Geistern und Dämonen ausgesetzt sei und deshalb beräucherte man sie mit Johanniskraut oder legte es ihr ins Bett.

Diese Tatsache lässt sich sehr gut in Zusammenhang mit dem heutigen Stand der Medizin, als auch mit der TCM verbinden.

Laut der TCM ist die Wöchnerin in der Regel sehr erschöpft und blutarm, da sie mit der Ernährung des Kindes während der Schwangerschaft, als auch durch die Geburt, Blut und Milz Qi verbraucht hatte. Ihr Blut, als auch ihr Milz und Nieren Qi, sind nach der Geburt stark geschwächt. Sie kann durch den Mangel an Blut und Qi, welche im gesunden Zustand für einen ruhigen Geist garantieren, als auch eine starkes Immunsystem aufrecht erhalten, Angriffe von außen, also Infekte, nicht so stark abwehren. Ausreichend Blut ist notwendig, damit der Geist und die Seele sich in Ruhe im Körper verankern können und die Frau nicht zu Unruhe, Ängsten und Depressionen neigt und frei bleibt von den quälenden inneren Dämonen. Infekte als auch emotionale Störungen wie Hysterie, geistige Verwirrtheit oder Depressionen waren in früheren Zeiten die Dämonen und bösen Geistern, von welchen vor ein paar hundert Jahren gesprochen wurde.

Zudem ist der Uterus der Frau geöffnet, es kommt zu dem Wochenfluss. Deshalb ist der Unterleib auch leicht anfällig für krankmachende Faktoren, welche von außen eindringen können.

Aus der Schulmedizin kennt man die Wochenbettdepression, die laut der westlichen medizinischen Sichtweise auf einen Mangel an Hormonen hinweist. In der TCM spricht man von einem Blutmangel und einem Nieren Qi

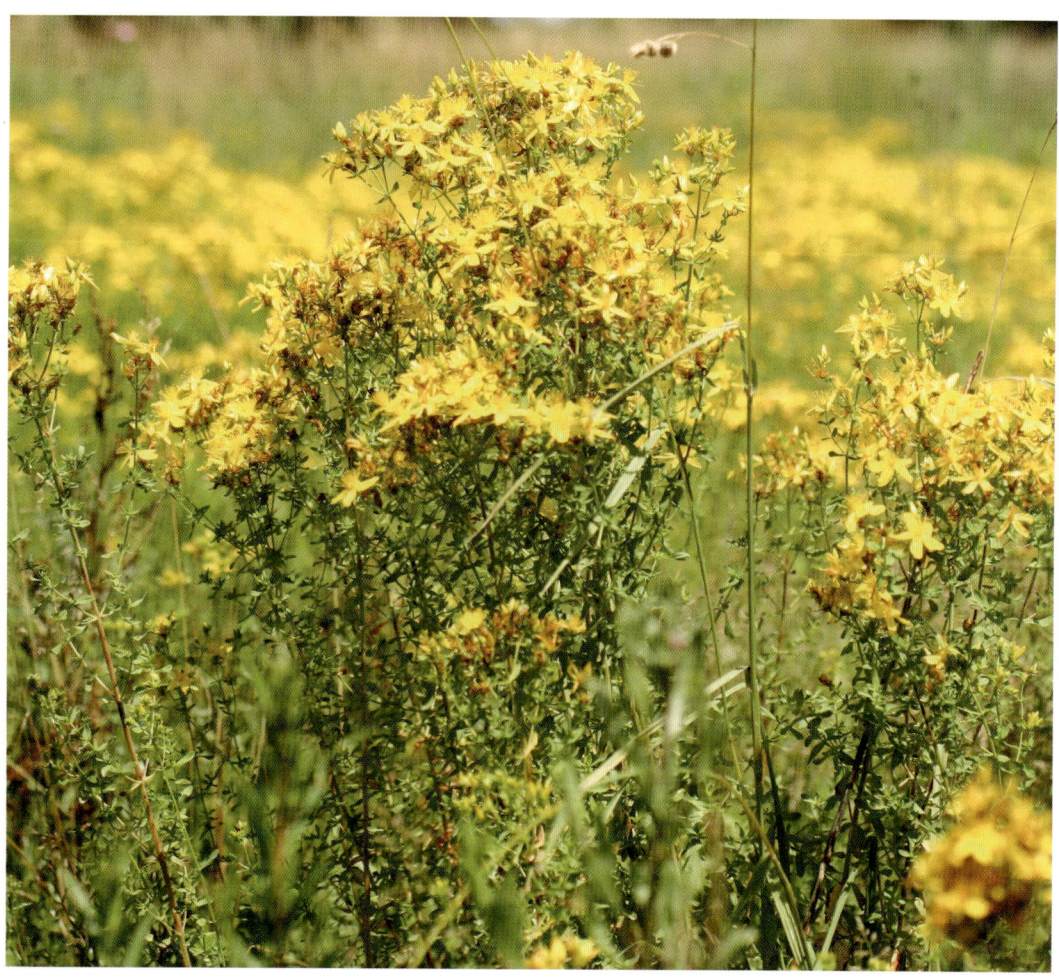

Mangel, welche die Ursachen für eine Depression oder Traurigkeit sein können. Jedes Kind ein Zahn, sagt der Volksmund, die Zähne werden laut TCM von den Nieren versorgt und jedes Kind raubt der Mutter ein großes Maß an Nierenenergie. Ist diese also durch die Geburt geschwächt, kann es zu Zahnausfall, Haarausfall, Nachtschweiß und anderen Nieren Qi Symptomen führen. Interessanterweise ist das Johanniskraut auch eine Pflanze, welche vorwiegend bei Depressionen verwendet wird.

Außerdem bildet das Johanniskraut Blut, stillt Blutflüsse und heilt Wunden. All diese Heilwirkungen sind außerordentlich wichtig für die Wöchnerin.

Sanct Johanneskraut weist auf die Verbindung mit dem Heiligen Johannes hin.

Hartheu wird es genannt, weil der getrocknete Stängel vom Johanniskraut sehr hart ist.

Teufelsflucht, Hexenkraut weist darauf hin, dass man glaubte mit Johanniskraut könnte man böse Geister und den Teufel fernhalten. Das Johanniskraut ist ein schützendes und zauberabwehrendes Heilkraut. Man sprach auch davon verhext zu sein, oder vom Teufel besessen zu sein, wenn man sich vor Liebessehnsucht verzehrt und vor heißem frisch leidenschaftlichem Verliebtsein nicht mehr ohne den anderen sein kann.

„die alte Weiber sagen/daß diß Kraut sei für Gespenst/ wann man es bei sich trägt/daher auch Fuga Dämonum soll genennet werden."
(Tabernaemontanus 1731: 1252)

Sonnwendkraut sagt uns, dass Johanniskraut ein sehr wichtiges und heilkräftiges Kraut war, denn es wurde zur Sonnwende gesammelt und als eines der Sonnwendkräuter beim Feiern geweiht. Siehe unter Beifuß.

Traditionelle Anwendung von Johanniskraut in der Kräuterheilkunde

Sommerpflanzen, also Pflanzen, deren Blüten im Hochsommer gesammelt werden, haben somit einen natürlichen Bezug zum Feuerelement. Im Feuerelement der chinesischen Medizin sind Herz- und Kreislauferkrankungen, das Blutgefäßsystem als auch Erkrankungen des Dünndarms anzusiedeln. Ebenso gehören geistige Störungen in das Feuerelement.

Wärmt und trocknet, es heilt Wunden, Nerven und Verbrennungen, es beruhigt und erheitert, wirkt antiseptisch, bildet Blut und stillt Blutungen.

Herz- und Kreislauferkrankungen

Schwindel, Herzinfarkte, Fieber, Parkinson, schwankender Blutdruck

Geistige Störungen

Manie und Melancholie, Geisteskrankheiten, Ängste und Depressionen, vertreibt Geister und Dämonen, Schlaflosigkeit, Bettnässen der Kinder, Konzentrationsschwäche der Kinder, nervöses Schwitzen, Herzklopfen, nervöser Magen mit Appetitlosigkeit und Übelkeit.

Unreine Wunden, Verletzungen, Geschwüre, Verbrennungen, Sonnenbrand

Johanniskraut als Öl, Tinktur oder anderer Darreichungsform ist ausgezeichnet dazu geeignet, Wunden und Entzündungen (z.B. an den Zähnen, Verletzungen oder Operationswunden) zu säubern und die Heilung zu beschleunigen.

„Aber dieser Zeit werden sie nicht allein innerlich zu Wundträncken / sondern auch äusserlich / Oel und darvon gesottenen Brüchen / in grossen /tieffen Wunden / Verletzung des Geäders/ nutzlichen gebraucht / solche zu reinigen / und von Grund aus zu heilen." (Tabernaemontanus 1731: 1251)[2]

Nerven, Lähmungen

Das Johanniskrautöl wird eingesetzt zur Linderung der Nervenschmerzen bei Ischias, Neuralgien, Hexenschuss, Rückenschmerzen, zur Heilung bei verletzten Nerven, bei Zittern, bei Verkrampfungen, Gicht und Rheuma, Trigeminusneuralgie, Verletzung des Rückenmarks, Gehirnerschütterung, Krämpfen, Lähmungen, auch infolge von Unfällen, Schlaganfall. Aufgrund des engen Bezuges zu den Nerven, würde ich Erkrankungen, wie z.B. die Multiple Sklerose, Epilepsie, Nervenlähmungen nach Polio auch mit einer regelmäßigen Einreibung mit dem Johanniskrautöl unterstützend behandeln.

„Die Glieder mit dem Kraut gerieben/des Tags zweimal vor dem Essen / ist gut fürs Zittern und Beben." (Tabernaemontanus 1731: 1251)[2]

Bauchkrämpfe der Kinder und Erwachsenen

Magenschmerzen, Magenkrämpfe, Blähungen, Kolik. Darmschleimhautentzündung, Gastritis, Völlegefühl. Auch kann man sich den Nabel mit dem Öl einreiben, um die Bauchkrämpfe und Blähungen, insbesondere der Kinder, zu lindern:

„Es wird auch gebrauchet wider die colicam (Bauchkoliken), wenn man sich um den Nabel damit schmieret/ welches aber kräfftiger wird, wann man Dillöl darzu thut/ und mit Wachs zu einem Sälblein machet." (Tabernaemontanus 1731: 1251)[2]

Gynäkologische Beschwerden

Schmerzhafte Menstruation, verstärkte Blutungen, Blutarmut, Blutungen in der Menopause oder Schwangerschaft. Erleichtert die Wehen.

„Wenn ein Weib in schwären Kindsnöthen ligt / soll man sie mit dem dürren Kraut beräuchen:(Etliche beräuchen die sechswöchige Weiber darmit / derohalben nennen man es an etlichen Orten unser Frauenwurz)." (Tabernaemontanus 1731: 1251)[2]

Blutungen

Stillt Blutungen im Darm, blutige Durchfälle, Blutungen am After, in den Schleimhäuten, im Unterleib, Hämorrhoiden.

Klassifizierung in der TCM

Der Geschmack ist etwas würzig, scharf und lang nachbleibend, leicht warm
Stillt Blutungen, tonisiert das Blut, belebt das Blut
Beruhigt den Geist, wärmt das Herz Qi, tonisiert bei Herzblut Leere
Beruhigt das lodernde Feuer im Herzen
Hitze und Toxine klärend

Zauber und Hexentradition aus Überlieferung

Johanniskraut gehört zu den Kräutern, die an Sommersonnwende gesammelt werden und in früheren Zeiten deshalb als besonders heilkräftig galten.

Es wurde, ebenso wie Beifuß, am Johannisfeuer als Gürtel getragen und mit allerlei Wünschen dem Feuer übergeben.

Sehr oft wurde Johanniskraut dazu benutzt, um den Teufel als auch Verwünschungen aus dem Menschen zu vertreiben. Wenn jemand vom Teufel besessen war, sind somit auch geistige Krankheiten, Manien, Schizophrenien und andere geistige Störungen gemeint.

Ebenso setzte man es ein, wenn man von Liebe verzaubert bzw. besessen war oder großen Liebeskummer verspürte.[5]

Das bedeutete, wenn man sich unsterblich in jemanden verliebte und großes Sehnen und Begehren den Geist des Verliebten in Besitz nahm, beruhigte man sich mit Johanniskraut.

Da Johanniskraut in der Zeit der meisten Gewitter blüht, glaubte man, dass es den Blitz fernhält und steckte es deshalb ans Fenster oder es wurde als Kranz aufs Hausdach geworfen.[5]

Aufgrund der roten Pünktchen, die die Blätter des Krautes zieren, ging man davon aus, dass Johanniskraut bei allerlei Wunden und Stichen helfe und somit wundheilend war. Und weil das Johanniskrautöl rot ist, sah man das als Zeichen, dass es das Blut ernähre, als auch Krankheiten des Blutes heilen könne.

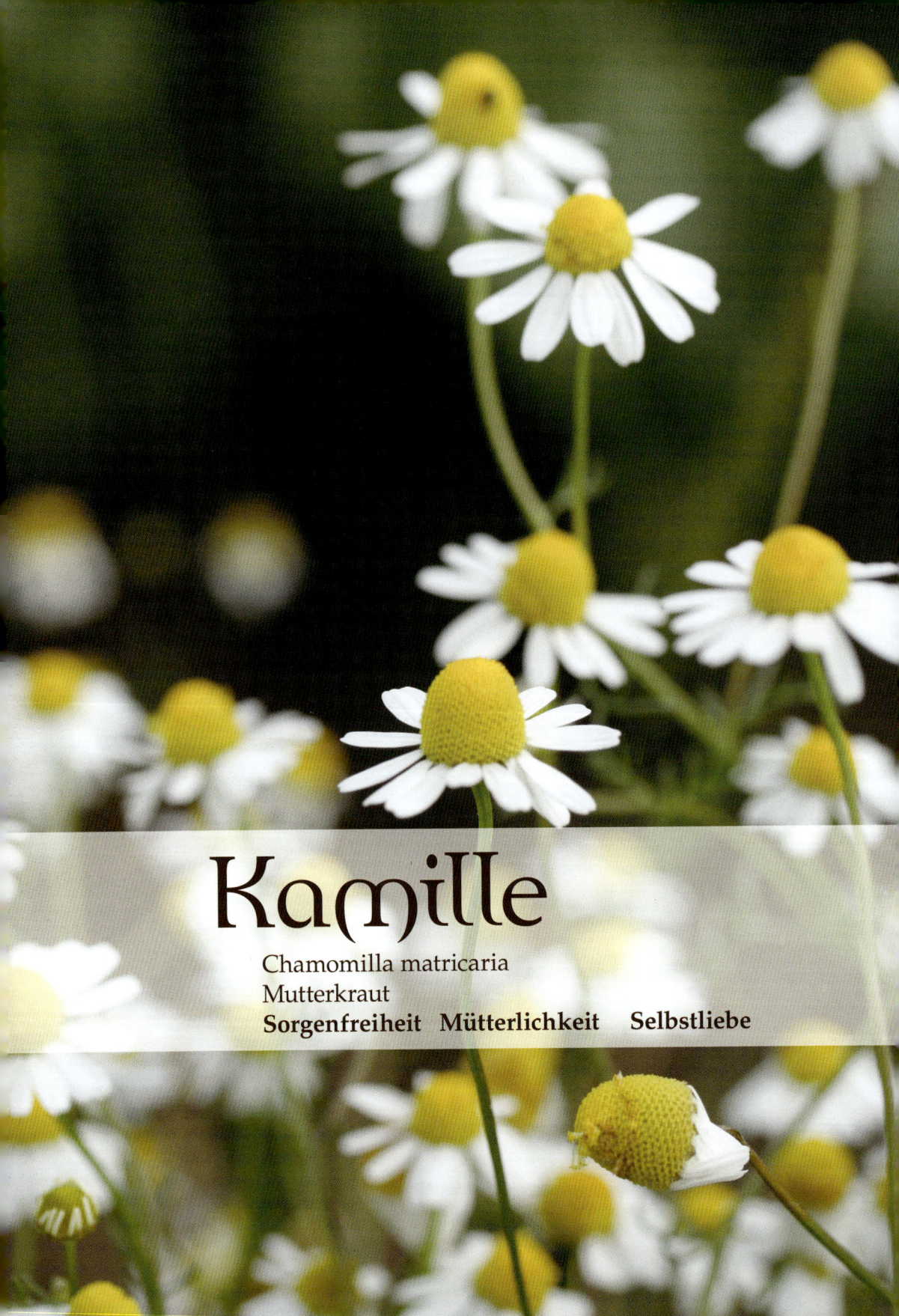

Kamille

Chamomilla matricaria
Mutterkraut

Sorgenfreiheit   Mütterlichkeit   Selbstliebe

Von der Botschaft der BlütenSeele Kamille

Ich, die Kamille, eine süße Pflanze, ich nähre dein Blut, den Magen und die Energie der Milz und Bauchspeicheldrüse und beruhige dein Herz.

Du bist eine sensible Seele, die auch einen verspielten kindlichen Kern in sich trägt. Du kannst Menschen erheitern und beruhigen, jedoch sorgst du dich zuviel und wenn du dich zuviel sorgst und Angst hast, ist dein Solarplexus - Chakra gestört. (Das kann sich in Magenbeschwerden wie Appetitlosigkeit, Magenschmerzen, Brechen und Unwohlsein äußern).

Ich trete in dein Leben, um dir klar zu machen, dass du in aller erster Instanz für dich zuständig bist und Verantwortung trägst.

Du bist nicht für die Leiden und Schmerzen der anderen direkt verantwortlich. Du hast ein großes Bedürfnis nach Harmonie und willst keinen Menschen und kein Wesen verletzten. Deine Liebe und Fürsorge sind sehr sehr groß und ausgedehnt. Aber mein geliebtes Kind, auch in deiner Achtsamkeit, kannst du nicht jedem gerecht werden. Also akzeptiere, dass andere Menschen, so wie du auch, manchmal, schmerzende Lektionen brauchen, um in ihrer Entwicklung voran zu kommen.

Wenn ich auftauche, heißt es für dich, grenze dich etwas mehr ab und lasse die Kontrolle über das Leben anderer los. Erkenne und sehe, dass du schon ein liebevolles achtvolles Wesen bist!

Kamillenwesen sind fröhlicher Natur, meist für andere da im Engagement, aber ihre Aufgabe ist es, sich immer wieder zurück zunehmen und trotzdem entspannt zu bleiben, denn ihre Kraft ist die Mütterlichkeit.

Ruhe und Abgeschiedenheit tun dir gut und stärken dich. Du bist der mütterliche Arm und Sonnenschein für deine Mitmenschen So fördere ich die Stärkung der Mütter nach der Geburt. Es ist wichtig für sie, im Zentrum zu bleiben.

Ich bin weich und weiblich und deshalb stärke ich auch die Weiblichkeit, das passive verträumte Prinzip. Ich helfe den verantwortungsbewussten Frauen und Müttern auch einmal abzugeben, wenn sie zuviel tragen und sich schuldig fühlen. Ich erleichtere, beruhige und stille die Schlaflosigkeit.

„Dont worry, be happy!" Die Kamillenseelen der Blüte sind kleine verspielte Seelen, die munter reden und sagen: „Spiel mit mir, lass die Sorgen sein und hinter dir. Alles wird gut, du musst dich nicht drum sorgen!" Egal, ob es Sorgen über andere Menschen sind oder die allgemeine Gedankenflut.

Die Kamillenelfen lächeln dich an, bringen dich zum Lachen und machen Mut und sagen: „Hoppla, wir sind da, wir helfen dir!"

Ich stärke die Freude am Leben, den Spaß und weise dir die Richtung des Spiels. Ich verhelfe zu Unbekümmertheit.

Ich wirke so, als ob du Alkohol trinken würdest, denn ich leere deinen Kopf und entspanne dich.

Kinder

Ich beruhige Kinder mit Ängsten. Das kann eine Angst vor der Schule sein, die sich in Bauchschmerzen äußert. Meine Kraft liegt im Entspannen und Befeuch-

Meine Affirmationen für dich lauten:

Ich lasse meine Sorgen über andere Menschen los. Ich bin ein liebevoller Mensch und akzeptiere den Weg der anderen.

Anwendung der BlütenSeele Kamille:

1-3-mal tgl. 3 Tropfen auf den **Solarplexus** oder auf das **Herzchakra** einreiben, je nach Lokalisation der Beschwerden oder 3 Tropfen auf die Innenseite der Handgelenke geben und in die Aura einstreichen.

ten der Mitte, (gemeint ist eine Stärkung der Verdauungsorgane). Deshalb bin ich gut bei Kindern. Denn Kinder haben noch eine leichte Schwäche der Verdauungsorgane und lernen erst im Laufe der Jahre die Nahrung aufzuspalten.

Körperliche Anwendung, empfangen vom Pflanzengeist der Kamille

Ich lindere und kühle Entzündungen der Schleimhäute, regeneriere wieder die Schleimhäute wie z.B. Magen und Darmschleimhaut, Nase und Ohren, Unterleib und andere.

Frauen, die Angst vor der Sexualität haben und vor der Hingabe, und dies auch körperlich spüren mit vaginalen Verkrampfungen, öffne und entspanne ich und helfe ihnen, sich hinzugeben.

Ich stärke das Blut und bin hilfreich bei Entzündungen im Kopfbereich wie Augenentzündungen, Zahnproblemen und Zahnentzündungen, erschwertes Zahnen der Kinder, Zahnschmerzen, Trigeminusneuralgien, Ohrenentzündungen, Schnupfen, Sinusitis und andere.

Ich nehme auch Druck vom Kopf bei innerer Anspannung.

Ich entkrampfe und bin auch einzusetzen bei Schlaflosigkeit.

Ich wirke stark auf den Magen: bei Magenschmerz, Appetitlosigkeit, Magenübersäuerung, Sodbrennen, Magenkrämpfen und Blähungen.

Ich beruhige die Haut. Ich erweiche den verkrampften Bauch und schließe Wunden. Nervöse Erschöpfung und Abmagerung lindere ich. Unterstützend bin ich bei Diabetes.

Und ich befeuchte verhärtete und verkürzte Sehnen und mache die Gelenke geschmeidig.

Die Kamille birgt die Kraft der Mütterlichkeit in sich. Das liegt auch schon im Namen verborgen. Chamomilla matricaria = das kommt von Mutter, mater. Wenn man an Kamillentee denkt, dann steht das meist in Verbindung mit der mütterlichen Fürsorge, welche man als krankes Kind erfahren durfte und die Mama oder Oma uns eine Tasse Kamillentee zur Genesung brachte.

Menschen, welche die Kamille benötigen, sind meistens von großer Liebe und Fürsorge in ihrem Herzen, und ihre Liebe für andere Menschen ist sehr weit entwickelt. Ihre Kraft als auch ihr Schatten ist das Mitgefühl. In der Balance des Gebens und Nehmens liegt ihr Schatz verborgen. Es gilt für sie zu akzeptieren, dass eine Quelle nur geben kann, wenn sie genährt wird und eine Mutter nur nähren kann, wenn sie sich selbst speist und Labsal gönnt, damit sie in Liebe für andere weiter sorgen kann. Und das Wichtigste für all die Herzens-mütter ist zu erkennen, dass jeder Mensch seinen eigenen Weg hat, auch wenn die Seele des anderen sich schmerzende Erfahrungen sucht, um vollkommen zu werden. Besonders als Mutter oder auch Vater, muss man sich immer wieder vor Augen halten, dass es nicht unbedingt hilfreich ist, wenn man sein geliebtes Kind vor jeder schlechten Erfahrung behüten will. Es kann sogar sein, dass man durch ein Überbehüten und zu starkem Bemuttern, ein ängstliches und unsicheres Kind erzieht, das dann wirklich nicht mit den Widrigkeiten im Leben fertig wird. Die Kamille war schon immer ein Kraut für die Mutter und die Kinder und balanciert deshalb die beiden miteinander aus; auf jeder Ebene.

Die Kamille lindert auch Schuldgefühle, welche eine Mutter oder ein Vater haben können, wenn die Familienangehörigen leiden. Zu oft beziehen Kamillenwesen die Schuld auf sich, sie fühlen sich sofort auf den Plan gerufen, wenn es „brennt" in der Familie und glauben, das Leid zu lindern, ist ihre Verantwortung. Zu schnell kann es dann sein, dass sie sich stark einmischen in das Unglück der anderen und der Zeit keine Chance geben, die Wunden zu heilen. So hat auch der andere keine Chance, im Alleingang sein Problem zu lösen und daran zu wachsen. Das sollte den Übermüttern und Übervätern immer wieder bewusst werden. Zu starke Einmischung führt zur Abgrenzung, als auch womöglich zur Verantwortungslosigkeit und Ängstlichkeit des anderen.

Krafttier:

viele singende zwitschernde Vögel, Ente, Kuh, Igel, Schwein

Erfahrungen aus der Praxis

„Habe mittlerweile an mir selber mit zwei BlütenSeelen gearbeitet... mit Kamille und Lungenkraut... und es ist erstaunlich, was sich da tut. Verwende sie sowohl direkt, als auch über das Einschwingen mit Tensor oder ISIS-Pendel, als auch mit der radionischen Anwendung habe ich bereits gute Erfahrungen gemacht. Danke, dass sie sich die Mühe gemacht haben, die BlütenSeelen zu verstehen und für uns bereitzustellen." Frau N.

„Seitdem ich die Sorgenfreiheit nehme, bin ich viel ruhiger und gelassener geworden." Frau S.

Bluthochdruck und Herzrasen streßbedingt

Patienten mit Herzrasen, phasenweise erhöhtem Blutdruck und Schlaflosigkeit aufgrund von seelischen familiären Belastungen, verhalf das Auftragen der BlütenSeele Kamille auf das Herzchakra zu einer völligen Beschwerdefreiheit.

Schuldgefühle

Frau B. kümmerte sich, ehrenamtlich, immer um viele Katzen. Das Amt wurde ihr zuviel, aber aus Sorge, Mitgefühl und Schuldgefühlen heraus, getraute sie sich nicht, die Arbeit aufzugeben. Gleichzeitig litt sie an einem Lymphödem. Mit der Kamille gab sie ganz plötzlich und ohne Schuldgefühle ihr Amt ab und ihr Ödem verschwand. (dieses Ödem rührte laut der TCM von einer Milzschwäche her und die Kamille stärkt die Milz)

Milchunverträglichkeit, Reizkolon

Frau L., eine sehr fürsorgliche Kinderkrankenschwester, litt seit Jahren an Oberbauchschmerzen im Bereich der Bauchspeicheldrüse, außerdem an einer Milchunverträglichkeit und einem Reizkolon. Sie trug Kamille ein bis zwei Wochen äußerlich auf den Oberbauch auf und die Beschwerden verschwanden.

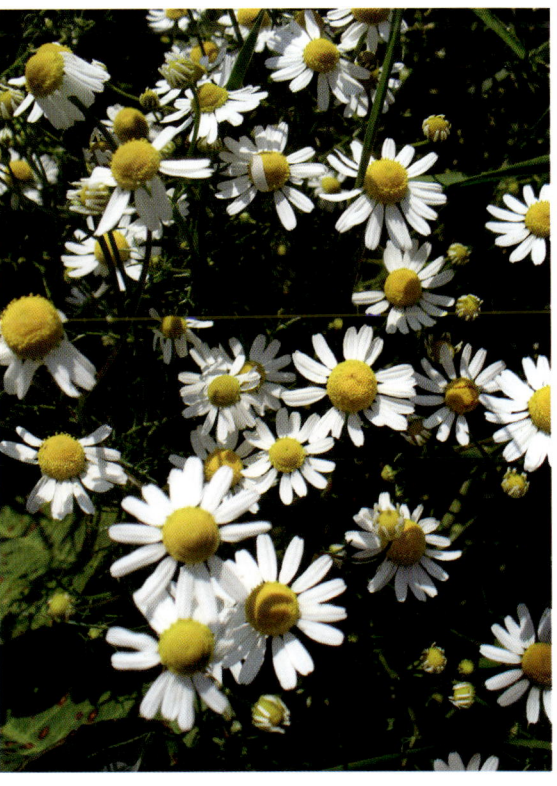

Diabetes

Frau H. aus Regensburg, reagiert sehr sensibel auf Medikamente, da sie sich auch nur mit Naturheilkunde heilt. Aufgrund von erhöhtem Blutdruck verwendet sie die Kamille äußerlich und interessanterweise waren ihre Blutzuckerwerte, sie leidet an Diabetes, nebenbei um einiges besser geworden.

Blasenentzündung

Eine Patientin litt unter wiederkehrender Blasenentzündung, nach nur zweimaliger Einnahme der Kamille waren die Beschwerden weg.

Sich Sorgen um Familienmitglieder

Eine Frau sorgte sich sehr um das an Gehirntumor erkrankte Kind in ihrer Verwandtschaft, die BlütenSeele Kamille half ihr wieder Abstand zu gewinnen. Kamille ist die BlütenSeele für ein sich zu vieles Sorgen um Familienmitglieder. Eine 70 jährige Frau ist die absolute Übermutter und sorgt sich um jeden und alles. Zudem hat sie immer wieder Bauchschmerzen und Blähungen. Die Schwiegertochter, die stark von ihr bemuttert wurde und darunter litt, verordnete ihr nur für die Bauchschmerzen die Kamille. Sie rieb die Kamille auf ihren Bauch für ein paar Wochen und die Wandlung war frappierend, die Bauchschmerzen wurden erheblich weniger, sie trat ihrer Verwandten mit Respekt und Achtung gegenüber auf, interessierte sich plötzlich dafür ihren Frieden zu finden und als dann noch ihr Mann und ihr Sohn beim Baumfällen die Garage zertrümmert hatten, sagte sie ganz gelassen, ach das ist nicht mein Problem.

Eine 35jährige Frau fühlt sich für jeden verantwortlich und kümmert sich um alles und jeden. Mit der Kamille wurde sie viel gelassener und beschrieb die Kamille wie ein Art Mutter für sie, die ihr Trost spendet, wenn sie überfordert ist.

Mädchen und ihre Freundinnen

Die Kamille unterstützt insbesondere fürsorgliche und verantwortungsvolle Frauen und Mädchen. Oft findet die Kamille zu Mädchen ihren Weg, die sich sehr verantwortlich für ihre Freundinnen fühlen, die sich schnell selbst Vorwürfe machen, wenn andere Mädchen sie meiden oder sie ungerecht behandeln. Sie plagen sich mit Fragen, wie sie sich denn verhalten sollen, damit sie es allen recht machen können. Die Mädchen leiden dann unter Kopfschmerzen oder auch Bauchschmerzen.

Von den Namen der Kamille

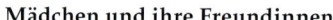

Chamomilla matricaria, matricaria ist vom Lateinischen mater-Mutter bzw. matrix-Gebärmutter abgeleitet. Was bedeutet, dass die Kamille ein

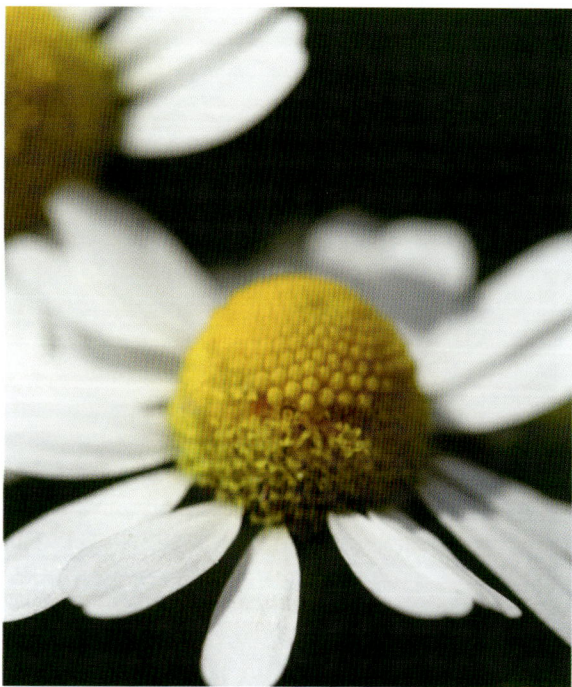

Heilkraut war, welches für die Gebärenden, die Wöchnerinnen als auch für die jungen Säuglinge eingesetzt wurde.

Chamomilla kommt aus dem griechischen und bedeutet, auf dem Boden wachsender Apfel, nach dem apfelartigen Geruch der Blütenköpfchen zu schließen.

Traditionelle Anwendung von Kamille in der Kräuterheilkunde

Über die Kamille gibt es so zahlreiche Rezepte und Darreichungsformen, dass es hier den Rahmen sprengen würde, diese aufzuzählen. Die Kamille ist fast schon ein Allheilmittel und wird dementsprechend bis in unsere heutige Zeit auch noch so eingesetzt.

Bei uns ist sie hauptsächlich noch als Magen und Darm entkrampfendes Mittel bekannt, doch leistet sie hervorragende Dienste auch in anderen Bereichen. Kamille kann man als Tinktur verwenden, als Umschlag auflegen, innerlich als Tee oder pulverisiert einnehmen.

Außerdem kann man ein Kamillenöl herstellen aus den frischen Blüten. Dieses ist hervorragend bei Schmerzen, welche vorwiegend von Kälte, Verkrampfung und einer mangelnden Durchblutung herrühren.

Sie entkrampft, entbläht und öffnet Magen, Darm und Unterleib, sie lindert Hautkrankheiten und Unreinheiten, heilt Wunden und Entzündungen, senkt das Fieber, beruhigt, sie fördert die Menstruation und entkrampft die Gebärmutter (bei Unterleibsschmerzen), lindert Kopfschmerzen.

Sie ist harntreibend bei Ödemen, Harnverhaltung, Nieren und Blasensteinen, Blasenentzündungen.

Nach Tabernaemontanus leitet sie sogar Würmer und Parasiten aus und reinigt den Darm

„Chamillenbluemn zu Pulver gestossen/durch ein Sieblein geschlagen/ und zu einem Theil des Pulvers/3. Theil gutes verschaumtes Honigs gethan/und zu einer Lattwergen vermischt/und darvon etliche Tag nacheinander des Morgens und des Abends/jedes Mal einer halben Welschen Nuß groß eingenommen/laxiert und erweicht den Bauch/und führet viel zähen Schleim und faulen Unrath durch den Stuhlgang aus/und reiniget die Därm und Eingeweid." (Tabernaemontanus 1731: 61)[2]

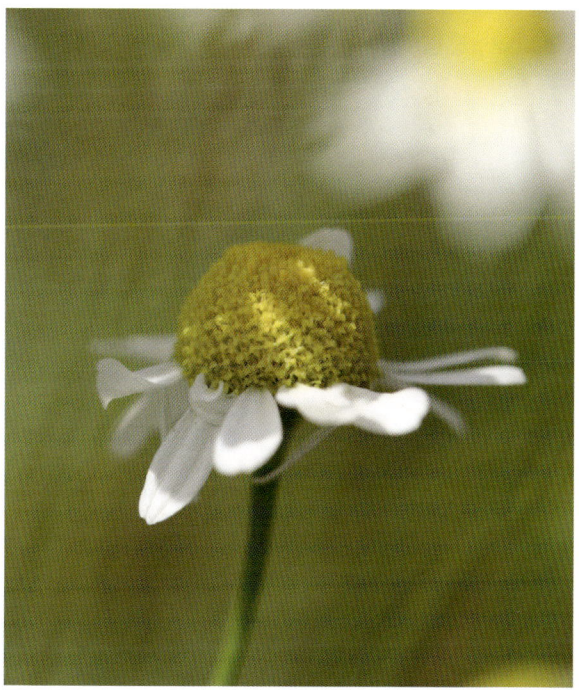

Dieses Rezept habe ich noch nicht selbst erprobt. Es ist aber interessant zu wissen, dass man mit der einfachen Kamille, einiges an Schlacken, Parasiten, Pilzen und Ablagerungen aus dem Darm befördern kann.

Erleichtert Zahnschmerzen

„Chamillen und Dillenkraut/jedes gleich viel in Wasser gesotten/ und darmit den jungen Kindern zum offtermal das Haubt warm gewaschen / hilfft / daß sie leichtlich Zähne machen." (Tabernaemontanus 1731: 63)[2]

Stillt den Schmerz, Tonikum und Allheilmittel

„Die Chamillen stärken und erwärmen das Haupt, die Brust/Lung/Leber/Milz/die Nieren/Blaß (Blase)/die Mutter(Gebärmutter) und die Geburtsglieder/und stillen allen innerlichen Schmerzen der gemeldeten Gliedern." (Tabernaemontanus 1731: 61)[2]

Schönheitsmittel

Festigt und kräftigt die Haare, blondiert und erhellt blonde Haare.

Zauber und Hexentradition aus Überlieferung

Die Kamillen wachsen normalerweise auf ungedüngten Feldern und unterstützen das Wachstum des Getreides. Man sagt der Kamille nach, dass sie von solcher Kraft sei, wenn man sie neben eine kranke Pflanze setze, dies genüge, um der kranken Pflanze wieder Kraft zu verleihen. Dass sie sich auf Getreidefeldern wohl fühlt, zeigt von ihrer Kraft, den Verdauungstrakt und das Erdelement der

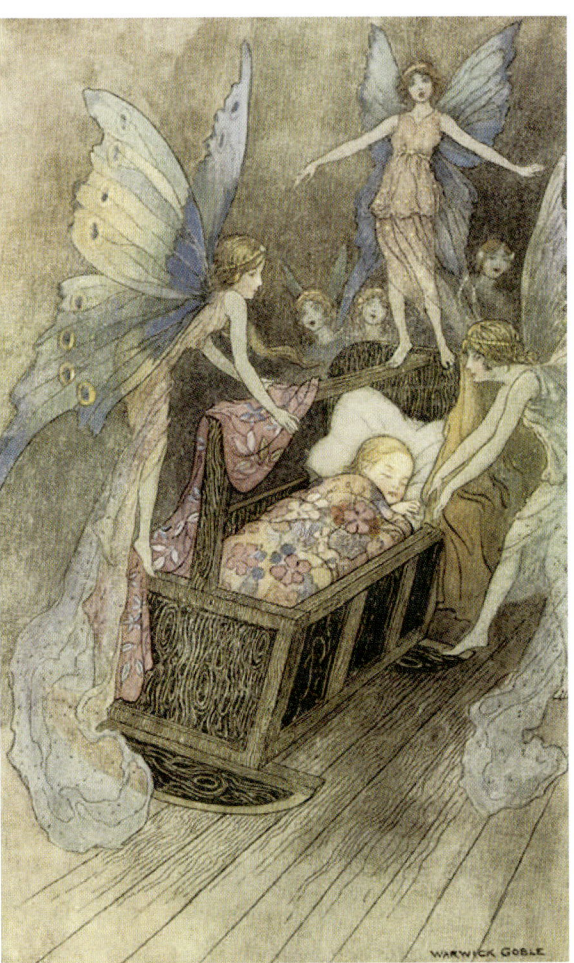

Menschen, den Magen, die Bauchspeicheldrüse und die Milz, zu stärken. Denn Getreide steht als Grundnahrungsmittel in enger Verbindung mit der Mutter Erde bzw. auch mit der Erdenergie im menschlichen Körper. Das Element Erde im Menschen zeigt sich in den Verdauungsorganen wie im Magen, der Bauchspeicheldrüse und der blutbildenden Milz. Sie nehmen die Nahrung auf, verwerten sie, spalten sie auf, um daraus die Sehnen, das Bindegewebe und die Muskeln zu formen. Sie ernähren und erzeugen die Körperflüssigkeiten und das Blut. Kamille ist sehr hilfreich bei Verdauungsbeschwerden. Bei Kindern, Heranwachsenden und Schwachen nährt sie deren Kraft von Muskeln und erhöht das Körpergewicht. Die nordischen Völker widmeten die Kamille dem Sonnengott Baldur, weil die Blüten an die Sonne erinnerten.

Sie war am wirksamsten, wenn man sie am Johannistag gepflückt hatte.

Klassifizierung in der TCM

Wärmt, befeuchtet, tonisiert, süß
Tonisiert in erster Linie das Milz- und Magen Qi
Tonisiert das Magen Yin
Tonisiert das Milz Yang
Leitet Feuchte aus Milz und Niere
Tonisiert Xue und Säfte
Tonisiert Herz Xue
Tonisiert das Nieren Qi
Bewegt leicht das Leber Qi und entkrampft bei aufsteigender Wind Kälte in
Gesicht und Kopf

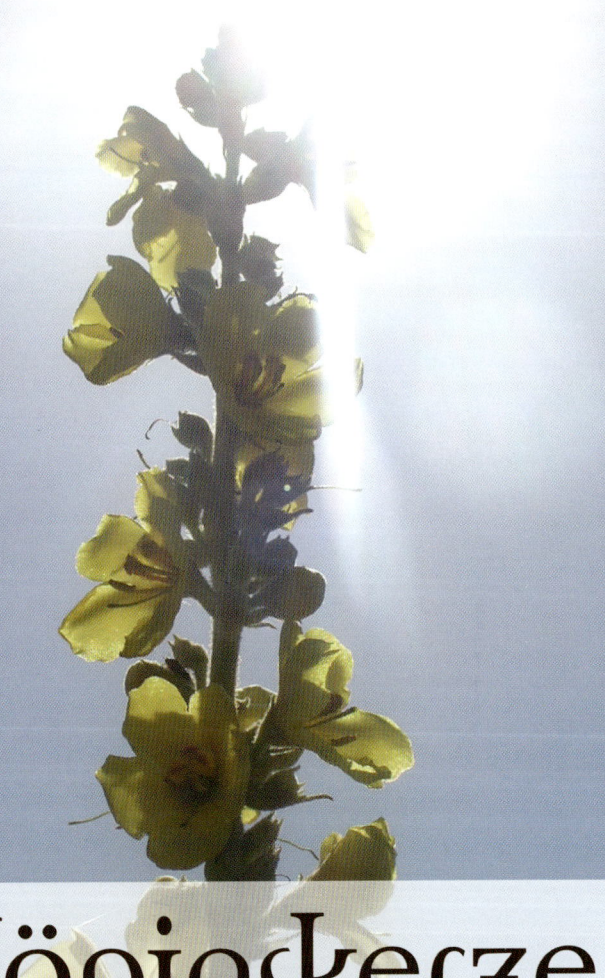
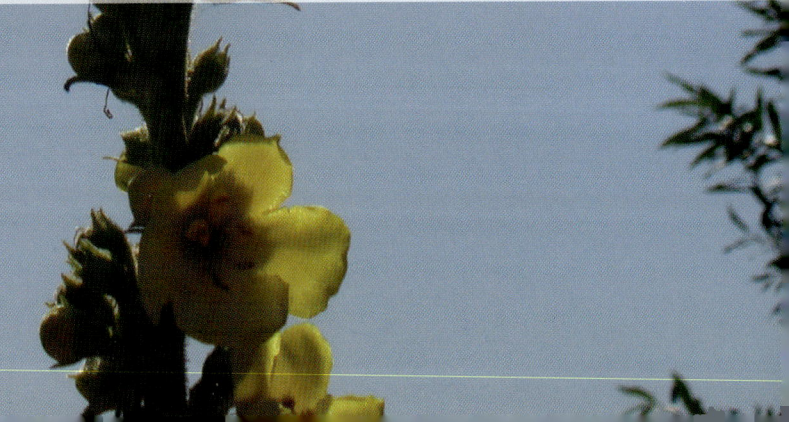

Königskerze

Verbascum thapsiforme
Himmelsfackel
Weisheit   Mitgefühl

Von der Botschaft der BlütenSeele Königskerze

Geliebtes Erdenkind, du brauchst mich und ich bin bei dir wie eine Mutter oder ein Vater. Ich schenke dir den Frieden. Du hast Großes geleistet und deine Seele schwingt mit dir. Du bist mit dir im Reinen und genau auf dem richtigen Weg. Du bist ein Kind Gottes und strahlst Licht aus. Deine Schatten sind durchflutet, deine Verletzungen geheilt. Du hast tiefe Weisheit und Spiritualität in dir.

Ich sage dir nun, sei stolz auf dich und sei ein Träger der Liebe! Deine Ziele und Ideale sollen weiterhin idealer Natur sein und du wirst den Dienst weiterhin an den Menschen ausüben. Strebe weiter himmelwärts. Du vereinst in dir himmlische und irdische Qualitäten, so stelle deine Weisheit in den Dienst deiner göttlichen Berufung. Du bist auf dieser Erde, um in anderen das Himmelslicht, das jeder Mensch in sich trägt, zu erleuchten.

Aber hüte dich vor Hochmut. So wie du ein Teil der Erdenwesen, der Pflanzen, der Natur bist, sind es auch andere. Du bist deshalb nicht besser als sie. Sei in Liebe und Mitgefühl zu deinen Mitmenschen, und wenn es dir nicht immer gelingen mag, so wisse, dass himmlische Helfer dich trösten und stärken in deiner Einsamkeit und Kraftlosigkeit. Ich, die Königskerze schenke dir Ruhe in tiefem innerem Frieden. Du fühlst dich eins mit dem Universum und dienst der Erde. Ich stärke dich in Zeiten der Einsamkeit.

So wie mein Pflanzenkörper gebraucht wird, nicht nur zum Heilen, so wirst du von den Menschen gebraucht: Du bist Weisheit, stelle deshalb deine Liebe der Menschheit zur Verfügung!

Glaube weiterhin an deine göttliche Führung und lasse dich leiten, so wirst du eine Himmelsfackel und ein Lichtbringer für die Menschheit sein.

Liebstes Erdenkind, neben meiner Hilfe, die Weisheit in dir zu finden und zu leben, bin ich eine Pflanze der Religion. Ich verbinde dich mit dem Göttlichen. Ich verbinde und schaffe Vertrauen in Gott. Mit mir kannst du deinen Schöpfer erkennen, wenn du an Gott und deinem Glauben zweifelst. Mit mir findest du zur Demut vor der Schöpferkraft des Universums und ich lasse dich die Zusammenhänge erkennen. Ich nähre die Zweifelnden im Glauben und bin wie ein Floss, das dich über das Wasser trägt, dich sicher zum anderen Ufer bringt in Zeiten, in denen dich nur dein Gottesvertrauen führen kann. In Zeiten, in denen Neues beginnt, Unsicherheiten auftreten und du alles in Frage stellst. Ich verbinde dein Herz mit dem Göttlichen, entzünde den Funken des Glaubens, der Liebe und der Hoffnung in dir. Lege deine Ängste in Gottes Hände: übergib deine Sorgen deinen Engeln und vertrau auf Gott. Er wird dich leiten und dir Licht zeigen in deiner Dunkelheit. Ich bin das Licht am Ende des Tunnels und somit auch sehr gut, wenn alles zerbrochen ist in dir und du nah am Tod warst. Ich bin die Liebe und das Licht. Amen. So Sei Es.

Körperliche Anwendung, empfangen vom Pflanzengeist der Königskerze

Ich helfe dir bei trockner Lunge, Einsamkeit, Anämie, Freudlosigkeit und Erschöpfung.

Meine Affirmationen für dich lauten:

Ich bin in Weisheit und Mitgefühl. Ich vertraue auf Gott.

Anwendung der BlütenSeele Königskerze:

1-2-mal tgl. 3 Tropfen auf das **Herz -** und das **Scheitelchakra** geben.

Ich stärke dich bei Auszehrung und erhelle dein Licht. Ich bin gut bei Milzschwäche, Pankreasschwäche auf Grund von Überarbeitung, ich befeuchte und entspanne dich. Ich unterstütze dich bei Sinusitis und Beschwerden der Bronchien.

Königskerze und die Energetische Blütenmischung *Innere Stimme & Spiritualität.*

Die Königskerze ist, neben der Wegwarte, ein Hauptbestandteil der Mischung *Innere Stimme & Spiritualität.* Fühlt also ein Mensch sich vom Bild der Königskerze angezogen, sollte er auch immer die Mischung austesten, ob diese eventuell das Mittel seiner Wahl ist.

Die Königskerze als alleinige Essenz schenkt tiefen inneren Frieden, Mitgefühl und Einheit mit dem Universum. Sie verstärkt den inneren Glauben, zum Dienste der Menschheit, hier zu sein. Sie entzündet den Funken des Glaubens, der Liebe und der Hoffnung im Herzen. Sie gibt dem Menschen die Information seiner inneren Größe und Weisheit, so dass der Mensch in Liebe zu sich sein kann und endlich erkennt, was er im Leben schon an Erfahrung gesammelt hat und wie weise er schon ist. Dazu ist kein hohes Lebensalter erforderlich, es gibt auch Menschen, welche schon mit einem Reichtum an inneren Erfahrungen in dieses Leben treten und eine gewisse Souveränität, Erhabenheit, ein grundlegendes Verständnis und Mitgefühl für andere mit auf diese Welt bringen. Meistens helfen oder führen sie andere Menschen, sei es im privaten oder beruflichen Umfeld. Sie sind oft der Zeit voraus, weisen den Weg, denn sie sind wie die Himmelskerze, ein Licht für die Menschen. Ihr Charakter und Wesen sind viel älter als ihr wahres Alter. Sie sind reife Persönlichkeiten. Benötigen sie allerdings die BlütenSeele der Königskerze, dann mangelt es ihnen im Moment an der Ein-sicht ihrer wahren Größe. Ebenso kann es sein, dass sie vom Dienste an der Menschheit (meist sind es Menschen aus den helfenden, heilenden Berufssparten) sich ausgezehrt und leer fühlen und ihr Herz voll ist von Mitgefühl und Mitleid für die anderen.

Mit der Königskerze erhalten sie die Information an sich selbst zu glauben, und ihre Sorgen vertrauensvoll an Gott zu übergeben.

Die Mischung *Innere Stimme & Spiritualität* hingegen greift verstärkt die Intuition, den Glauben und die Wegfindung auf. Sie öffnet noch mehr als die Königskerze alleine die oberen Chakren, verstärkt die Wahrnehmungskraft, und bezieht sich mehr auf die Entwicklung der Spiritualität.

Erfahrungen aus der Praxis

„Königskerze nahm ich, um mir meines Könnens und meiner Fähigkeiten für meine Arbeit bewusst zu werden und darauf vertrauen zu können. Um offen zu sein für neue Wege und neue Themen für meine Arbeit (z.B. Klangschalen und BlütenSeelen). Mit der Königskerze schaue ich bewusster auf das, was ich meinen Klienten in vielen Jahren gegeben habe und geben werde. Ich vertraue mehr auf meine Erfahrungen und Erfolge und zweifle nicht mehr gleich so stark an mir, wenn Kolleginnen von „allen möglichen" Weiterbildungen (Therapiemethoden etc.) erzählen." Frau P. aus Regensburg

„Königskerze - bringt das innere Wesen nach Außen - verwandelt auch harte Gesichtszüge in weiche. Lässt die Stimmigkeit in sich selbst wachsen." Frau A. aus Alteglofsheim

„Ich habe 3x3 Tropfen äußerlich angewendet, auf Herzhöhe. Es fällt mir immer ein wenig schwer, die treffenden Worte für eine spür- und definierbare Wirkung zu finden. Am ehesten meinte ich, meiner Mitte näher zu kommen. Ich hatte während der Anwendungszeit immer öfter das Gefühl völliger Ausgeglichenheit und Zufriedenheit. Das hält übrigens auch jetzt noch an. Eine innere Ruhe, Frieden ist in mir. Und das, obwohl mein Umfeld zum Teil „verrückt gespielt" hat. Das war nicht entscheidend; ich blieb „bei mir", meistens jedenfalls, doch überhaupt so einen Frieden und Stille in mir zu „hören", war mir vollkommen neu." Frau N. aus Neustadt

Alte Seelen

Meist greifen Menschen zu der Königskerze, welche schon sehr viele Erfahrungen in Ihrem Beruf oder Leben gemacht haben, auf verschiedenen Wegen. Vielseitiges Interesse, eine Summe an Aus- oder Fortbildungen, zeichnen ihren Weg und ihre Seele ist alt und weise.

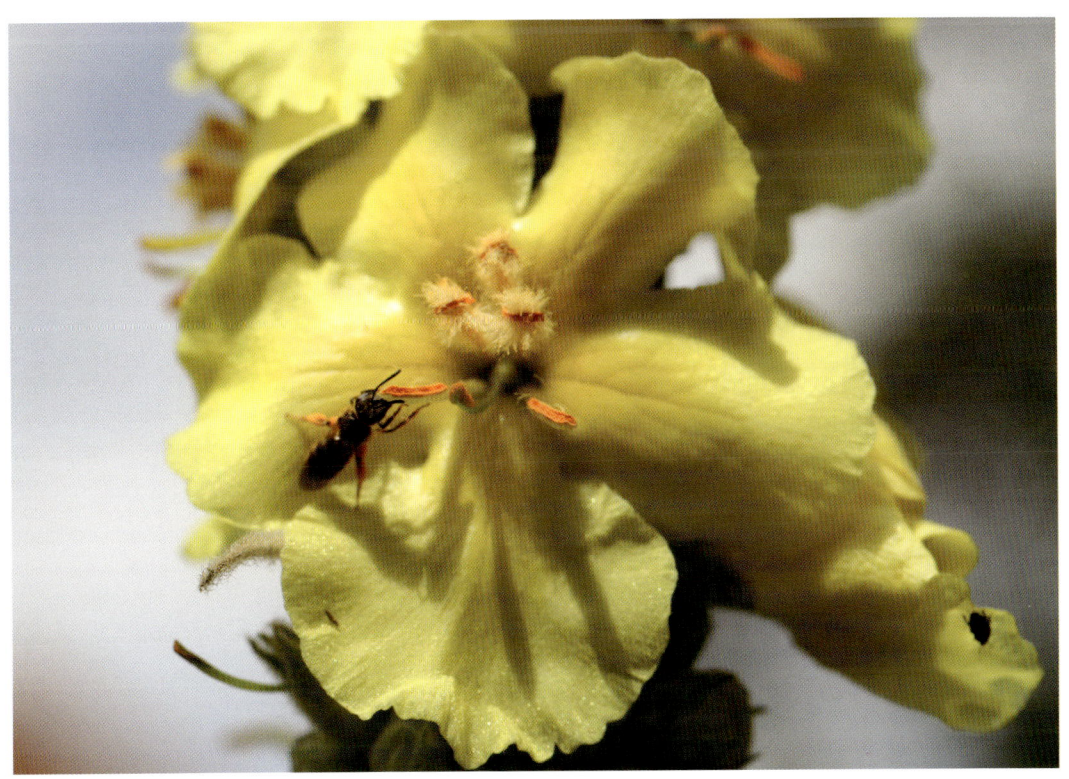

Glauben an sich selbst, an seine innere Größe und sein Potential

Die Hauptindikation dieser BlütenSeele in meiner Praxis ist der Glauben an sich selbst. Menschen kennen ihr Potential, aber können es nicht wirklich glauben und stellen Ihr Licht innerlich unter den Scheffel. Um sich also beispielsweise beruflich zu verändern, in dem man an seine neu erworbenen und doch so tief angelegten Fähigkeiten fest zu halten, hilft die Königskerze ganz wunderbar. Sie unterstützt den Glauben an die eigene Berufung.

Frau M. ist eine hervorragende Psychologin und doch zieht es sie immer mehr zu Heilmethoden aus dem Schamanismus, die sie sich aber nicht getraut alles davon anzuwenden. In ihr liegt noch ein großes Wissen, das sich zeigen will. Die Königskerze begleitet sie dabei, ihren eigenen Weg in ihrer Praxis zu gehen, egal was die Leute davon halten, so dass sie zur Heilerin der Seele wird mit ihren ganz eigenen Werkzeugen, womöglich auch aus früheren Leben in ihr angelegt.

Jedoch brauchen sie immer wieder mal die Königskerze, damit sie sehen und erkennen, welch großartige, erfahrene Seele sie schon sind. Zu oft neigen sie dann auch zu dem Gefühl, immer noch nicht genug zu können, zu sein, zu wissen. Und verlangen womöglich immer mehr von sich. Wenn jemand sich zu der Königskerze hingezogen fühlt, ist das immer ein Hinweis auf seine alte

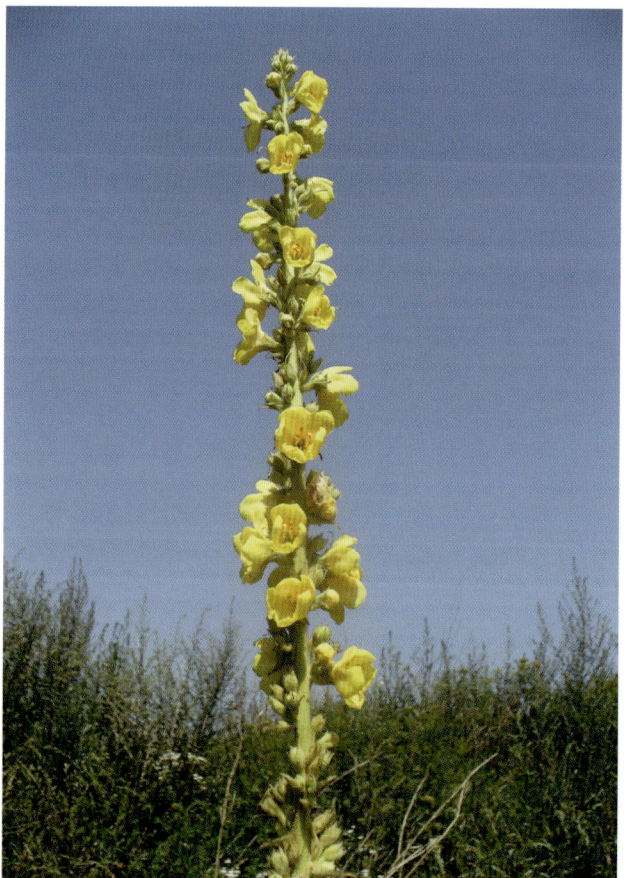

erfahrene Seele. Dieser Mensch kann das Gefühl der tiefen Weisheit, die er in sich trägt und kennt, nicht immer präsent halten. Mit der BlütenSeele Königskerze ruht man wieder in sich, schwingt weiterhin in Liebe und Mitgefühl für die Menschen und das Leben. Man kann mit der Königskerze sein eigenes, inneres, strahlendes großes Selbst erkennen. Sie macht den Menschen gelassener in seinen Anforderungen an sich selbst. Man ist sich genug, genügsamer. Sie finden damit zu einer Zufriedenheit und einer respektvollen Würdigung ihres Selbstes.

Von den Namen der Königskerze

Kerzenkraut, Brennkraut, Himmelbrand, Fackelkraut weisen auf die Verwendung der Pflanze als Fackel hin *Unholdenkraut* vertreibt somit Unholde.

Wullkraut oder *Wollkraut* wird es wegen der weichen behaarten Blätter genannt.

Marienkerze wird sie auch genannt, weil sie im Kräuterbuschen zu Mariä Himmelfahrt am 15. August das Zentrum bildet und auch der Heiligen Maria geweiht ist.

Wetterkerzen oder *Donnerkerzen* genannt, halten Königskerzen am Haus wohl den Blitz vom Gehöft fern. Als Wetterorakel leisteten sie ebenso Dienste. Bei Gewitter wirft man etwas von der getrockneten Königskerze aus dem geweihten Kräuterbüschel ins Feuer, um das Haus vor Blitzen zu schützen

Traditionelle Anwendung von Königskerze in der Kräuterheilkunde

Wenn ich mit den Schülern in der BlütenSeelen Fachberater Ausbildung mit der Königskerze meditiere, erscheinen immer zwei Chakren, auf welche die Königskerze wirkt. Das Scheitelchakra und das Wurzelchakra. Alleine schon die Form der Königskerze, ihr geradliniges Streben nach oben und ihre tiefe senkrechte Wurzel nach unten zeigen die Verbindung zwischen Himmel und Erde. Wie ein Mittler zwischen den Welten steht sie stolz und erhaben in glühender Hitze. Marcellus Empiricus behauptete, beim Herstellen eines Heilmittels mit der Königskerze musste man folgendes sprechen: Summum Caelum, ima terra, medium medicamentum (Ganz oben der Himmel, ganz unten die Erde, in der Mitte das Heilmittel).

Die Königskerze als Mittler zwischen Himmel und Erde, der Mensch, welcher die BlütenSeele der Königskerze zu sich nimmt, ist meistens ebenso ein Überbringer von himmlischen Botschaften für die Menschen. Deshalb ist er oft lehrend oder heilend tätig. Es ist nicht verwunderlich, dass sie auch in der Volksheilkunde eine starke Wirkung auf Krankheiten in den unteren als auch in den oberen Körperöffnungen hat. Denn sie wirkt auf den After, die Verbindung des Menschen mit dem irdischen Chakra nach unten, als auch auf die Lunge, welche uns mit dem Atem, den Odem, mit der geistigen Welt nach oben verbindet.

Zudem sah man in ihr eine Heilpflanze, die vor allen Dingen mit heißen entzündeten Krankheiten umgehen kann, denn sie wächst gerne in Trockenheit, in der Sonne, ist aber trotzdem sehr saftig und fleischig anzuschauen.

Sie befeuchtet und kühlt die Trockenheit in der Lunge, zieht zusammen, stillt Blutungen, kühlt die Haut, lindert Schmerzen. Laut Hildegard von Bingen heilt sie ein schwaches und trauriges Herz.

Trockener Husten

Königskerzenblüten lindern stark den trockenen Reizhusten mit wenig zähem Auswurf, diese Blüten kann man hierzu auch mit Fenchelsamen kombinieren; stoppt Blutspucken; hilft bei trockener Bronchitis, Tuberkulose und Brustschmerzen.

Hämorrhoiden

Zieht das Gewebe zusammen und heilt die geschwollenen und blutenden Hämorrhoiden, heilt die Verletzung am After und den Geschlechtsorganen, heilt Analfissur; bei diesen Beschwerden kommt mehr die Wurzel zum Einsatz, aber auch die Blüten.

Blut stillend im Darm

Stoppt Blutungen im Bauch und Unterleib, blutige Durchfälle (M. Crohn, Colitis Ulcerosa).

Haare
Ein Öl, welches aus den Blüten gewonnen wurde, färbt das Haar goldgelb und lässt es lang und schön wachsen. (Tabernaemontanus 1731: 959)[2]

Äußere Anwendung für Haut und Entzündungen

Zahnschmerz, Augenentzündungen, brennende und nässende Ekzeme, Verbrennungen, Juckender Ausschlag (Neurodermitis, Schuppenflechte, andere rötliche heiße Ekzeme) als Umschlag oder als Salbe aus den Königskerzenblüten, Feigwarzen, Wunden, Warzen, Ohrschmerzen, Schwerhörigkeit, Mittelohrentzündung; für die Heilung von Gesichtschmerzen nach Erkältung, Trigeminusneuralgie, Gicht und Gliederschmerzen verwendet man die Einreibung mit dem Öl aus den Königskerzenblüten.

Klassifizierung in der TCM

Leicht bitter, süß, kühlend
Tonisiert das Lungen Yin
Kühlt und befeuchtet Hitze-Schleim in der Lunge
Adstringiert bei Durchfall, Hämorrhoiden, Blutungen in Magen-Darm
Kühlt Bluthitze auf der Haut wie Neurodermitis, Akne

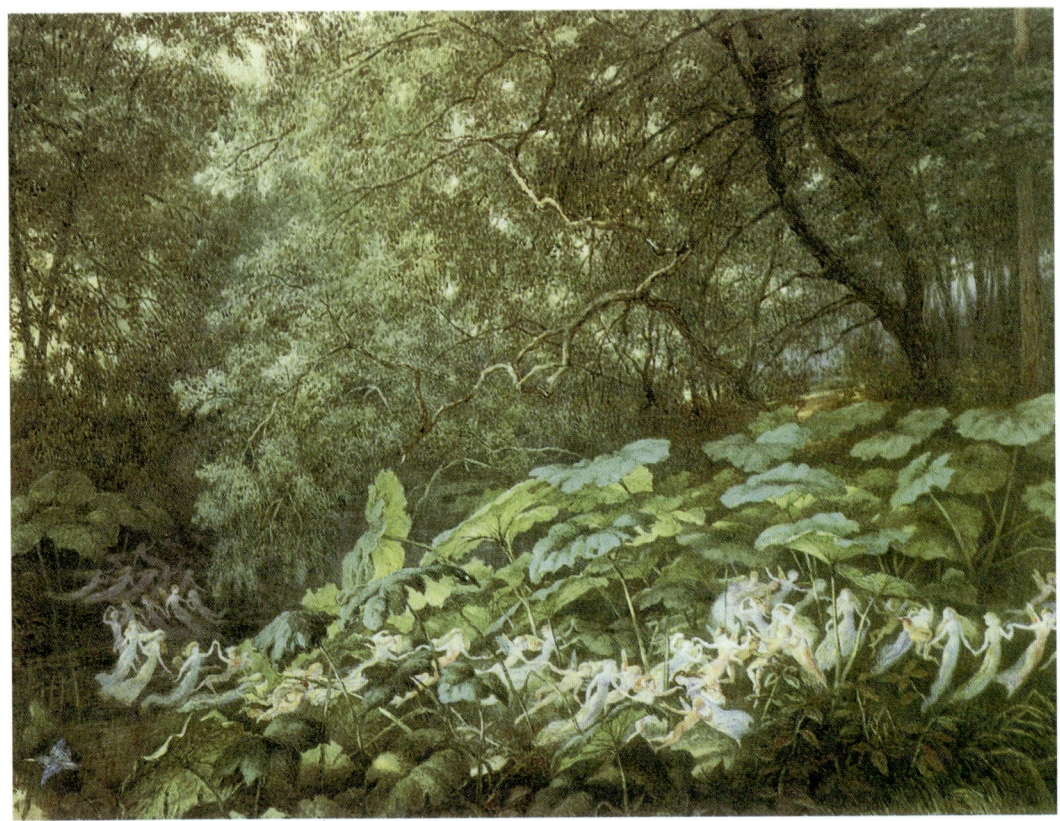

Zauber und Hexentradition aus Überlieferung

Die Königskerze ist im Kräuterbüschel, den man bis zum 15. August in Bayern sammelt, der Mittelpunkt des Straußes. Der Strauß wird auch heute in Bayern noch geweiht und ist eine kleine Zauber- und Hausapotheke das ganze Jahr über. Er segnet die Besitzer und verbindet sie mit den Heilkräften aus der Natur.

Man glaubte das Tragen der Königskerzenwurzel als Amulett kann Unholde und bösen Zauber fernhalten, als auch die Empfängnis verhindern. Die geweihte Königskerze vertreibe wohl Ratten und Mäuse, die dämonische Tiere waren. (Scherf 2007 : 122)[5] (diese Nager übertrugen viele Krankheiten und haben dem Menschen seine Nahrung geschmälert).

Die Königskerze konnte auch eine Verbindung zum Jenseits herstellen und Zukünftiges voraussagen: So glaubte man z.B., wenn nach einem Todesfalle die Königskerze auf dem Grab oder beim Haus aufgeht, bittet die verstorbene Seele um eine Wallfahrt, um die Seele aus dem Fegefeuer zu befreien. (Scherf 2007 : 123)[5]

Früher wurden die fetten Blätter als Dochte verwendet, zerstoßen waren sie ein guter Zunder. Auch wurde die Königskerze in Wachs getaucht und als Fackel und Kerze gebraucht.[5] Eine Fackel, eine Kerze hat auch die symbolische Bedeutung von Hoffnung und Glauben, Licht und Erleuchtung. Licht im Herzen und im Geiste zu haben, bedeutet weise und in Liebe zu sein, was die Aussage der BlütenSeele wiedergibt.

In Niederbayern erbat man Heilung, indem man mit einer Königskerze ein Kreuz über den erkrankten Körperteil machte, sich mit Weihwasser besprengte und sprach: „Unsere liebe Frau (die heilige Maria, Mutter Gottes) geht über das Land, sie trägt den Himmelbrand in ihrer Hand." (Scherf 2007 : 122)[5]

Noch im 19. Jh. ging man nach Sonnenuntergang zu einer Königskerze, sprach ein Gebet und bat um Heilung bei Krankheiten von Mensch und Tier. (Scherf 2007 : 122)[5]

Man sagt, die Elfen tanzen und vergnügen sich im Reigentanz nachts um die Königskerze, die da steht wie ein Maibaum, um den getanzt wird. Und da passiert es im fröhlichen Gemenge der Elfen, dass sie die Königskerze stupsen und so liegen deshalb jeden Morgen die abgefallenen Blütenblätter auf dem Boden.

Vor dem Christentum wurde die Königskerze noch als eine aphrodisierende Pflanze gesehen, schon allein ihre phallische Statur erinnert daran. Im Christentum wurde sie mit der heiligen unschuldigen Maria assoziiert. Sehr oft wurden Pflanzen, welche im Heidentum im Zusammenhang mit Lust und Freude standen entweder später als Teufelspflanzen oder Hexenkräuter bezeichnet, oder sie wurden dem Christentum angepasst. Im nordamerikanischen urbanen Voodoo wird ein Blättertee aus dem Königskerzenkraut als Aphrodisiakum getrunken. (Rätsch, Ebeling 2003 : 205)[6]

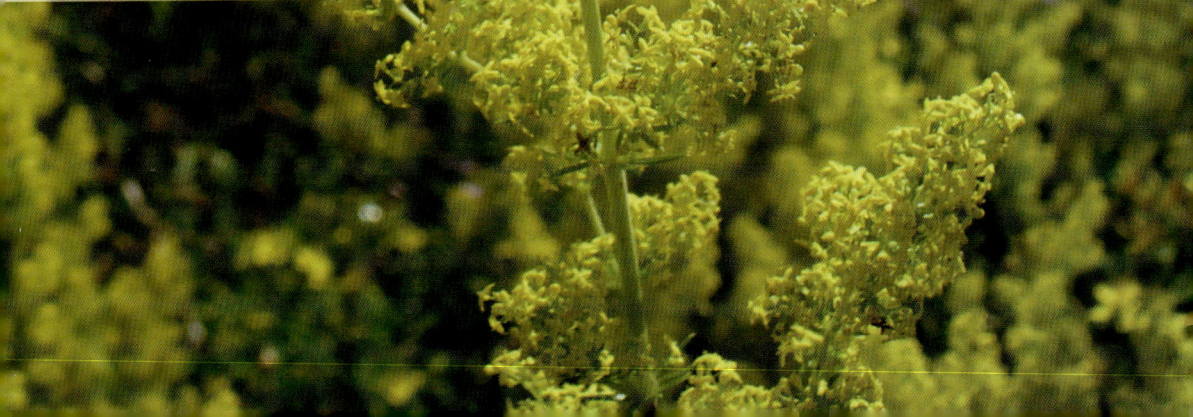

Echtes LABKRAUT

Gallium verum
Unser Frauen Bettstroh
Vergebung   Loslassen

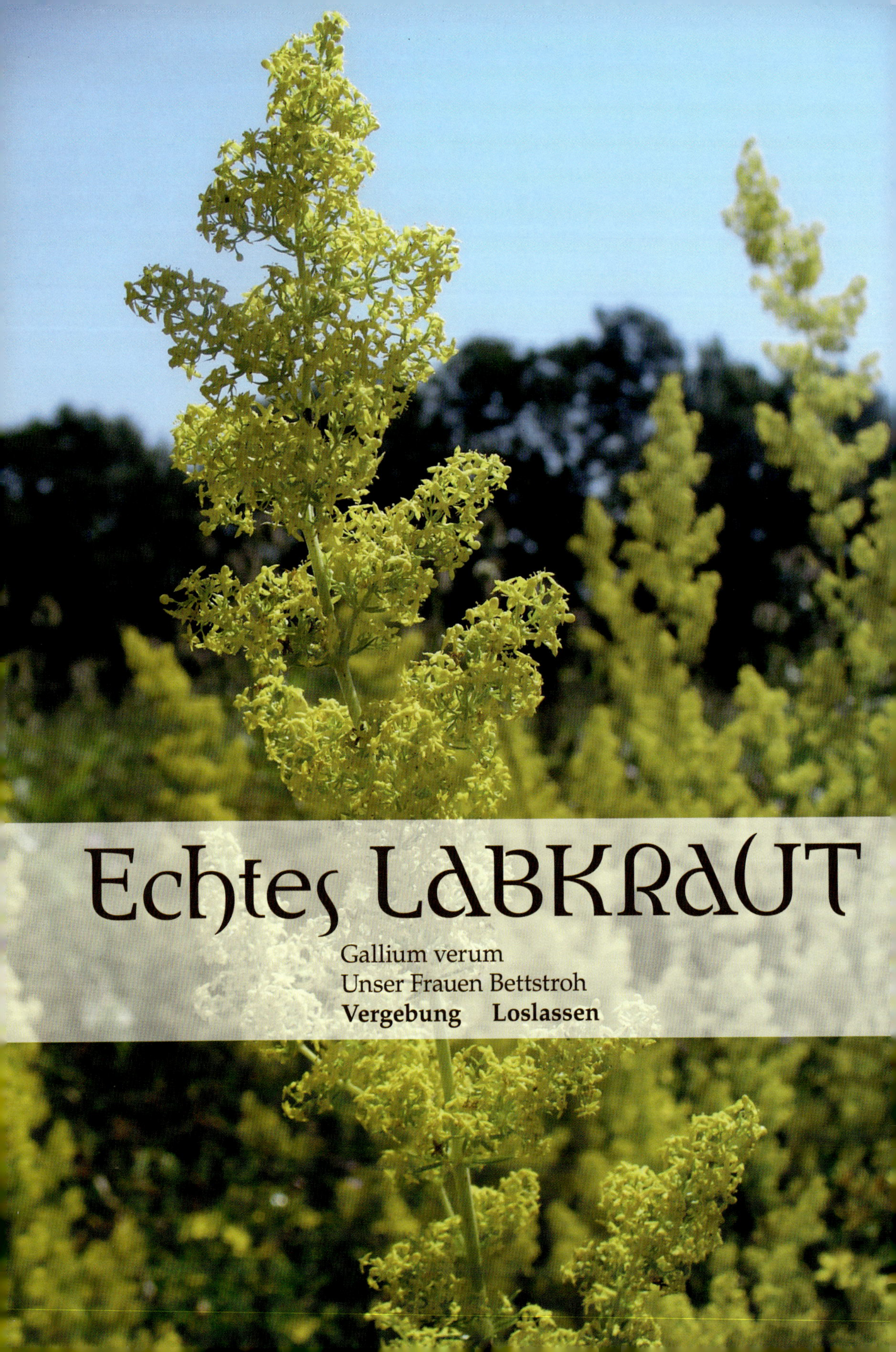

Von der Botschaft der BlütenSeele Labkraut

Wenn ich in deiner Hand erscheine, geliebtes Kind, dann heißt es, loszulassen. Du bist ein Mensch, der zu sehr an negativen Gefühlen festhält und nur schwer vergeben kann. Diese Enttäuschungen, die du nicht verarbeitest, haben dich etwas bitter und schwermütig, gereizt und wütend gemacht. Du bist zu sehr in deine alten Gedanken und Erfahrungen verstrickt. Finanzielle Sicherheit ist dir sehr wichtig. Ich hingegen bin ein Wesen, das negative Einflüsse durchleuchtet und mit meiner Zielstrebigkeit und klarer Lebenskraft und Freude erhellt. Es gibt nicht wirklich negative Einflüsse für dich, du kannst aus allem wachsen, du sollst nichts verdrängen, du sollst es verstehen, was dir an Verletzungen und warum dir Verletzungen widerfahren sind, um es dann mit einem höheren Bewusstsein zu verstehen und zu vergeben. Denn alles, was geschieht, ist ein Spiegel deiner selbst. Du bist verantwortlich, auch wenn es oft schwer, schmerzhaft und unbegreiflich ist. Ich schenke dir die Erkenntnis darüber. Ich stärke dein Bewusst-Sein, helfe zu vergeben und loszulassen. Wenn ich also erscheine, dann verstecke nicht deine Emotionen, sondern werde dir der Zusammenhänge bewusst. Ich schenke dir Erkenntnisfähigkeit und die Fähigkeit zur Einsicht. Ich reinige dich von deinen negativen Emotionen wie Bitterkeit, Zorn, Rache, Neid und Wut. Ich bin ein Kraut voller Freude, Klarheit und Stärke. Ich reinige von negativen Energien und schenke Lichtenergie.

Körperliche Anwendung, empfangen vom Pflanzengeist des Echten Labkrauts

Vor mir erscheint eine Frau mit Labkraut um die Hüften und es hängt wie ein Kleid an ihr herab. Die Frau füllt den Badezuber mit Labkraut und wäscht ihre Kinder darin.

Ich sehe, wie es viel im Gebrauch ist, zum Ausstreuen des Bodens mit anderen Kräutern als Innenfüllung im Bett und in der Speisekammer. Es desinfiziert in einer gewissen Weise und hält rein, schützt vor ansteckenden, entzündlichen auch eitrigen Krankheiten und ist auch als Badezusatz in früheren Zeiten sehr häufig verwendet worden. Das Labkraut blühte zu anderen Zeiten reichlich und war regelmäßig im Gebrauch wie z.B. zu Abwaschungen im Wasser. Als Tee wurde das Labkraut oft getrunken, weniger wegen seines Geschmacks, sondern weil es sehr reinigend wirkt. Vorwiegend reinige ich von Giften, Alkohol, lindere infektiöse Durchfälle und eitrige Ausschläge.

Ein Stärkungsmittel bin ich und im Bettstroh stärke ich die gebrechlichen, schwachen, kranken Menschen und die Gebärenden. Bei der Geburt war ich hilfreich, da ich Infektionen verhütete.

Ich bereinige alle nässenden eitrigen Entzündungen in allen Bereichen des Körpers. Deshalb verwende mich als zusätzliches Mittel bei Entzündungen von der Gallenblase, des Pankreas, des Magen und Darmtraktes und des Unterleibes. Ich bin nicht, wie das Schöllkraut ein Heilkraut, das stark zerteilt und austreibt, sondern ich heile, indem ich die eigenen Abwehrkräfte stärke. Ich reinige den Kopf und befreie ihn von Kopfschmerz. Ich werde in heutiger Zeit selten benützt, sollte aber wieder mehr in Gebrauch sein. Weil ich stärkend bin und auch vor Elektrosmog, Gift und Chemie im Essen schütze.

Meine Affirmationen für dich lauten:

Ich verstehe bewusst die Ursachen meiner negativen Erfahrungen und vergebe. Ich lasse los. Ich erkenne mich selbst und mein Leben und lasse negative Verhaltensweisen los.

3 Tropfen 1-3-mal tgl. auf den Solarplexus und/oder auf schmerzende Stellen geben wie Gelenke, Magenbereich und Sakralchakra und / oder auf die Handgelenke geben und in die Aura einfächeln.

Ich bin ein gutes Wundheilungskraut, unterstütze so auch bei Geschwüren und Krebs.

Ich reinige, wie schon gesagt, in allen Körperbereichen und stärke. Ich bin eher von kühler bis neutraler Natur. Deshalb bin ich auch gut bei Cellulitis, überall wo Ansammlungen von Schleim sind. Ich schenke neue Lebenskraft und Freude.

Kinder

Wut, Eifersucht, ADHS, Unruhe, Aggression, Konzentrationsschwäche lindere ich und mache Kinder wieder mild.

Die Energie des Labkrautes ist sehr lichtvoll, kräftig und stärkend und außerordentlich reinigend. So ist es ein wichtiger Bestandteil in der Mischung *Schutz & Reinigung*. Es ist ein hervorragendes Kraut für Menschen, die immer wieder zu Entzündungen im Körper neigen, zu Ansammlungen von Gewebe wie Knoten, Verschlackungen und Gelenksentzündungen. Auf der seelischen Ebene hilft es vermehrt zur Einsicht. Es geht hier aber nicht wie beim Buschwindröschen darum etwas zu erkennen, was den Menschen sehr belastet, vielmehr befindet sich die Energie schon mehr im Loslassen und Aufgeben veralteter Gefühle und Gedanken. Menschen, die Labkraut benötigen, können nur sehr schwer vergeben, entweder sich selbst oder dem anderen und ständig kreisen die ewig gleichen Gedanken um Vergangenes. Sie können auch nachtragend sein und merken sich negative Erlebnisse wie ein Elefant. Es ist schwierig, sie aus den festgefahrenen Bahnen zu bewegen, sie sind nicht die spontanen Menschen, sondern sind mehr auf Sicherheit, Beständigkeit und Gewohnheit bedacht. Natürlich muss nicht alles auf sie zutreffen, es reicht oft schon für die Anwendung der BlütenSeele, sich in einer akuten Situation zu befinden, in der man innerlich grollt und hadert.

Erfahrungen aus der Praxis

Verschlossene Trauer und eitriger Zehennagel

Ein 11 Jahre alter Junge war als Kleinkind dabei, als sein Vater an einem akuten Herzinfarkt verstarb. Seitdem litt er an Übergewicht und fraß sein Leid in sich hinein, zeigte es nach außen nicht. Durch Labkraut, das er selbst unbedingt wollte, wurde er freier, gelöster und nebenbei heilte sein eitriger Zehennagel, den er schon Wochen hatte, als er das Labkraut äußerlich auftrug. Außerdem verlor er zusätzlich endlich Gewicht, weil er bereit war für eine Ernährungsumstellung.

Trennung und Schuldgefühle

Frau D. trennte sich von ihrem Mann, der an dem Borderline Syndrom erkrankt war. Sie litt seitdem an Schuldgefühlen. Als er ihr auch noch zusätzlich eröffnete, dass er seit ihrer Trennung Alkoholiker sei, verstärkten sich ihre Schuldgefühle massiv. Mit dem Labkraut zog Klarheit bei ihr ein und die Schuld, als auch die innere Bindung zu ihrem Exmann löste sich in Wohlgefallen auf. „Das Labkraut war der Hammer". Glaube mir, ich habe bei der Einnahme nicht daran gedacht, dass ich jetzt was spüren müsste, sondern habe mich vielmehr gewundert, dass auf einmal Gedanken da waren, die ich so nicht kannte. Als ich die Tropfen genommen hatte, merkte ich schon am nächsten Tag, dass mir auf einmal Gedanken der Klarheit kamen. Ich hatte mir auch früher Gedanken gemacht, aber bin nie zu einer Lösung gekommen. Jetzt waren da Gedanken, die mich zu der Erkenntnis kommen ließen: ja war doch völlig klar, dass es so kommen musste!"

Krafttier:

Tiger

Schulterschmerzen

Frau E. nahm das Labkraut aus seelischen Gründen. Nebenbei litt sie seit 6 Wochen an einer Schultergelenksentzündung mit starker Einschränkung der Beweglichkeit. Sie rieb das Labkraut 1- 2 Wochen unregelmäßig auf ihre Schulter. Danach waren die Beschwerden weg. Zudem veränderte die BlütenSeele auch sehr ihr seelisches Wohlbefinden.

Ärger, nicht Loslassen können und Vergeben

Frau H. 65 Jahre spricht selten ihren Ärger aus, wenn es in der Familie Meinungsverschiedenheiten gibt. Sie kann nur sehr schwer andere Meinungen akzeptieren, ist übergewichtig, hatte Krebs, ein Leber und Nierenleiden und Gelenkschmerzen.

Mit der äußerlichen Anwendung der BlütenSeele durch Einreibung auf ihre Gelenke, löste sich ihr Ärger, sie konnte den Weg ihrer Familienmitglieder ohne Wut hinnehmen, und die Gelenkschmerzen besserten sich.

Aggression bei Kindern

Ein Junge, 11 J. ist nachtragend, produziert Streitereien mit den Eltern, will als der Erstgeborene im Mittelpunkt stehen und ist neidisch auf die Geschwister. Mit der BlütenSeele Labkraut, das er sich selbst wählte, wurde er ruhiger und etwas friedlicher.

Nicht Vergessen können

Eine Frau fühlte starken Groll über ihre ehemalige Freundin. Obwohl sie an keinem Kontakt mehr interessiert war, kreisten die Gedanken und die Wut um die Freundin. Sie nahm 15 Tropfen der BlütenSeele über den Tag verteilt in einem Krug Wasser und seitdem ist sie innerlich frei und fühlt keinerlei negative, störende Emotionen zu der ehemaligen Freundin.

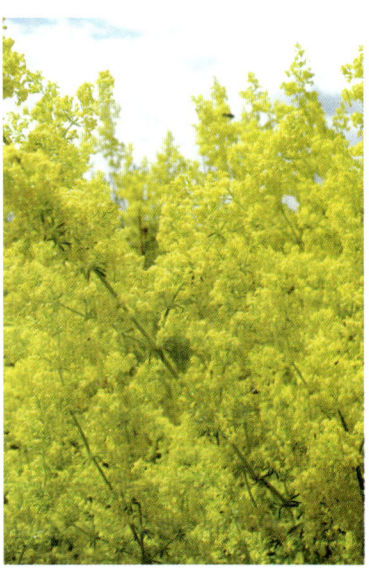

Aphrodisierend

Eine Kundin gab das frische Labkraut und auch Mädesüß in die Badewanne und erlebte eine anregende Zeit mit ihrem Partner in der Wanne.

Lassen des anderen, Annehmen des Schicksals

Eine Mutter nahm sich das aufreibende Verhalten ihrer Tochter so sehr zu Herzen, dass es schon morgens durch Streitereien Tränen gab. Mit dem Labkraut konnte sie die Tochter so lassen und ihre Emotionen waren ruhig.

Radioaktivität, Strahlungen, Elektrosmog

Das Labkraut schützt vor Strahlungen jeglicher Art. Wenn jemand sich sehr belastet damit fühlt, dann ist das Labkraut hilfreich. Da es auch im Schutz & Reinigungsspray enthalten ist, ist auch das Spray für jene Umweltschädigungen hilfreich. Zur Zeit der Katastrophe von Fukushima, war das Thema Schutz vor Radioaktivität sehr aktuell, auch ich fragte mich, da ja alles Energie ist, auch die Radioaktivität, müsste es doch auch ein Kraut geben, welches schützt. Just an dem Tag kontaktierte mich eine sehr fühlende Klientin mit dem Problem, dass Sie ein Päckchen aus Asien erhalten habe und seitdem ihre Schilddrüse verrückt spiele und sie vermute, das Paket sei radioaktiv kontaminiert, ob es denn dagegen keine BlütenSeele gäbe. Ich verordnete ihr das Labkraut, das nach kurzer Anwendung, äußerlich auf die Schilddrüse, ihren Beschwerden ein Ende setzte.

Loslassen von Ängsten, Angst vor Krankheit

Frau G. verlor ihre Mutter im Alter von 20 Jahren durch Leukämie, sie zog dann ihren 11jährigen Bruder auf, ihr Vater verstarb früh an Leberkrebs. Seitdem leidet sie an Ängsten vor Krankheit. Als Hilfe bekam sie das Labkraut und auch die Schlüsselblume. Das Labkraut hilft alte Denkmuster loszulassen und die Schlüsselblume beruhigt die Ängste und macht unbeschwert wie ein Kind.

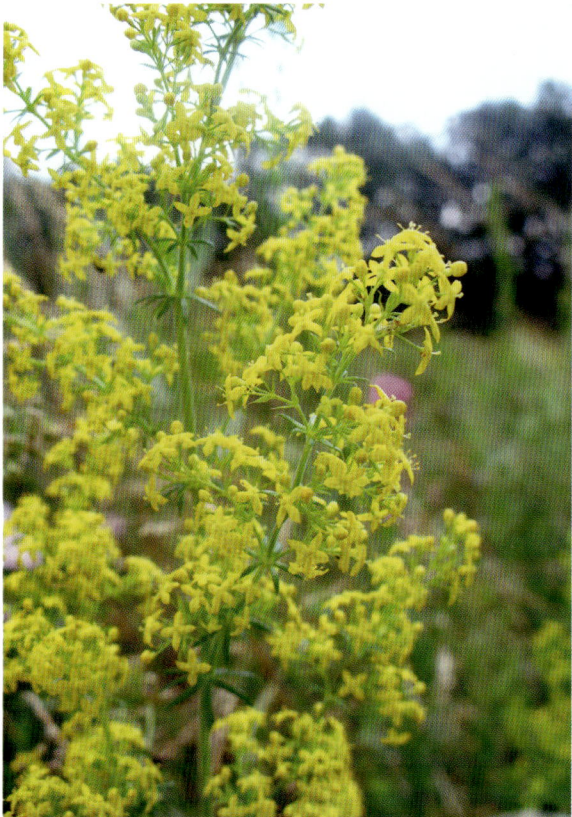

Selbstvorwürfe, ständiges Kreisen um die Vergangenheit, sich selbst nicht Vergeben

Frau D. kam wegen Rückenverspannungen in meine Praxis, ich ließ sie eine BlütenSeele mit Hilfe der BlütenSeelen Karten wählen und sie griff zum Labkraut, was mich sehr wunderte, ich fragte sie, ob es denn im Leben etwas gibt, das sie nicht vergeben könnte und da offenbarte sie mir, dass ihre Mutter schon vor 15 Jahren verstorben sei und sie sich selbst immer wieder Vorwürfe mache, hätte sie noch das oder jenes tun oder sagen sollen. Sie sagte, ihre Gedanken seien immer dieselben und drehen sich im Kreis. Das schreit geradezu nach dem Labkraut! Sie konnte sich dann nach einer längeren Anwendung selbst vergeben und endlich loslassen.

Von den Namen des Echten Labkrautes

Megerkraut: Meger ist ein anderes Wort für Grind, Ekzem und deutet auf die Kraft hin, Ekzeme zu heilen

Waldstrow, Unser Frauen Bettstrowe, Liebkraut, Unser Frauen Wegstrow, Ladys Bedstraw: Diese

Namen deuten auf die Verwendung des Labkrautes als Strohkraut im Bett hin. Es wurde getrocknet als Füllung der Kissen und Matratzen benutzt, weil der intensive Kumarinduft Läuse und Insekten fern halten solle. Mehr zu Bettstrohkräuter beim Johanniskraut.

Während der Geburt wurde es den Gebärenden ins Bett gelegt, um die Hüften gebunden, ihre Kissen wurden mit Labkraut gefüllt oder sie hielten die Bettstrohkräuter wie Labkraut oder Johanniskraut während der Geburt in ihren Händen.

Gallium Verum: Gallium leitet sich vom griechischen Wort „gala" die Milch ab. *Lab-kraut* wurde zur Gerinnung der Milch in der Käseherstellung verwendet. Verum bedeutet „echt", weil das gelbe Labkraut dem weißen sehr ähnelt, aber die größere Kraft im gelben also im echten Heilkraut liegt.

Das Echte Labkraut hemmt eitrige Entzündungen, reinigt das Blut und den Körper, heilt Wunden, entgiftet nach Alkohol, Gift und Medikamenten. Antiseptisch, stärkt die Abwehrkräfte, zerteilt Schleim, entschlackt, treibt den Harn, lindert den Magen-Darm Katarrh, erweckt müde Beine und regt an. Stillt Blutungen.

Traditionelle Anwendung von Echtem Labkraut in der Kräuterheilkunde

Der Geschmack ist etwas bitter, der Duft sehr süß und intensiv, die Farbe des Labkrautes ist stechend gelb, was eine Verbindung zu entzündlich, eitrigen Prozessen zeigt.

Löst Schleim und knotige Ansammlungen, Krebs, Kropf, Hautkrebs

„Gleicher Gestalt(frisches Labkraut zerstoßen und als Pflaster übergelegt A.K.)dienet es wider die Krebs der Brust/ und heilet dieselben/ desgleichen auch die so sich in andern Orten des Leibs erzeigen." (Tabernaemontanus 1731 : 434)[2]

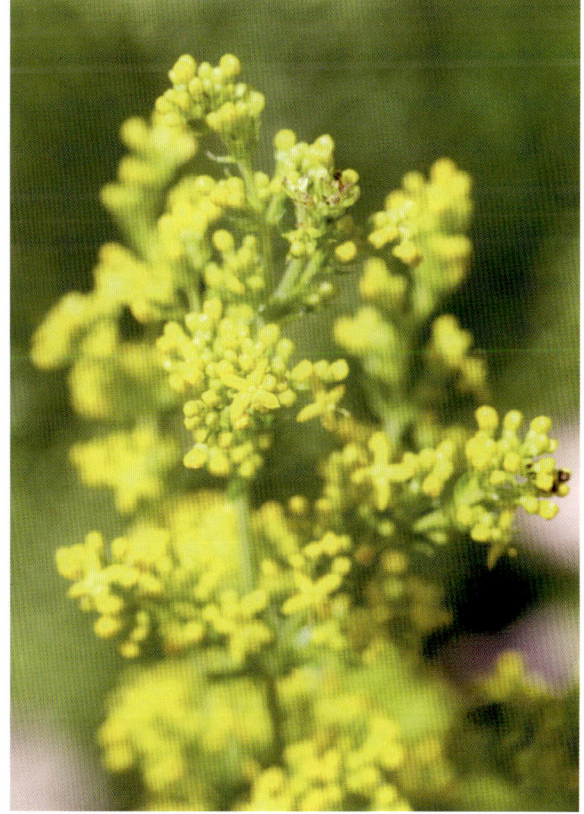

Da das Labkraut die Milch gerinnen lässt, wurde es in früheren Zeiten als Lab zur Herstellung von Käse verwendet. Interessant ist hier, dass ein Genuss von Milchprodukten, Schleim im Körper des Menschen produziert. Schleim im Körper kann sich in unterschiedlichen Facetten zeigen: schleimiger Auswurf, chronischer Schnupfen oder verstopfte Nase, Durchfall und Bauchkrämpfe bei einer Lactoseintoleranz, Knoten im Gewebe, unter der Haut, fettige Haut etc. Labkraut wird auch gegen Krebs, insbesondere dem Brustkrebs, geschwollenen Lymphdrüsen und Lymphdrüsenkrebs eingesetzt. Interessanterweise ist eine Ursache aus der TCM für Brustkrebs, ein Übermaß an Schleim in der Milz und der Bauchspeicheldrüse. Diese Organe sind mitunter für die Absorption und Verwertung von Milchprodukten zuständig. So löst das Labkraut den Schleim im Körper, wie es in der Milch ebenso die Konsistenz verändern kann.

Nieren und Blasenleiden

Löst Steine und Grieß in der Blase/Niere, bei Blasenentzündungen, Ausfluss.

Übergewicht

Labkraut als Tee getrunken entschlackt und löst die Fettzellen. Übergewicht ist nach der TCM auch Schleim und Feuchtigkeit. Löst Wasser und Schwere aus den Beinen, Cellulitis.

Reinigt den Kopf

Labkraut wird häufig bei Epilepsie eingesetzt. Es löst sicherlich auch Schlackenstoffe im Gehirn.

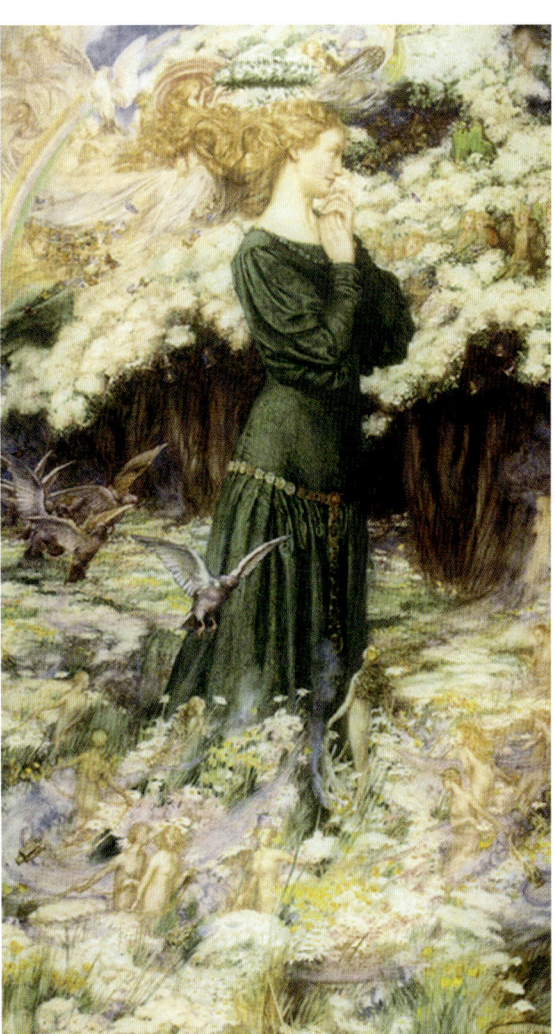

Eitrige Ekzeme, Akne, Mitesser, Hautunreinheiten Hautkrankheiten, Geschwüre, Verbrennungen, Psoriasis, Flechten, Lymphdrüsenschwellungen

Es wurde in früheren Zeiten als Abwaschungen in Badewasser verwendet und solle vor allem den jungen Kindern geholfen haben, welche belastet waren mit „Grindt" Dies ist ein altes deutsches Wort für Ekzem, Hautauschlag, unreine Haut. Für diese Krankheiten war das Labkraut so häufig im Gebrauch, dass es als Megerkraut bekannt war.

„Megerkraut in flissendem Wasser gesotten / und die jungen Kinder die mit dem (...) Grind geplaget werden / welche man die Megeren nennet/ gebadet/ heilet denselbigen/ und ist ein besonderes Experiment/ derhalben auch dieses Kraut den Namen Megerkraut empfangen hat." (Tabernaemontanus 1731 : 434)[2]

Klassifizierung in der TCM

Bitterer Geschmack, süßer Duft, Farbe leuchtend gelb, kühl
Wie Rx. Scuttelaria kühlt es in allen drei Erwärmern die Feuchte Hitze vorwiegend aus Galle, Leber, Milz, Haut, Darm und Pankreas
Tonisiert das Milz Qi und Milz Yang, indem es Feuchtigkeit und Hitze ausleitet
Zerteilt Hitze Schleim und Ansammlungen

Zauber und Hexentradition aus Überlieferung

Das Labkraut wurde in keltisch germanischen Zeiten der Göttin Freyja oder Frija geweiht und gehörte zu den schützenden und besonders heilkräftigen Kräutern.

Labkraut ist ein Duftkraut und deshalb wurde es sehr häufig gebraucht: Die Kranken wurden häufig auf Duftkissen gebettet. Man glaubte vom Strohbündel lange Zeit, dass es vor bösen Einflüssen und giftigen Tieren schütze, wenn man es am Körper trage, ins Bett lege, die Kissen und Decken damit fülle oder über den Kopf des Bettes hänge. Zum Leidwesen der Christen konnte man diese Bräuche nicht ausrotten. Und so kam es, dass aus dem Strohbündel, das Marienbündel wurde, das Jesuskind solle in der Krippe aus einem Bettstroh aus Labkraut gelegen haben. In England benutzte man das Labkraut zum Blondieren der Haare. Ebenso färbte man damit Kleidung, als auch Käse. Außerdem war es üblich, sich etwas Labkraut in den Schuh zu geben, um Blasen an den Füßen zu vermeiden und müde Beine wurden durch ein Fußbad mit Labkraut wieder munter.

Als Räucherkraut reinigt es von negativen Energien und schenkt starke helle Lichtenergie. Labkraut ist unglaublich licht und reinigend. Alles Dunkle, jede Schlacke und Ansammlung auf geistiger als auch körperlicher Ebene wird mit dem Labkraut erhellt und aufgelöst.

Lust steigern

„Megerkrautwurzeln in süssem Wein gesotten/ und die abgesigene Brühe getruncken/ sollen die Begierd zur Unkeuschheit erwecken." (Tabernaemontanus 1731 : 433) [2]

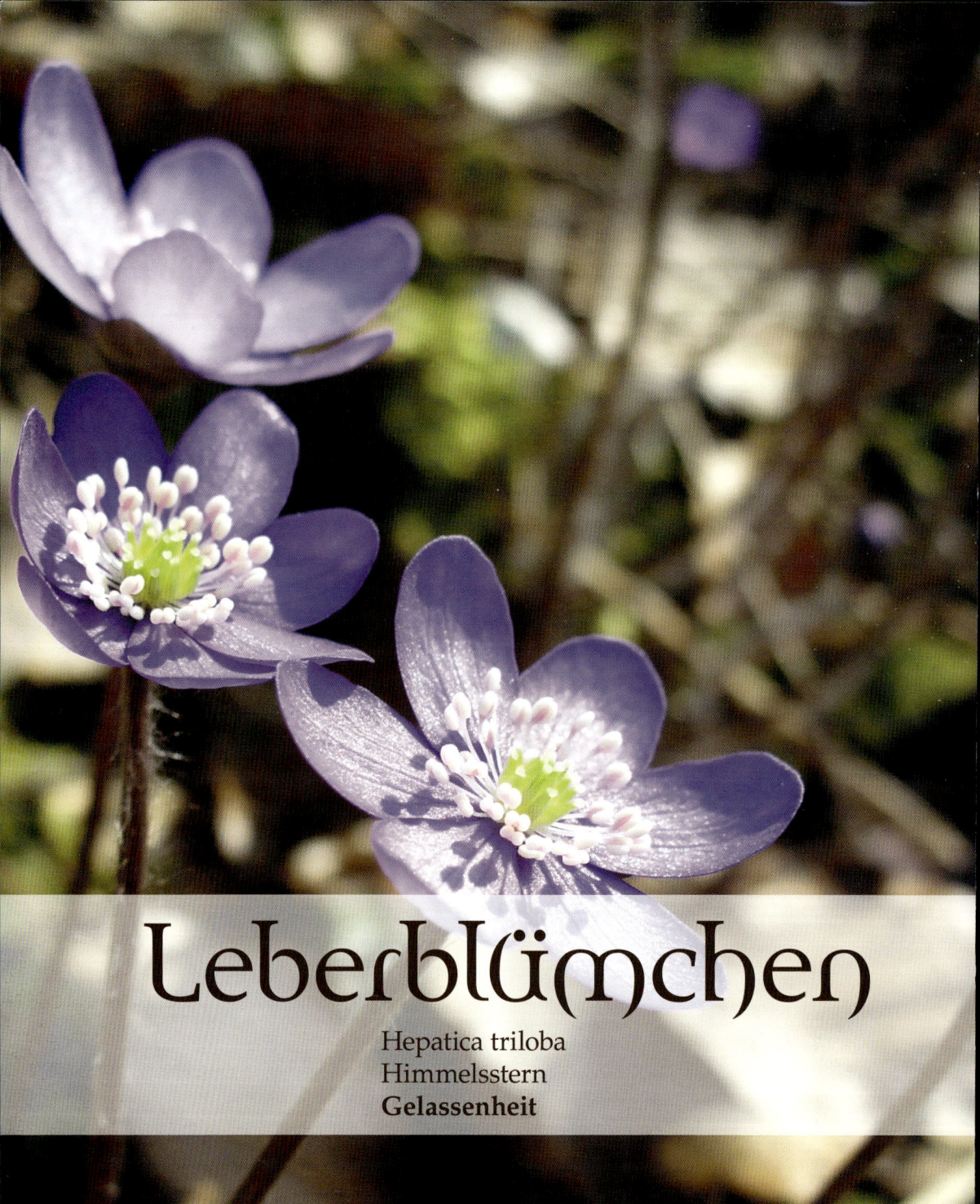

Leberblümchen

Hepatica triloba
Himmelsstern
Gelassenheit

Von der Botschaft der BlütenSeele Leberblümchen

Wenn du diese Blüte wählst, dann ist es nötig, dich etwas zurück zu ziehen.
Du denkst im Voraus und lässt dir selten helfen. Du bevorzugst den Alleingang.
Wenn ich zu dir komme, dann ist es an der Zeit, über den Sinn deines Tun und
Handelns zu reflektieren. Ich helfe dir dann, wenn du unüberlegt in Eile bist.
Ich bin biegsam und verhelfe dir zu Flexibilität in den feinen Dingen und deiner
Wahrnehmung. Ich erhöhe deine Feinsinnigkeit, damit du deinen Weg gehst
und Zeichen für dich auch wahrnehmen kannst. Ich bin weich und verletzlich
und meine Farbe ist eine geistige. Dir fehlt es momentan an dieser Feinheit,
deine göttlichen Zeichen zu verstehen.
Möglicherweise bist du zur Zeit überbelastet, geliebtes Erdenkind, also zieh
dich nun etwas zurück aus deiner Geschäftigkeit und lass die Kontrolle deines
Kopfes los. Lass dich unterstützen von den himmlischen Mächten und dir
helfen. Du bist zu kopfbetont.

Ich, das Leberblümchen, schenke Hoffnung in der Dunkelheit. Mein Kopf ist
schon da, aber meine Blätter sind noch vom Waldreich bedeckt. Ich rege dich
an, wenn du misslaunig, schwerfällig und tief frustriert bist. Du hast vielleicht
eine schwere Zeit hinter dir, voll Arbeit oder Ärger. Ich schenke dir Freude,
trotz deines Ärgers und Verspanntseins. Durch mich kannst du dich über dein
Gefangensein in deinen Umständen emporheben und sie von einer höheren
Warte aus betrachten. Ich schenke dir ein Stück Gelassenheit und Aufatmen, in
der dunklen dich erdrückenden Zeit, oder einer Zeit der höchsten Anforderung
und Konzentration. Ich erinnere dich an das Lachen des weiten Horizonts. Du
neigst zu Gereiztheit und fühlst dich gefangen. Sei getröstet mein Erdenkind,
du bist in einer Zeit, in der es gilt, beständig und konzentriert an deinem Vorhaben zu arbeiten und deine Energien zu fokussieren, aber achte darauf, dass
du das Lachen nicht vergisst und dich nicht zu sehr verstrickst.
Wenn du mich ziehst, ist es ein Zeichen dafür, dass deine arbeitsame Zeit bald
ein Ende hat.

Körperliche Anwendung, empfangen vom Pflanzengeist des Leberblümchens

Ich schenke Weichheit und entlade deinen Kopf. Ich schütze dich vor negativen zerstörenden Gedanken und Energien und öffne die Anspannung. Ich
bin öffnend, erweichend und wärmend. Ich helfe bei erhöhtem Blutdruck
oder Tinnitus, der durch Anspannung des Nackens verursacht wird. Es kann
sein, dass du an Kopfdruck oder Nackenverspannung leidest. Ich öffne dich in
diesem Bereich. Du bleibst durch mich gelassen und vergisst nicht das Lachen
in der Zeit der Anforderung und Pflichten. Ich erweiche und dehne die Sehnen
und lindere Migräne.

Kinder und Jugendliche

Ungeduld, Gereiztheit, auch besonders in der Pubertät, Angespanntsein, sich
unter Druck fühlen.

Meine Affirmationen für dich lauten:

Ich bleibe gelassen
und lasse die Kontrolle
meines Kopfes los.
Himmlische Kräfte
helfen mir und ich bleibe
entspannt.

Anwendung der BlütenSeele Leberblümchen:

1-3-mal tgl. 3 Tropfen auf das **Stirnchakra** verreiben oder bei Nackenbeschwerden auf den Nacken geben.
Und 1-3-mal tgl. 3 Tropfen auf die Handgelenke geben und in die Aura einstreichen.

Menschen mit der Problematik des Leberblümchens sind mit einem gesunden Selbstwertgefühl und einer Portion Feuer und Leidenschaft ausgestattet, was es für sie manchmal schwierig macht, sich in Gelassenheit und Ruhe zu üben. Sie sind kraftvoll und bewegen sich sehr gerne. Sie sind eher der sportliche Typ, ihr Geist entspannt sich mit körperlicher Bewegung. Sport baut ihren inneren Druck ab. Meist befinden sie sich in einem Zustand, in welchem sie am liebsten schon das Endergebnis sehen wollen. Die Zeit kann für sie unruhig und hektisch sein und sie neigen dann dazu, sich in ihre Nervosität und Ungeduld zu verbeißen. Diese Menschen sind sehr beschäftigt, immer in Bewegung, sie fühlen sich dadurch überlastet, nervös und angespannt. Für solche Menschen wäre der Rückzug, die Stille des Geistes, die Ruhe im Außen die beste Therapie. Das Leberblümchen macht auch Hoffnung, wenn man sich nicht mehr „raussieht", es erweckt die Freude und entspannt bei innerem Druck. Die BlütenSeele entlastet den Kopf und schenkt die so wichtige Botschaft: träume, entspanne, lache, es ist alles bald vorbei und du wirst von geistigen Helfern auch unterstützt. Geh in die Stille! Jedoch glauben diese Menschen, immer alles alleine machen zu müssen und nur selten erlauben sie es sich selbst, in Ruhe von einem besseren Leben zu träumen.

Menschen, die das Leberblümchen auch benötigen, kontrollieren ihr Leben zu sehr mit dem Kopf. Ihre Intuition ist nur der zweitrangige Helfer und die Zeichen des Lebens wollen sie nur selten erkennen. Dadurch, dass sie es nicht wagen, die Kontrolle zu lassen und sich dem Schicksal zu übergeben, haben sie oft einen großen Arbeitsdruck.

Erfahrungen aus der Praxis

Rückenschmerzen, Blockade der Wirbel

Frau F. schreibt: „Ich habe eine Zeitlang tgl. meine Handgelenke, die Stirn und den Bereich des Herzchakras mit dem Leberblümchen eingerieben. Es unterstützt mich dabei, dass ich auch meine so lange verdrängten negativen Gefühle und Programmierungen, meine Wut und Trauer, ansehe und sie eben auch in mir sein lasse... Ich bin wirklich innerlich ruhiger.. und auch anderen Seelen gegenüber gelassener...

„Das einschneidenste Erlebnis hatte ich auf der körperlichen Ebene mit einem blockierten Brustwirbel. ... der wollte sich auf Grund der schon erheblichen Verspannungen, die ich seit vielen Jahren habe und die jetzt eben in der Zeit der Prüfungsvorbereitung noch schlimmer geworden sind, einige Wochen nicht an seinen richtigen Platz „renken" lassen. Ein Chirotherapeut hat das dann vor 3 Wochen sanft behandelt, der Brustwirbel ließ sich bewegen.. und das ganze „neue" System verursachte mir 2 Tage heftige Spannungsschmerzen. Irgendwann griff ich instinktiv und auch verzweifelt zum Leberblümchen und ließ mir die Stelle einreiben. ... sagenhaft.. ich war in dem Gedanken und Gefühl: lass es einfach sein... ich bin entspannt und gelassen... und meine Muskeln lassen den Brustwirbel auch dort, wo er seinen guten Platz hat. Habe daraufhin gut geschlafen und keine Schmerzmittel mehr gebraucht."

Ungeduld in den letzten Schwangerschaftswochen

Frau M. war mit dem 2. Kind schwanger, gegen Ende der Schwangerschaft drehte sich das Kind nochmals in eine Steißlage. Bei dem ersten Kind war es genauso, so dass sie wieder in den letzten Wochen bangen musste, ob es denn eine Geburt ohne Kaiserschnitt werden konnte. Frau M. hatte große Angst davor, dass sich das Kind nicht mehr in eine normale Position drehen würde. Sie war nervlich sehr angespannt, war gereizt und sehr ungeduldig. Sie nahm verschiedene pflanzliche Mittel zur Beruhigung, die Chakrasitzung von mir bestätigte, dass das Kind sich wieder drehen würde, aber trotzdem konnte sie ihre Angst und Ungeduld nicht loslassen. Erst mit dem Leberblümchen wurde sie sehr schnell ruhig, zuversichtlich und gelassen. Und sie erlebte eine normale Geburt.

Tinnitus, Nackenverspannung, Kopfdruck

Einige Kunden, welche aufgrund von Stress und zu vielen Gedanken im Kopf, eine Blüte wählten, entschieden sich immer für das Leberblümchen. Alle wurden gelassener und klarer, die Beschwerden, welche von einer muskulären Anspannung im Nackenbereich entstanden sind, lösten sich.

Tinnitus, Nervosität, akutes Burn-out, leichte Depression

Frau R. schreibt: „meine Tinnitus ist tageweise leichter, phasenweise bessert sich die Nervosität und ich werde ruhiger, mein Körper wird ruhiger und meine Seele kann aufatmen und ich arbeite an mir. (Klosterexerzitien, Ändern der Lebensgewohnheiten)

Ungeduld und Druck bei Kindern

Kinder, welche zu körperlicher Unruhe neigen, innerer Anspannung und Druck, womöglich ausgelöst durch familiäre oder schulische Anforderungen, wurden entspanner und weniger aggressiv mit der Anwendung von Leberblümchen.

Aggression bei Katzen

Eine Katze war immer sehr laut, reizbar und kampfeslustig. Es wurde Leberblümchen ausgetestet und die Tropfen wurden der Katze in das Fell eingestrichen. Nach ein paar Tagen veränderte sich das Tier zum Positiven.

Stress, Wechsel von Schule in die Lehre

„Mein Sohn nimmt das Leberblümchen weil er großen Stress hatte vor dem Beginn einer Lehrstelle. Nachdem ihm auch noch täglich extrem übel war, hab ich ihm dann morgens Schlüsselblume (für den Wechsel Schule-Be-

Krafttier:

Maus, Schnecke, Schildkröte

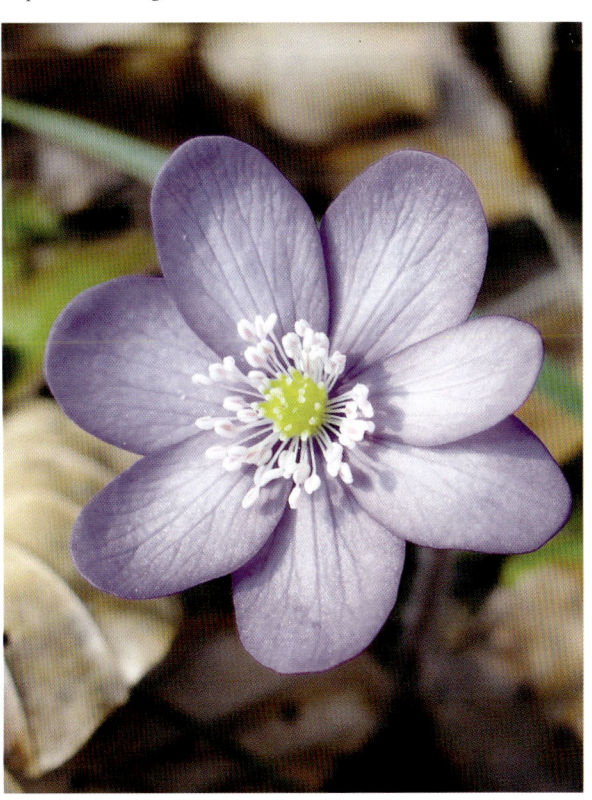

ruf) in die Aura gegeben. Nach 2 Wochen hat er sich dann die Wegwarte ausgesucht. Jetzt hat er diesen Neubeginn gut gemeistert und sich stabilisiert. Mich begleitete in dieser Zeit als wunderbare Helferin die Kamille."

Von den Namen des Leberblümchens

Leberblume weist auf die leberförmige Blattform hin, daraus folgerte man eine Heilkraft für die Leber.

Traditionelle Anwendung von Leberblümchen in der Kräuterheilkunde

Das Leberblümchen wächst mit der Blüte voraus, so wie der Mensch mit dem Kopf voraus sich bewegt und in Eile ist, so ungeduldig sprießt das Leberblümchen und blüht, bevor die Blätter aus dem Waldboden auftauchen. Leider findet

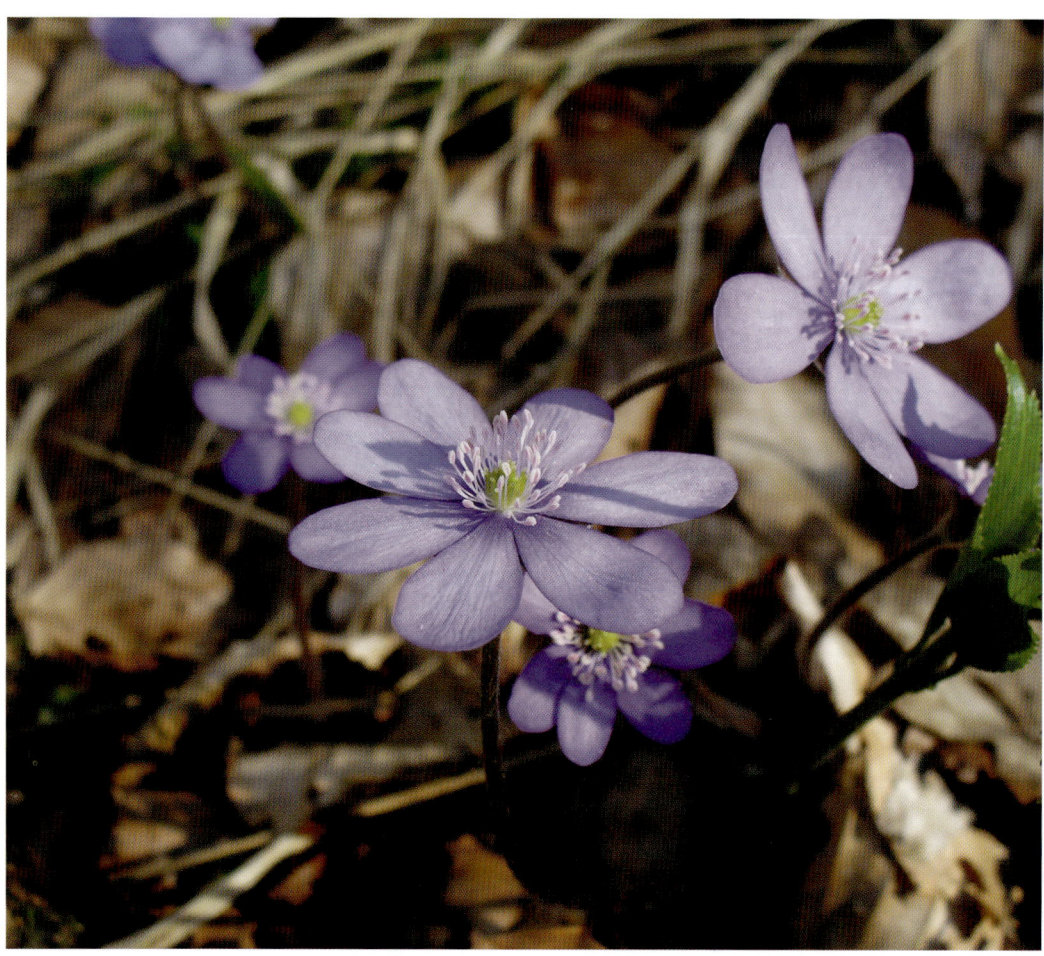

man wenig Anwendung des Leberblümchens in der Naturheilkunde.

Leberschwellung, Gallenleiden, Gallenstein und Gallengrieß und Milz-schwellung, Fettleber, Ansammlungen in der Leber, Mandelentzündung

Chronisch trockene Kehle, Kitzeln im Hals

In der TCM kommt diese Art der Halsstörung von einer Stagnation der Leber-energie. Die Leberenergie staut sich durch Emotionen, welche nicht frei und un-gehindert fließen und sich ausdrücken können. Der Kloß im Hals ist ein Zeichen von einer Energie, die nicht gesagt wird. Oft sind es unterdrückte Gefühle wie Verärgerung, Zweifel oder Frustration.

Klassifizierung in der TCM

Geschmack leicht bitter, sauer
Leber Qi Stau mit einem aufsteigendem Leber Yang wie Muskelverkrampf-ungen im Nacken, Schulter und Brustwirbelbereich, Tinnitus, Kopfschmer-zen, Bluthochdruck
Bewegt das Leber Qi
Harmonisiert das Leber und Milz Qi
Reinigt die Leber
Feuchte-Hitze-Schleim in der Leber/Galle wie Gallensteine und Gallen-grieß

Das Leberblümchen rei-nigt, heilt und öffnet die verstopfte Leber und die Milz, reinigt die Niere und Blase, heilt Wunden und Brüche, treibt den Harn, reinigt das Blut, heilt Durchfall.

Zauber und Hexentradition aus Überlieferung

Über das Leberblümchen gibt es so gut wie keine Quellen, was den Brauchtum als Zauberkraut belegt. Mir wurde von dem Leberblümchen offenbart, dass es ein starkes Schutz- und Reinigungskraut sei und deshalb auch den Menschen von innerlichen als auch äußerlichen negativen Gedanken und Gefühlen rei-nigt.

Das passt sehr gut zu dem Leberbezug des Kräutleins. Denn die Leber pro-duziert laut der TCM, negative Emotionen wie Wut, Ärger, Hass und Neid. Wenn die Leber nicht in Balance ist und ihre Energie nicht frei fließt, oder durch äußere Umstände wie Alkohol oder fetten Speisen belastet wird, kommt es zu einer Aufstauung von diesen Gefühlen, und der Mensch leidet an Gereiztheit, Ungeduld, Frustration, niedriger Toleranzschwelle und Wut.

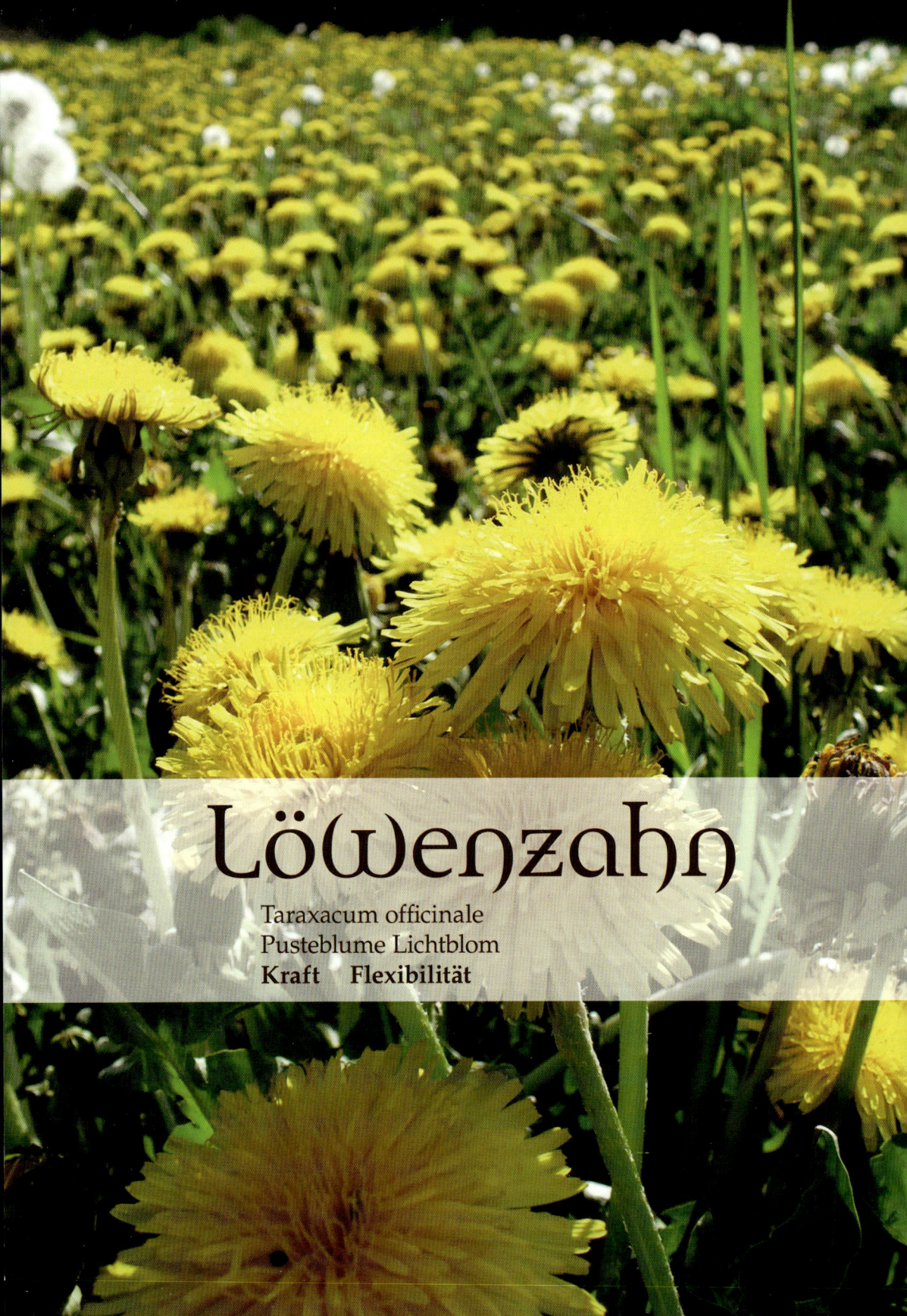

Löwenzahn

Taraxacum officinale
Pusteblume Lichtblom
Kraft **Flexibilität**

Von der Botschaft der BlütenSeele Löwenzahn

Wenn der Löwenzahn als Kraftblume für dich erscheint, dann ist es an der Zeit, deine Ziele und Wünsche zu verfolgen. Der Löwenzahn ist sehr kräftigend, die gelbe Farbe entspricht dem Sonnenprinzip. Der Löwenzahn ist süß und von den Bienen als Nahrung geschätzt.

Er gibt dir Klarheit, zielgerichtet deinen Weg zu verfolgen und vor allen Dingen schenkt er dir Flexibilität. Er fordert dich auf, dich vom Wind tragen zu lassen, also vom Fluss des Lebens.

Du hast viel Kraft und wirst sie durch mich, den Löwenzahn zurück erhalten. Wenn ich auftauche, dann kannst du deiner Kraft vertrauen. Lass dich tragen von deinem Gefühl der Freude und der Energie, die du bei deinen richtigen Entscheidungen empfindest. Deine Kraft zu leuchten und zu nähren, wandelt sich dann in ätherische Leichtigkeit. Du wirst dich leicht in deinem Leben fortbewegen, wenn du biegsam bleibst und ausdauernd deinen eigenen Weg gehst. Ich steigere deine Lust und kräftige dich.

Erkenne an, dass Anpassungsfähigkeit bedeutet, die Gelegenheiten wahrzunehmen und zu ergreifen, die dir das Leben bietet. Das Leben und die Engel schenken dir immer wieder Wege, die ins Glück führen. Es liegt in deinem Mut, sie zu ergreifen und mit ihnen zu gehen.

Halte nicht zu sehr an deinen Vorstellungen fest, sondern getraue dich, deinen eigenen, dir Freude bringenden Weg zu gehen.

Körperliche Anwendung, empfangen vom Pflanzengeist des Löwenzahns

Ich bin eine Kraftpflanze. Ich stärke das Holzelement, das Blut (Anämie) und den Milchfluss in deinen Brüsten. Ich mache deinen Körper weich, gelenkig und fülle auf. (Arthrose, harte Sehnen, schwache und wenig Muskeln, steifer Körper).

Ich bin einzusetzen bei Mattigkeit, Antriebslosigkeit, ohne Biss-Sein. Ich fördere dein Durchsetzungsvermögen. Ich bin sehr wichtig in dieser heutigen Zeit, denn ich wachse oft und erzeuge gewünschte Flexibilität in deinem Leben.

Mit mir lässt du deine Gefühle fließen und bist offen für Neues. Ich, der Löwenzahn, lasse meine Früchte mit dem Wind weiter tragen und ich kann stark sein wie ein Löwe.

Meine Affirmationen für dich lauten:

Ich bin gefüllt mit Kraft und Flexibilität und gehe kraftvoll meinen Weg. Ich lasse mich vom Leben tragen, wie der Wind die Blütenblätter weht.

Jeder kennt den Löwenzahn und er füllt unser Herz mit Freude, wenn er so satt gelb auf den Wiesen blüht und den Insekten und Bienen eine Nahrungsquelle ist.

Der Löwenzahn ist sehr biegsam und doch ist seine Blüte fest, fleischig und voll.

Aus der sonnengelben Blüte entwickelt sich dann der ätherisch, elfenhaft anmutende Kopf mit den Samenständen des Löwenzahns. Der verleitet dazu, ihn mit dem Atem in die Luft zu blasen. Dies will auch die BlütenSeele Löwenzahn vermitteln: sie gibt dem Menschen Kraft und strahlendes Selbstvertrau-

Anwendung der BlütenSeele Löwenzahn

1-3-mal tgl. 3 Tropfen auf den Solarplexus oder die Leber geben und auf die Handgelenke geben und in die Aura einfächern.

en und gleichzeitig auch die Botschaft der Leichtigkeit. Nimm die Tür, welche sich leicht öffnet, werde weicher und flexibler, sei nicht verbissen, sondern lasse dich tragen vom Fluss des Lebens, tue das, was dir im Moment gefällt und ergreife die Möglichkeiten und Chancen, die dir geboten werden! Erst dann bist du in deiner Kraft. Dank ihrer kräftigenden Wirkung hat die BlütenSeele Löwenzahn einen starken Bezug zum Körper. Sie hilft sehr gut bei einer akuten körperlichen Erschöpfung. Der Löwenzahn spricht auch meist Menschen an, die im Grunde schon mit einem guten Selbstvertrauen ausgestattet sind und welche in der Regel ihren eigenen individuellen Weg gehen. Entscheiden sich aber Menschen für diese BlütenSeele, dann befinden sie sich in einer körperlichen Erschöpfung, meist durch Stress oder Überarbeitung. Generell sind diese Menschen in der Regel sehr eigenständig und manchmal sogar eigenwillig. Schüchternheit trifft nicht auf Löwenzahn Menschen zu, und mangelndes Selbstvertrauen findet sich nur in Erschöpfungsphasen bei ihnen ein.

Erfahrungen aus der Praxis

Erschöpfung, nervliche

Patienten, welche nach einer anstrengenden Zeit nervlich und körperlich sehr erschöpft, mutlos und akut orientierungslos sind, finden oft schon während der ersten Woche Anwendung der BlütenSeele zu ihrer eigenen Kraft zurück und sind wieder auf ihrem Weg.

Pflichtbewusstsein

Frau M., eine pflichtbewusste Lehrerin, nahm sich ihren Beruf so sehr zu Herzen, dass sie mitunter an Erschöpfung und Schlaflosigkeit litt. Die BlütenSeele Löwenzahn sollte ihr Kraft und das nötige Selbstvertrauen verleihen, als auch ihre innere Anspannung und Verkrampfung lösen. Darauf hin vergaß sie nach 20jähriger Tätigkeit zum ersten Mal ihren Nachmittagsunterricht, den sie halten sollte. So was sei ihr in der ganzen Schullaufbahn nicht passiert und sie war „mehr erfreut als bestürzt über diese innere Veränderung."

Freudlosigkeit und Erschöpfung

Löwenzahn gibt verstärkt Energie und die Information der Freude. Patienten gingen mit Löwenzahn gelassener ihren eigenen individuellen Weg und lassen sich weniger unter Druck setzen.

Darmpilz, Lust auf Süßigkeiten

Eine Frau hatte Darmpilz und sehr starke Essengelüste auf Süßes, zudem viel es ihr sehr schwer die Diät für ihren Darm durchzuhalten. Sie nahm die BlütenSeele Löwenzahn ein und war begeistert. Vom ersten Tag der Einnahme an konnte sie sich sehr leicht an die Diät halten und die Lust auf Süßigkeiten verschwand.

Brechen, Übelkeit, nervöse Erschöpfung

Frau Z. hatte häufiger Kreislaufzusammenbrüche mit starker Übelkeit und Brechen. Zudem wollte sie aus ihrem stressvollen Anwaltsberuf aussteigen und war erschöpft von der jahrelangen hohen Anforderung. Sie nahm die Blüten-Seele Löwenzahn und es ging ihr deutlich besser. Sie machte eine Zusatzausbildung, erfüllte sich ihren Herzenswunsch und gab ihre bisherige Arbeit auf.

Krafttier:

Biene, Bär, Pferd

Von den Namen des Löwenzahns

Der Löwenzahn hat ein paar hundert verschiedene Namen.

Taraxacum solle griechischen Ursprungs sein und den Stamm Taraxis = Augenkrankheit haben.

Löwenzahn bezieht sich auf die gezackte Form der Blätter.

Pissblume, Bettseicher deutet auf die stark harntreibende Wirkung des Krautes hin.

Pfaffenröhrlein, weil der abgeblasene und nackte Fruchtstand des weiß duftigen Löwenzahns an den kahl geschorenen Kopf eines Mönches erinnerte.

Traditionelle Anwendung von Löwenzahn in der Kräuterheilkunde

Schon immer wurde der Löwenzahn als Salat verwendet und das nicht wenig.

Jedes Heilkraut, das so eindeutig als Nahrung verwendet wird, weist immer auf eine allgemein kräftigende Wirkung für den Menschen hin und sollte des Öfteren gebraucht werden.

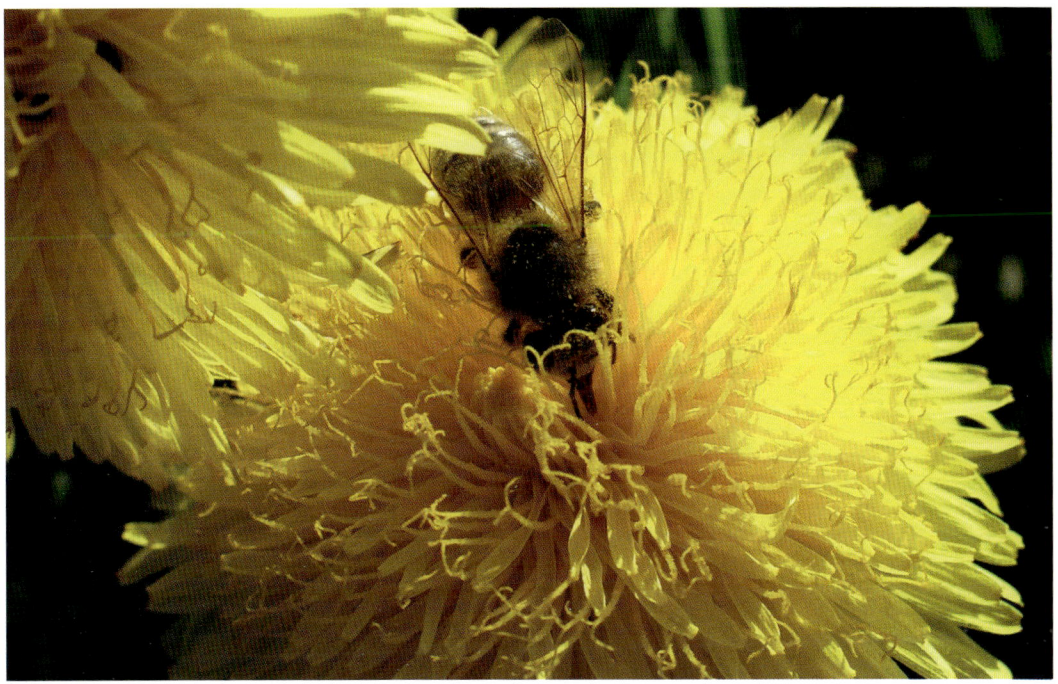

„Es wird das gemein Röhrleinkraut heitges Tags auch in der Speis/ und sonderliche zu den Salaten gebrauchet." (Tabernaemontanus 1731: 482)[2]

„Es wird von dem Arnoldo sonderlich hoch gelobet wider das Gegicht (Gicht) oder hinfallende Krankheit(Epilepsie)/derowegen sie nicht allein in der Speiß/sondern auch billich in der Arznei solle gebrauchet werden/sintemal (weil) die Erfahrung bezeuget/ daß sie in gemeldtem Fall heilsam ist/auf alle Manier genutzet." (Tabernaemontanus 1731: 482)[2]

Regt Leber, Galle, Milz, Darm, Nieren an, reinigt und stärkt das Blut, entwässert, senkt das Fieber.

Regt Leber und Galle an

Gallensteine, Hepatitis, Gelbsucht, Aufstoßen, Blähungen, Völlegefühl, Appetitlosigkeit. Magen-Darm anregend, schlechte Fettverdauung, verdauungsfördernd, leicht abführend, Leber und Gallenblasenentzündung.

Augenkrankheiten

„Die anderen graben die Wurzel aus (....) /schneiden die in neun Stück /und henckens neuen Tage an den Hals/ das soll nicht allein die Flecken in gemeldeter Zeit verzehren/ sondern auch alle Gebrechen der Augen hinweg nehmen." (Tabernaemontanus 1731:483)[2]

Außerdem finden sich viele Quellen, in welchen der milchige Löwenzahnsaft direkt in die Augen geträufelt wurde, um allerlei Augenerkrankungen zu heilen. Der Saft des Löwenzahns wurde in die Augen gestrichen, um Flecken der Bindehaut und Hornhautverdickungen zu vertreiben.

Der Löwenzahn ist ein hervorragendes Mittel bei allerlei Augenkrankheiten, Sehstörungen, Augenentzündungen und Bindehautentzündung. Laut der TCM zeigt sich die Leber in den Augen. Augenstörungen können also auf eine Funktionsstörung in der Leber hinweisen. Somit sind alle Heilkräuter, welche eine intensive kräftigende Leberwirkung haben, auch heilsam für Augenkrankheiten.

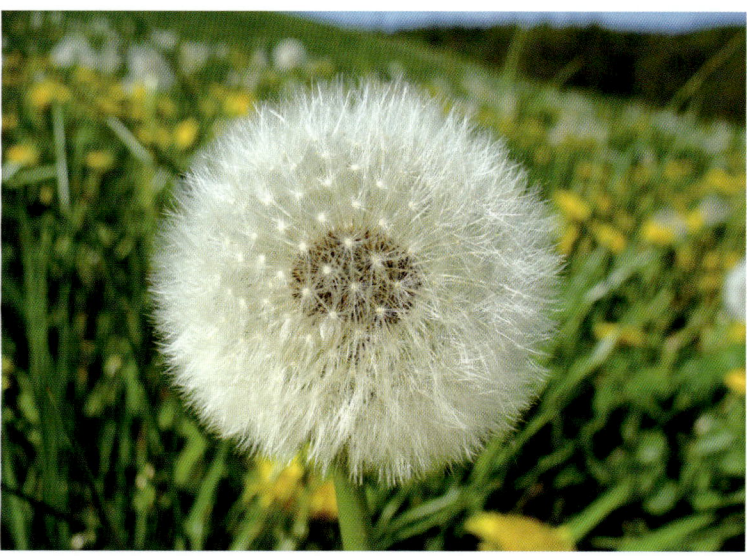

Hormonelle Störungen

Prämenstruelles Syndrom wie Schmerzen der Brüste, Völlegefühl im Unterleib, sich aufgebläht fühlen, Wassereinlagerungen, Potenzprobleme aufgrund psychischer Hemmung.

Reinigt und kühlt Entzündungen, reinigt das Blut

Rheuma, Arthritis, Fieber, Schlaflosigkeit, heilt Wunden, rote entzündete Haut, Akne und unreine Haut. Ich empfehle Löwenzahn Tee zur Blutreinigung für Menschen, welche gerne fett und süß essen und deshalb auch zu Hautunreinheiten neigen.

Kopfschmerz

der von einer Funktionsstörung der Leber herrührt z.B. bei innerer Anspannung, Stress, fettem Essen, Blähungen und bei Verstopfung. Er ist meistens einseitig und mit akuten Verdauungsproblemen und eventueller Übelkeit verbunden. Der Kopf fühlt sich heiß an. Eine Migräne ist sehr oft ein typischer Leberkopfschmerz.

Klassifizierung in der TCM

Geschmack leicht bitter, leicht kühl, süß
Bewegt das Leber Qi, bewegt das Leber Blut
Klärt Hitze und Feuer Gifte besonders aus der Leber
Stärkt leicht das LeberBlut
Diuretisch
Tonisiert leicht Magen, Milz

Zauber und Hexentradition aus Überlieferung

Der Löwenzahn wurde bei den Kindern bis in meine Zeit hinein noch als Orakel und Spielpflanze benutzt: Bläst man den luftigen weißen Samenstand des Kopfes hinweg, kann man daraus folgen, ob man ein Engel oder Teufel ist, und wie lange man noch lebt.

Im Tierkreiszeichen Jungfrau, bei abnehmendem Mond vor Sonnenaufgang sollte die ausgegrabene Wurzel Flecken der Augen (Sehstörungen) vertreiben und nässende entzündete Augen heilen.

Die Blätter sollte man sich bei Zahnweh umhängen. Warzen am dritten Tag im abnehmenden Mond mit Löwenzahn Milchsaft bestreichen, wie der Mond abnimmt, so nehmen die Warzen ab.

Der weiße Milchsaft sollte Liebende in den Augen des Partners schön machen, wenn man sich damit bestrich.[5]

Kraut und Wurzel waren bei Frauen als Schönheitsmittel bekannt. Man braute sich daraus ein Wasser, das gegen Rötungen, Sommersprossen und Hautunreinheiten eingesetzt wurde. (Scherf 2007 : 180-181)[5]

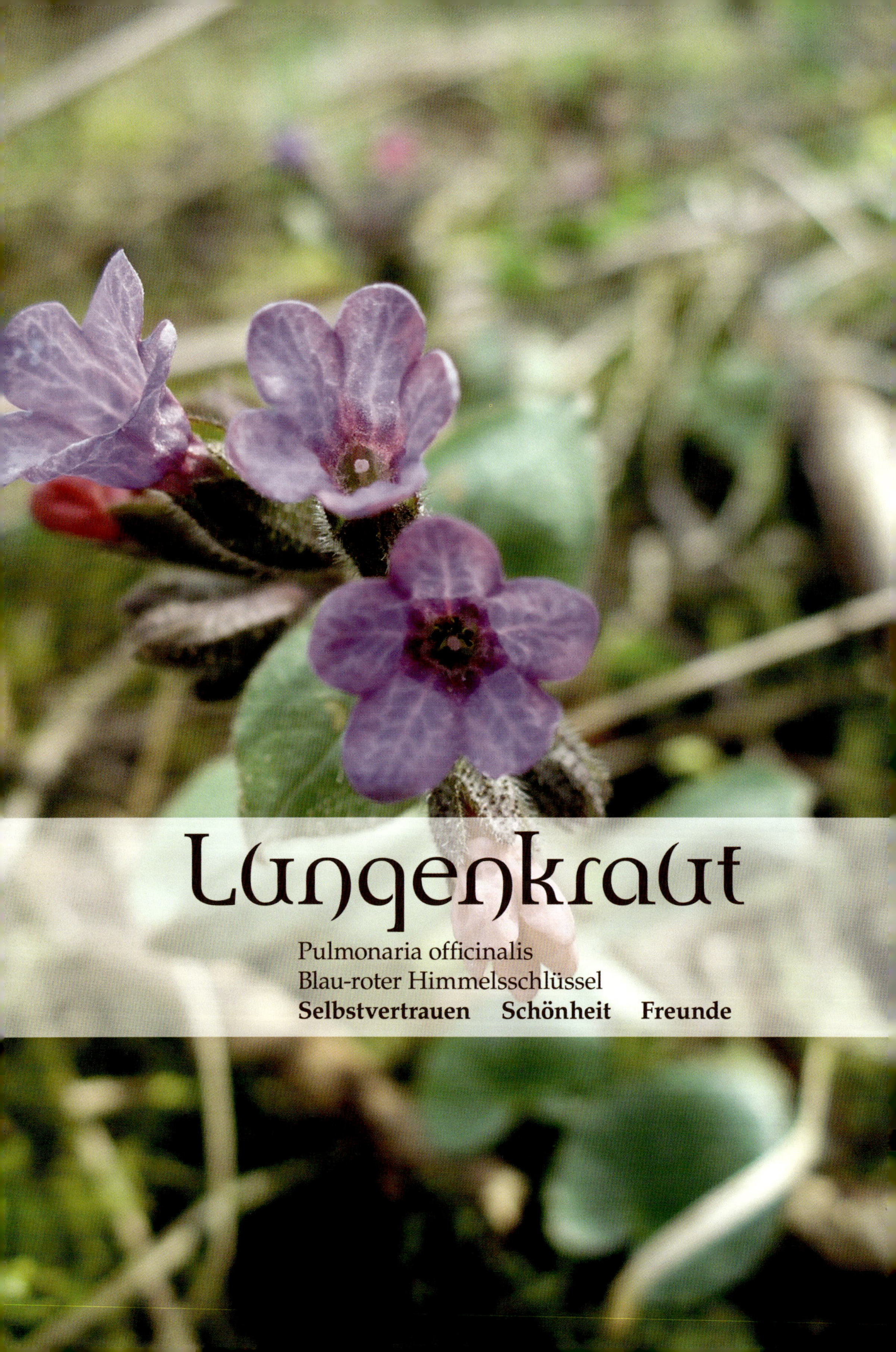

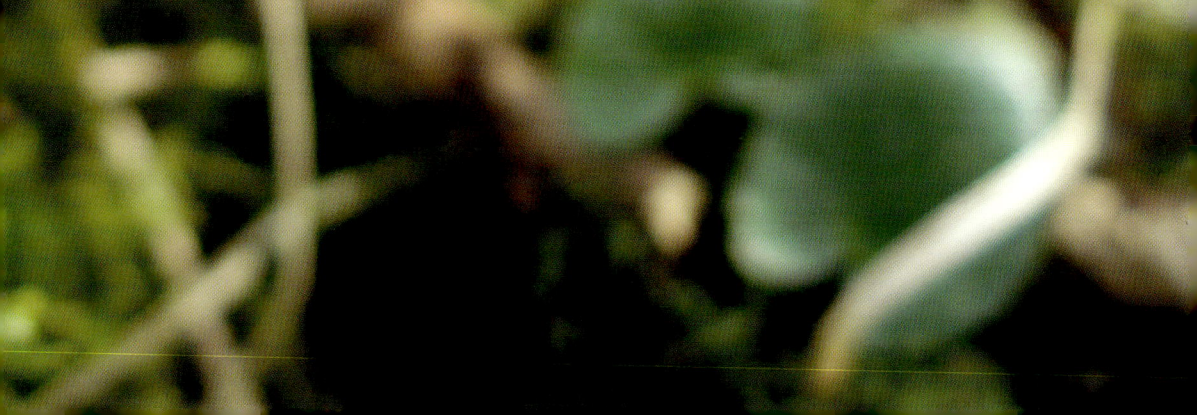

Lungenkraut

Pulmonaria officinalis
Blau-roter Himmelsschlüssel
Selbstvertrauen   Schönheit   Freunde

Von der Botschaft der BlütenSeele Lungenkraut

Ich, das Lungenkraut oder die Kuckucksblume, bin für dich da.

Ich schenke dir Vertrauen. Womöglich veränderst du dich innerlich gerade und begegnest neuen Freunden und Lieben. Womöglich wirst du erwachsen und fühlst dich wie ein verunsicherter Teenager. Am Liebsten möchtest du dich verstecken vor der Welt, weil du zart und jungfräulich dem Neuen gegenüberstehst. Ich helfe dir dabei, Mut zu gewinnen und aus deiner Isolation herauszutreten. Und dich mit mehr Vertrauen neuen Menschen zu öffnen. Ich bin die Begleiterin der schüchternen Menschen anderen Menschen gegenüber. Ich helfe den traurigen Liebesverletzten, den jungen enttäuschten Liebenden, ich schenke Selbstsicherheit. Ich helfe dir, dich zu äußern. Ich schenke dir Klarheit. Ich bin besonders gut für junge Menschen und stärke Folgendes: Selbstbewusstsein, Erwachsenwerden, wachsende Identität.

Du bist ein loyaler treuer Freund und bist es deshalb auch wert, loyale treue Freunde zu haben. Ich helfe dir, zu glauben, dass auch dir, denn du bist ein sehr liebevolles fürsorgliches Erdenkind, Freunde zustehen. Ich bin dir besonders dienlich am Beginne einer Liebesbeziehung, zur Lösung deiner Angst und Schüchternheit. Ich helfe dir dabei, loyale treue Freunde von Menschen zu unterscheiden, die dich nur benutzen, indem sie deine Weichheit und Anpassungsfähigkeit für Ihre Zwecke verwenden. Du bist ein Mensch, der sich zu leicht vor den Karren anderer spannen lässt und deshalb ziehst du dich aus deiner Verletztheit immer wieder zurück.

Nimm mich, und du wirst klar und deine schüchterne Verletzlichkeit wird dich nicht mehr behindern.

Einzusetzen bin ich insbesondere bei Schulwechsel, Ängstlichkeit, frisch Verliebtsein. Bei Hemmungen, Zuneigung auszudrücken und sich anderen zu öffnen. Du opferst dich für andere Menschen auf. Ich helfe auch Menschen, denen ein Wohnortwechsel bevorsteht und die neue Freunde brauchen.

Ich lasse dich offen und neugierig auf neue Freunde zugehen.

Ich bestärke die Träumer, Künstler und zarten Seelen in ihrer Identität und verleihe ihnen mehr Mut zum Selbstausdruck. Lungenkraut lässt dich die Welt wieder in einer rosaroten Brille sehen und stärkt deinen Glauben an Liebe und Freundschaft.

Ich unterstütze auch die Akzeptanz des eigenen Körpers und die Selbstliebe. Helfe den so genannten „grauen Mäuschen", die es aber nicht sind, sondern sich so fühlen, die sich Ihrer Schönheit nicht bewusst sind.

Für Männer als auch Frauen, welche Probleme haben, die Menschen vom anderen Geschlecht anzusprechen, in Kontakt zu treten oder über sich selbst zu sprechen.

Solchen Menschen tut es gut, Freunde zu haben, ich das Lungenkraut als Begleiter schenke sie dir und sie werden dich in deinen Lebensphasen begleiten. Ich bin vorwiegend da für Kinder und Jugendliche, aber auch für Erwachsene, die zuviel nachdenken und zuviel an Schuld auf sich beziehen.

Du bist ein Wesen mit einem Hang zum Spirituellen und zur Weisheit, das andere Ansprüche an das Leben stellt als die Allgemeinheit. Du willst menschliche Beziehung verstehen und denkst häufig darüber nach, deshalb bist du

Meine Affirmationen für dich lauten:

Ich verdiene treue Freunde und sehe die Schönheit meines Körpers und meiner Seele.
Ich bin selbstbewusst.

1-3-mal tgl. 3 Tropfen auf das **Herzchakra** und **Halschakra** geben und 3 Tropfen auf die Handgelenke geben und in die Aura einstreichen.

anders, aber nicht allein. Ich bin zart und sehr gut in der Liebe bei Schüchternheit und Mutlosigkeit. Beim Anfang als auch beim Ende einer Beziehung. Ich mache beherzt, sich ein Herz fassen können. Ich bin für Menschen gut, die sich nicht aufdrängen wollen, die glauben, es nicht verdient zu haben, geliebt zu werden, die Angst vor Zurückweisung haben. Jenen, welche die ersten Schritte in der Liebe gehen und wagen, mindere ich das Gehemmtsein und die Schamhaftigkeit.

Es ist nicht so, dass du deshalb sehr temperamentvoll wirst, ich lasse dich langsam wachsen, aber dafür wirst du selbstbewusster und stärker sein.

Bei Kindern lindere ich immer wieder die Schüchternheit und stärke ihr Vertrauen. Es kann eine Neigung zu äußerem Perfektionismus bestehen, weil man sich nicht schön findet.

Körperliche Anwendung, empfangen vom Pflanzengeist des Lungenkrautes

Körperlich wirke ich positiv auf Anämie und Sinusitis, häufiges Halsweh, verstopfter Nase, Heuschnupfen. Beruhige bei nervösem Herzklopfen. Ich bin sanft in der Heilung und stärkend. Ich helfe dir außerdem bei geschwächter Energie mit häufigen Erkältungen, Blässe und Schlafstörungen, für Hitzewallungen und für Angst im Herzen.

Lungenkraut Menschen nehmen sich, wie die Wiesenschaumkraut Menschen, alles sehr zu Herzen. Vor allen Dingen im Umgang mit Menschen sind sie unsicher und das Lungenkraut ist deshalb DIE BlütenSeele für schüchterne gehemmte JUGENDLICHE und KINDER.

Besonders Jugendliche fühlen sich nicht schön in der Pubertät und haben dem anderen Geschlecht gegenüber Hemmungen.

Aber auch Erwachsene haben diese Schwierigkeiten und greifen zum Lungenkraut, wenn sie gehemmt sind, über sich und ihre Gefühle zu sprechen, vor allen Dingen dem Partner gegenüber. Sie sind sehr selbstkritisch und finden immer die Schuld bei sich. Zudem finden sie sich selbst nicht schön und glauben sogar manchmal, dass ihr Körper der Grund für Versagen in Liebesangelegenheiten sei. Aber es ist ihre Schüchternheit und mangelnde Selbstliebe, dessen sie sich oft selbst nicht bewusst sind und die sie hindert.

Interessanterweise kam immer während der Herstellung der BlütenSeele Lungenkraut, ein Paar und ein Hund vorbei. Der Hund gilt als Symbol für Treue und Freundschaft und speziell diese Menschen, welche Lungenkraut wählen, sind sehr treue Freunde. Es ist ihnen aber noch nicht wirklich im Herzen tief bewusst, wie wertvolle Menschen sie sind, deshalb geben sie oft mehr als sie erhalten und meist wird ihr Verständnis, ihre Feinfühligkeit und Herzenswärme, als auch ihre Zuverlässigkeit zu selbstverständlich von anderen in Anspruch genommen.

Häufig entscheiden sich zurückhaltende und feinsinnige junge Frauen und Männer für diese Pflanze.

Erfahrungen aus der Praxis

„Vor manchen heiklen Situationen nehme ich ein paar Tropfen und fühle mich dann sicherer." Frau S. aus Regensburg

Hund, Hirsch, Frosch

Angst und mangelndes Selbstvertrauen vor einer Prüfung

Frau U. stand vor der Heilpraktikerprüfung. Sie versuchte alle möglichen Mittel, um die Angst zu beruhigen. Letztendlich entspannte sie nur das Lungenkraut. Daraufhin fand sie endlich ihr Selbstvertrauen, den Glauben und die Zuversicht in sich. Sie neigte gerne dazu, an sich zu zweifeln. Auch ihrem Partner fühlte sie sich näher und hatte seit langer Zeit auch wieder Lust auf körperliche Nähe mit ihm.

Befangenheit dem anderen Geschlecht gegenüber

Frau N. fühlt sich mit dem Lungenkraut offener. Die Gespräche verlaufen mit mehr Fröhlichkeit und Unbefangenheit. Sie fühlte sich ansonsten immer sehr schnell schuldig, wenn die Unterhaltung nicht flüssig lief. Auch spürte sie weniger Verspannung und Herzschmerz nach unbefriedigenden Gesprächen. Zudem reagierte auch der Partner offener auf sie.

Schüchternheit und körperliche Selbstannahme

Frau B. fühlte sich intensiv zum Bild des Lungenkrauts hingezogen. Als ich ihr dann sagte, es sei gut, lockerer und unverkrampfter mit Männern umzugehen und sich selbst schöner zu finden, stimmte sie sofort zu und sagte, genau das könne sie nicht: Flirten und offen sein. Und schön finde sie sich ja überhaupt nicht! Mit dem Lungenkraut wurde sie selbstbewusster und machte auch neue Männerbekanntschaften.

Selbstvertrauen, Schüchternheit

Nina, 16 J., die ich seit ihrem 5 Lebensjahr immer wieder wegen Erkältungen und häufiger Infekte behandelt hatte, kam nach Jahren wieder mal in meine Praxis. Sie war schon immer eher zurückhaltend und schüchtern und ihre körperliche Schwachstelle waren die Bronchien. Mit dem Lungenkraut vollzog sich eine auffällige Veränderung, sie wurde offener und deutlich selbstbewusster, was auch ihre Umgebung und ihre Mutter bestätigt hatten.

Husten, nach Infekt

Frau K. litt seit einiger Zeit an den Resten einer Erkältung, einem trockenen Hals und Husten, der vor allen Dingen nachts auftrat. Mit Lungenkraut in einer innerlichen Einnahme, verschwanden die Restsymptome.

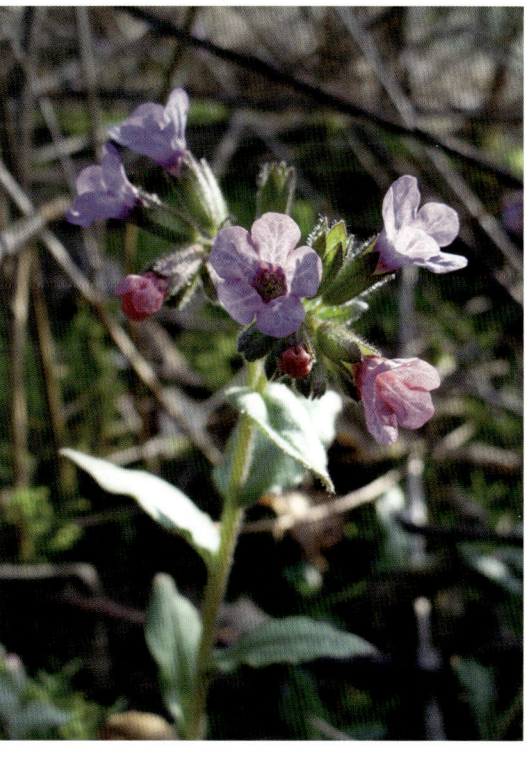

Schüchternheit Frauen gegenüber, Schuldgefühle

Herr S., 48 Jahre ist immer noch Junggeselle und wagt es kaum Frauen in die Augen zu blicken. Sein ganzes Leben lang wurden ihm von den Eltern Schuldgefühle eingetrichtert, so dass er sich wirklich für alles was schief ging bei den Eltern als Verursacher fühlt und auch noch glaubt, er könne sich keiner Frau zumuten, da er ja so ein unglücksbringender Mensch ist, was überhaupt nicht der Fall ist.

Häufige Infekte der Atemwege bei Kindern

Bei diesem Problem gibt es mehrere BlütenSeelen: Huflattich, Holunder, Wiesenschaumkraut und Lungenkraut. Um die richtige BlütenSeele zu wählen, sollte man sie nach dem Charakter des Kindes auswählen. In dem Falle des Lungenkrauts sind die Kinder eher schüchtern und zurückhaltend und geben sich gerne für alles die Schuld.

Single und schüchtern

Frau Z. litt an einer chronischen Lungenkrankheit, aufgrund von großer Trauer. Sie war auch schon lange Single und nicht interessiert an einer Partnerschaft. Sie glaubte nicht, dass sich jemand für sie interessieren konnte, fand sich selbst häßlich und wertlos. Sie verkroch sich in sich selbst und der Weg der Heilung bestand darin, ihr Herz wieder zu öffnen, ihren harten Rücken zu lockern, damit sie wieder tiefer atmen konnte und ihre Augen auch einmal auf die Möglichkeit einer Liebesbeziehung zu richten. Mit dem Lungenkraut, also auch der Liebeslust & Herzzaubermischung veränderte sich ihr Herz, sie

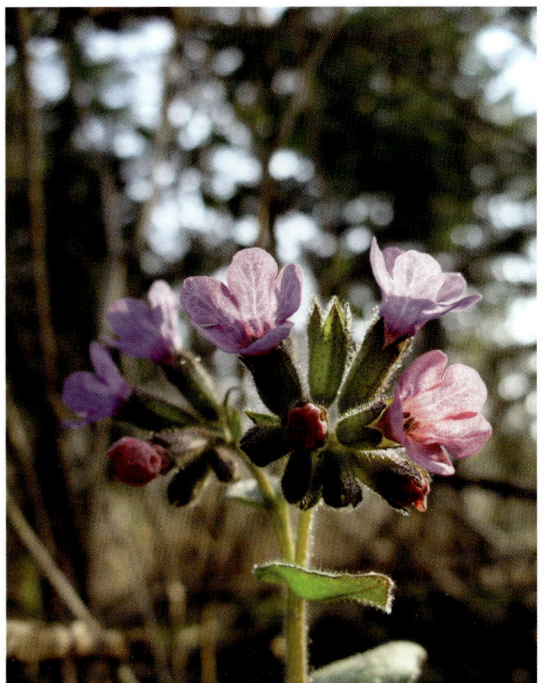

verliebte sich und konnte nun ihre Sehnsucht nach Nähe auch wieder fühlen. Sie sah weich aus, offen, ihre Ausstrahlung hatte sich unglaublich geändert und sie strahlte von innen raus, voller Liebe, schon bevor sie sich verliebt hatte.

Traditionelle Anwendung von Lungenkraut in der Kräuterheilkunde

Stärkt das Blut und das Immunsystem bei häufigen Infekten der Lunge und Bronchien mit Husten und Schnupfen, Halsschmerzen, Tuberkulose, ein zartes Kraut für Kinder.
Neigung zu Schleim in Nase und Bronchien.

Lungenemphysem, Lungentuberkulose, Blutspeien, Husten

Hildegard schreibt: „Wenn einem Menschen die Lunge angeschoppt ist, so dass er hustet und kaum atmen kann, dann koche Lungenkraut (drei Esslöffel) in Wein (1 Liter) und trinke davon oft vor dem Essen, und er wird geheilt." (Hertzka, Strehlow 1995:301)[4]

Klassifizierung in der TCM

Tonisiert das Qi, wärmt, tonisiert Blut
Stärkt das Lungen Qi und die Abwehr
Leitet Kälte und Schleim aus den Lungen
Tonisiert die Milz und die Blutbildung in der Milz
Tonisiert das Herz Xue

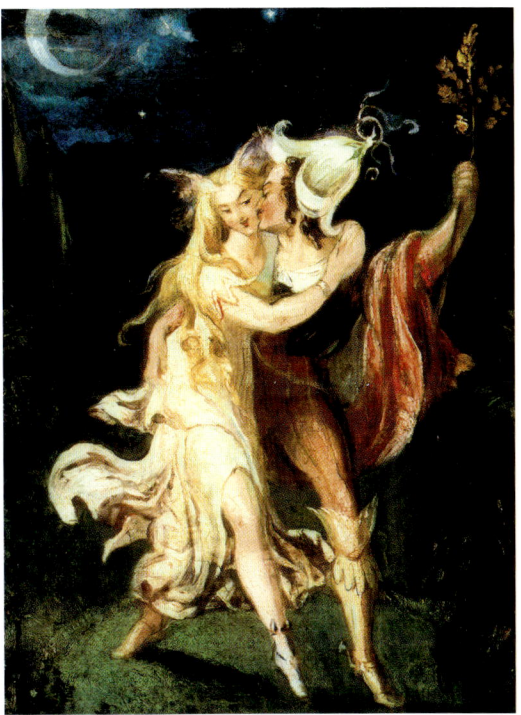

Von den Namen des Lungenkrautes

Unserer lieben Frauen Milchkraut, weil man glaubte, dass die Milch der heiligen Maria auf die Blätter tropfte (die Blätter haben weiße Flecken und werden deshalb in Verbindung mit Milch gebracht).

Es heißt auch *Hirschmangold*, weil es Hirsche gerne essen.

Pulmonaria leitet sich vom lateinischen pulmo=die Lunge ab und weist auf die Verwendung bei Lungenkrankheiten hin.

Blau roter Himmelsschlüssel verweist auf die äußere Ähnlichkeit mit der Schlüsselblume auch Himmelsschlüssel genannt.

Hänsel und Gretel, Fleisch und Blut, Ähnl und Ahnl (Großvater und Großmutter). Diese Namen der Gegensätze entstanden aufgrund der zweifarbigen Blüten des Lungenkrauts.

Interessanterweise handelt die BlütenSeele davon, die Scheu vor dem gegensätzlichen Geschlecht zu überwinden, sie handelt von Verliebten und brüderlichen Freundschaften.

Zauber und Hexentradition aus Überlieferung

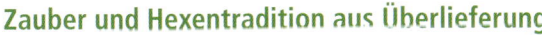

Über das Lungenkraut existieren so gut wie keine Bräuche, Sagen und Geschichten. So war und ist es denn ein zartes Blümchen, welchen eben den zarten Menschen sehr dienlich ist und sie stärkt in ihrem Mut und ihrem Selbstvertrauen.

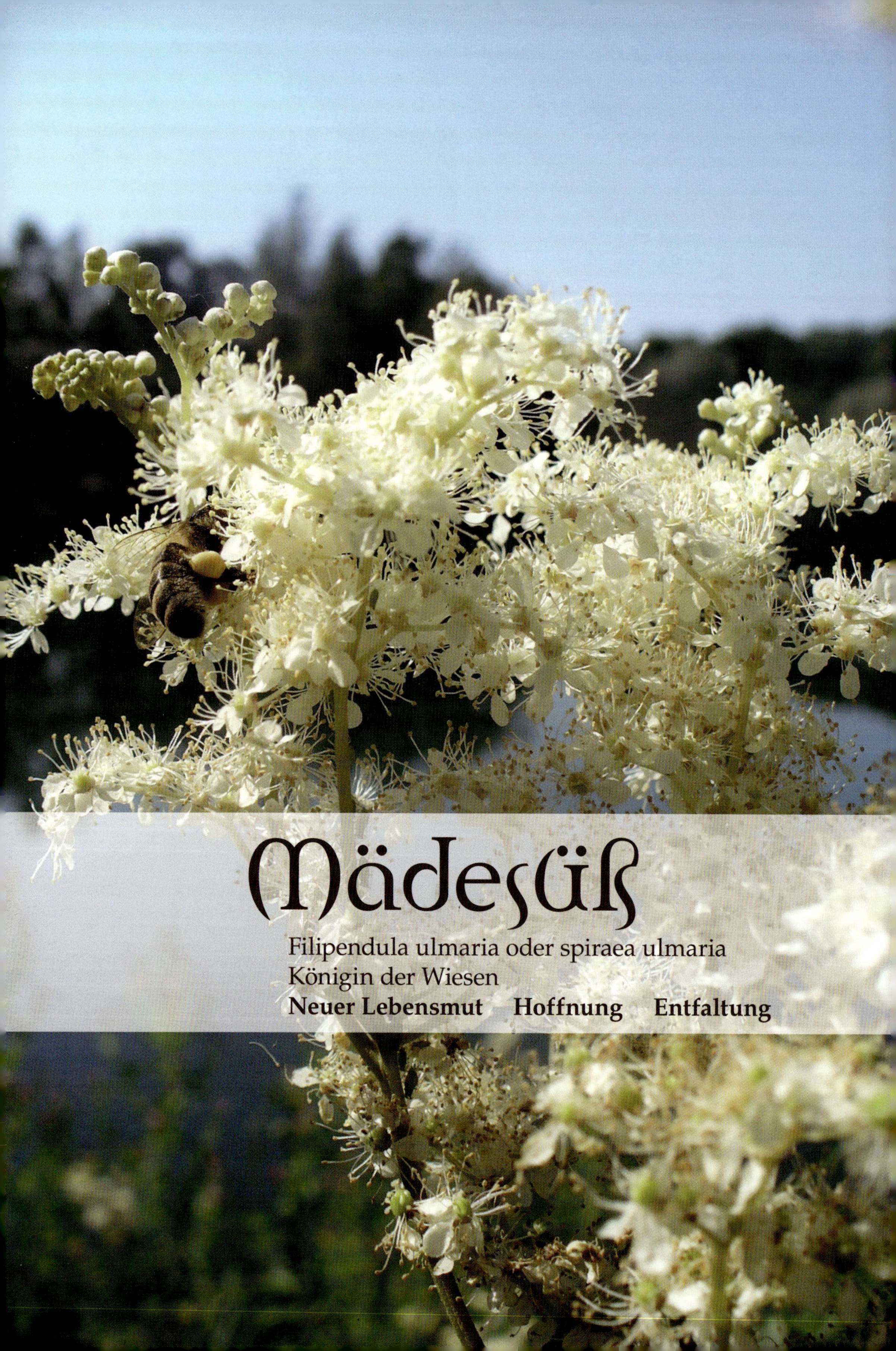

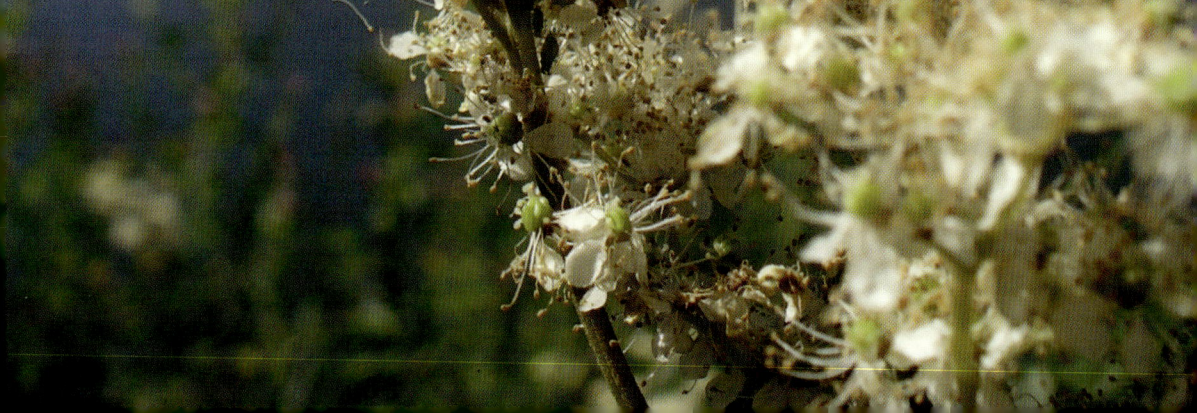

Mädesüß

Filipendula ulmaria oder spiraea ulmaria
Königin der Wiesen

Neuer Lebensmut   Hoffnung   Entfaltung

Von der Botschaft der BlütenSeele Mädesüß

Wenn ich in deinen Karten auftauche, geliebtes Erdenkind, dann ist es an der Zeit, dass sich dein Phlegma und deine Melancholie wenden. Ich bin sehr süß und vertreibe das Bittere in dir.

Umwandlung ist meine Kraft. Entwicklung, Entfaltung ist dein Thema.

Trotz negativer Erfahrungen erinnere ich dich daran, dein Ziel nicht aufzugeben und immer die Liebe für dich im Herzen zu tragen und die Süße des Lebens nicht zu vergessen.

Geliebtes Erdenkind, sei ganz beruhigt, alles wird sich wenden. Sei hoffnungsvoll, auch wenn es dir sehr sehr schwer fällt. Du bist in einer Situation, in der du wahrscheinlich keinen Ausweg mehr erkennen kannst. Zu vieles an Schwerem ist dir passiert, aber glaube daran, jede Erfahrung hatte ihren Sinn und ihre Lektion für dich. Es liegt an dir, diese Lektionen zu erkennen. Denn alles was du erkennst und wandelst, wird nicht wiederkehren, alles, was du leugnest wird verstärkt so lange zu dir zurückkehren, bis es aufgelöst wird von dir. Jetzt bist du aber an einem Punkt der Wendung, wenn du das Schicksal wieder in deine Hand nimmst und dich reinigst. Ein Neuanfang liegt vor dir, glaube stets an das Beste, denn wenn du all deine Geisteskraft darauf verwendest, dann wird es auch eintreffen. Räume auf, innerlich wie äußerlich und reinige dich von allem, was dich schon lange schwer und traurig stimmt. Beginne neu und blicke voraus, nicht zurück. Rufe deine geistigen Helfer an, auf dass sie dir den Weg der Hoffnung zeigen mögen, bitte den Erzengel Michael um Trennung von Banden, die du nicht mehr benötigst und welche dich beschweren. Trenne dich von dem, was nicht deiner spirituellen, liebevollen Entwicklung gut tut. Trenne dich von dem, das Dunkles in dir fördert. Vollziehe einen Schnitt und wage den Neuanfang.

Trotz negativer Erfahrungen, erinnere ich dich daran, dein Ziel nicht aufzugeben und immer die Liebe für dich im Herzen zu tragen und die Süße des Lebens nicht zu vergessen.

Ein starkes Mittel bin ich, wenn du dich stagniert, depressiv, antriebslos fühlst. Ich helfe dir in solchen Zeiten nach schwerer Enttäuschung und schenke dir Zuversicht, Kraft und Süße.

Ich bin hilfreich, wenn dein Herz mutlos, verschlossen und hoffnungslos ist und öffne es wieder für Licht und Liebe. Ich mache dir wieder die Lust auf die Liebe.

Du bist ein Kind des Göttlichen und deshalb innerlich reich und vielfältig. Ich helfe dir dabei nicht in Bitterkeit fest zu stecken, sondern dich auch anderweitig zu orientieren.

Körperliche Anwendung, empfangen vom Pflanzengeist des Mädesüß

Mich kannst du im Kuchen einbacken und ich wirke ähnlich wie die Holunderblüte.

Ich stärke deine Milz und Bauchspeicheldrüse und erleichtere Schmerzen der Gelenke.

Ich helfe bei Gicht und Rheuma, Hartes im Körper erweiche ich.

Meine Affirmation für dich lautet:

Ich bin ein göttliches vielfältiges Wesen mit unbegrenzten Möglichkeiten.

Anwendung der BlütenSeele
Mädesüß:

3 Tropfen auf das
Herzchakra geben
und 3 Tropfen auf
die Handgelenke
geben und in die Aura
einfächern.

Man kann die
BlütenSeele, wie jede
andere BlütenSeele
auch, auf eine
schmerzende oder
erkrankte Stelle
einreiben, wenn
diese Krankheit zu
der BlütenSeele
passend ist. (z.B.
Gelenkschmerzen,
Arthritis, Rheuma,
Verhärtungen,
Kopfschmerzen etc.).

Als Schockmittel akut
anwenden, in dem
man 10-15 Tropfen bei
Erwachsenen in einem
Glas Wasser trinkt.
Kindern gibt man
für jedes Lebensjahr
entsprechend einen
Tropfen, also einem
Einjährigen 1 Tropfen,
einem Zweijährigem 2
Tropfen usw.

> Trinke jeden Tag eine Tasse Tee mit mir und deine Gelenkschmerzen werden gelindert.
> Ich bin gut zur Stärkung, als auch zur Reinigung. Und mit meiner Energie heb ich dich auf ein neues Niveau.

Mädesüß angewendet bei Kummer, Niedergeschlagenheit und einem Gefühl der Hoffnungslosigkeit wirkt unglaublich erheiternd und Mut gebend. Die BlütenSeele nimmt seelische Schmerzen und gibt Kraft bei Trauer und Depression. Regelmäßig für diesen Fall angewendet, steigert es die Lebensqualität erheblich. Mädesüß ist, wie der Holunder, ein Heil- als auch Lebensmittel. Deshalb ist Mädesüß im Gegensatz zu dem Schockmittel Buschwindröschen und Schöllkraut sehr geeignet für Kinder als auch für Erwachsene. In **Schocksituationen** wie Unfällen oder seelischem Schrecken und Trauma kann man Mädesüß unbedenklich einsetzen. Es hilft auch in der Tierheilkunde bei Schock und Traumen. Es lindert somit seelische als auch körperliche Schmerzen und verbindet den erschreckten Geist wieder mit dem Körper.

Erfahrungen aus der Praxis

Depressionen

„Mädesüß wirkt erstaunlich. Es ist, als sei eine schwarze Wand vor meiner Seele plötzlich verschwunden und ich kann wieder frei atmen. Die Angstträume und quälenden Gedanken sind verschwunden und ich lache und lächle wieder sehr viel mehr. Ich bin begeistert von dieser Wirkung." Frau Z. /Regensburg

Trennung einer Beziehung

Frau K. berichtet, dass sie nach der ungewollten Trennung von ihrem Geliebten akut 10-15 Tropfen Mädesüß benutzte und sich wie auf Wolken danach fühlte.

Fieber und Kopfschmerz

Mädesüß ist in der traditionellen Heilkunde ein Schmerzmittel und eine fiebersenkende Arznei.

Bei Fieber und Kopfschmerz ohne Schwitzen, begann eine Patientin durch die Gabe von 5 Tropfen der BlütenSeele Mädesüß zu schwitzen, der Kopfschmerz verschwand und das Fieber sank.

Prüfungsangst

Eine junge Frau stand vor den Abschlussprüfungen an der Fachoberschule. Ihr Druck war so enorm, weil sie einen bestimmten Notendurchschnitt für ihr favorisiertes Studienfach erreichen wollte, so dass sie sogar Ohnmachtsanfälle erlitt. Sie entschied sich für das Mädesüß. Es half ihr, die von ihr gewünschten Notenergebnisse entspannter zu erreichen. Zudem bekam sie den von ihr so sehr begehrten Studienplatz zugesichert. Mädesüß öffnete den Blick für mehrere Möglichkeiten und lässt Hoffnung entstehen, und so konnten ihre Wünsche unverkrampft Wirklichkeit werden.

Gelenkschmerzen, Arthritis

Mädesüß äußerlich auf die schmerzenden Gelenke verrieben, mehrmals tgl. linderte die intensiven Schmerzen und Entzündungen.

Erkältung und Bronchitis

Frau K. aus Landshut rieb sich die Brust bei angehender Bronchitis mit Mädesüß ein. So konnte die Erkältung und Bronchitis verhindert werden.

Große Traurigkeit, Ausweglosigkeit, Todesfall

Sehr häufig kommt das Mädesüß mit Erfolg bei einer großen Trauer zum Einsatz. Das kann nach einem Tod eines Angehörigen sein. Hierzu wendet man das Mädesüß mehrmals am Tag an, innerlich wie äußerlich, um den Herzschmerz erträglicher zu machen. Bei so großem Kummer, egal welcher Art, der fast nicht auszuhalten ist und man auch keine Lösung erkennen kann, ist das Mädesüß die Nummer 1. In Kombination mit der Schlüsselblume bei zusätzlicher Schlaflosigkeit auf das Herz getropft, hilft es sehr stark über die Zeit der Trauer.

Starke Kopfschmerzen aufgrund von einer inneren Ausweglosigkeit

Für Kopfschmerzen gibt es mehrere Ursachen. Liegt die Ursache darin, dass man sich in einer vermeintlich unlösbaren Situation befindet, über die man sich einen Kopf macht und einfach keine annehmbare Lösung findet, zudem auch noch Herzkummer gepaart ist, ist das Mädesüß das Mittel der Wahl, äußerlich auf die schmerzende Stelle eingerieben und wenn das nicht reicht ein paar Tropfen in ein Glas Wasser geben und trinken, es wirkt innerhalb kurzer Zeit.

Krafttier:

Schwalbe

Von den Namen des Mädesüß

Mädesüß hat nichts mit Mädchen zu tun, sondern das Mäde leitet sich vom Met ab, denn die Wiesenkönigin wurde dem Bier und Met beigemischt, um das Getränk zu versüßen. Süß weist auf ihren stark süßen, vanilligen, mandelartigen Duft hin.

Spiraea kommt aus dem Griechischen Speira = gewinde. Aus dem wohlduftenden Mädesüß flocht man Girlanden oder Kränze zu Hochzeiten und Festen.

Falscher Holler, wilder Holler, weil es dem Holler ähnlich sieht und auch ähnliche Verwendung findet wie der Holler als Lebensmittel und Heilkraut.

Frauenkrut, Krampfkrut, Bärmuttersträuße zeugt von einer Heilwirkung in der Frauenheilkunde.

Stolzer Heinrich weist auf eine womöglich potenzfördernde Wirkung hin.

Bienenkraut, Immenkraut, weil die Bienen das Mädesüß lieben. Damit sie im Bienenstock blieben und nicht als Schwarm ausflogen, rieben die Imker ihre Bienenstöcke damit ein.

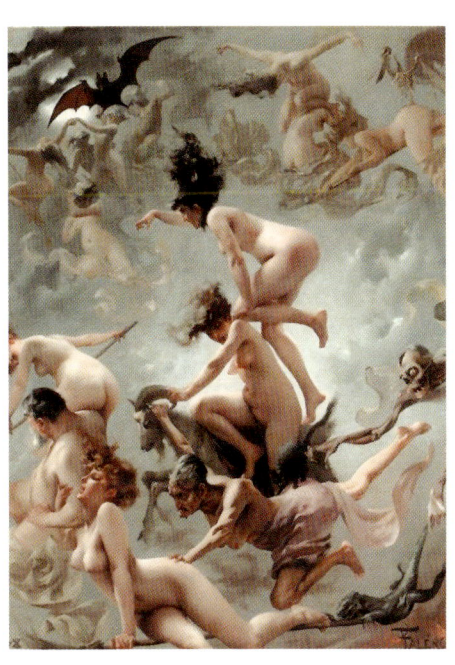

Senkt Fieber, ist schweißtreibend, harntreibend, schmerzstillend, entzündungshemmend, heilt Wunden, regt die Milchbildung an, erweicht Hartes.

Bocksbart, Geißbart: Viele Kräuter, welche den Bock im Wortstamm haben, weisen auf eine aphrodisierende Wirkung des Heilkrautes hin. Diese Pflanzen haben meist einen bestimmten Bocksgeruch und wurden als Liebesmittel und Potenzmittel gebraucht.

Der Bock oder Ziegenbock wurde vom alten Griechenland bis zur heutigen Zeit mit der männlichen Sexualität in Verbindung gebracht. Auch heute noch spricht man von einem geilen Bock, wenn man von einem wollüstigen Mann spricht. Der gehörnte griechische Pan und der nordische Götterbock Thor stehen für Fruchtbarkeit, Wolllust und Sexualität. Beide sind halb Bock, halb Mensch in einem Körper vereint. Pan ist der Gott des Waldes, der Hirten und der Natur. Er hat Freude an Weib, Tanz und Fröhlichkeit. Im mittelalterlichen, lustfeindlichen Christentum wurden Pan, sowie auch Thor, verteufelt. Und so kam es, dass zur Zeit der Inquisition der Teufel mit Ziegenfüßen und Hörnern dargestellt wurde. Die Hexen trieben es dann angeblich mit Böcken und Teufeln, ritten auf ihnen und versammelten sich am B(l)ocksberg. Diese Feiern fanden meistens am 1. Mai oder zu Ostern, dem Frühlingsbeginn statt. Dahinter verbarg sich ein lustvolles Feiern zwischen Mann und Frau. Der Bockbieranstich und der oft auf den Bierflaschen abgebildete Bock stehen vielleicht sogar im Zusammenhang mit diesen Sagen. Bei Festen wurde damals schon Wein und Bier getrunken und Bier gebraut, im Sommer wurden dem Bier noch allerlei Kräuter beigemengt, damit das Herze fröhlich und der Mensch ausgelassen wurde. So war auch das Mädesüß ein beliebtes Kraut, um alkoholische Getränke zu verfeinern und die Menschen lustvoll zu erheitern.

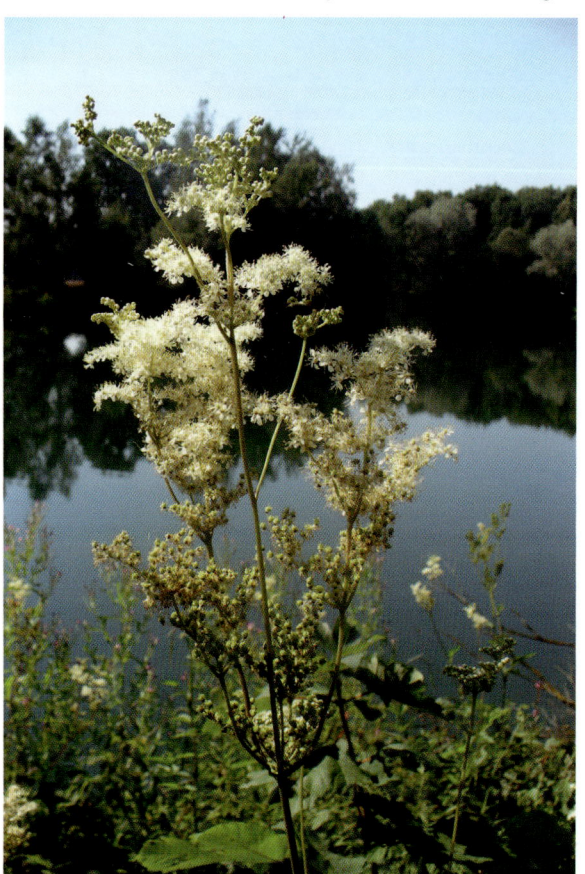

Traditionelle Anwendung von Mädesüß in der Kräuterheilkunde

Mädesüß wächst gerne an feuchten Plätzen und blüht im Hochsommer, sein Geschmack ist sehr süß und bitter gleichzeitig. Deshalb kann die Pflanze Krankheiten heilen, welche von Feuchtigkeit herrühren und mit Hitze in Verbindung stehen. Dabei handelt es sich um Krankheiten mit Wasseransammlungen, die sich verschlimmern bei feuchtem Wetter wie Arthritis, Rheuma und Krankheiten im Lymphsystem als auch Fieber und Entzündungen.

Schmerzen, „Ein starkes Aspirin der Natur" ohne Nebenwirkungen

Im Mädesüß entdeckte man die Acetylsalicilsäure kurz ASS, ein Stoff, aus dem später das Aspirin entstand. Den Namen Aspirin leitete der Hersteller von dem lateinischen Namen des Mädesüß „Spiraea ulmaria" ab.

Jedoch hat das synthetisch produzierte Aspirin eine magenreizende Nebenwirkung, welche die Pflanze Mädesüß nicht aufweist. So sind das Mädesüß, als auch die Weide ein natürliches Schmerzmittel, ein natürlicher Blutverdünner und ein schweißtreibendes Mittel aus der Natur.

Deshalb hilft es bei Schmerzen im Allgemeinen, insbesondere der Gelenke bei Arthritis, Arthrose, Rheuma, Gicht etc. welche sich mit feuchtem und heißem Wetter verschlimmern. Kopfschmerzen, Fieber, Erkältungen mit Gliederschmerzen lindert es.

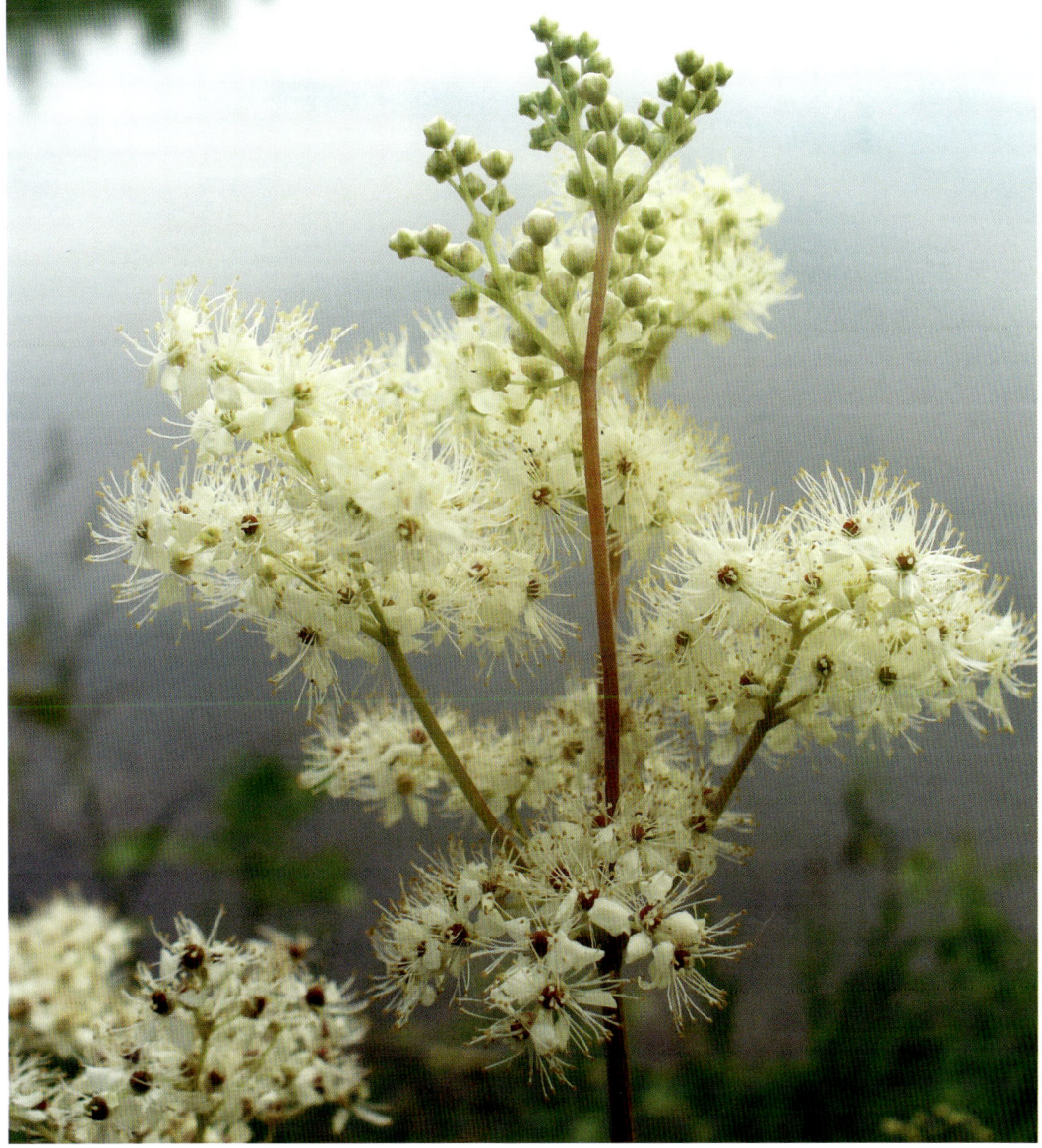

Stärk die Milz und die Nieren, die Energie im Allgemeinen und ist reinigend, harntreibend, Wasser ausleitend, diuretisch, Blasenentzündungen nach Feuchtigkeit wie z.B. Baden oder Schwitzen, Nierenentzündungen, wenig Urin, reinigt das Blut.

Infekte mit Hautauschlägen

Bei Infektionen mit Hauterscheinungen wie Masern oder Scharlach beschleunigt es die Exanthembildung und die Heilung.

Klassifizierung in der TCM

Süß, leicht bitter, aromatisch
Leitet Feuchte aus, tonisiert das Qi
Feuchtigkeit in der Milz, Feuchte-Hitze in der Milz/Pankreas
Stärkt das Qi der Milz und der Bauchspeicheldrüse
Leitet Wind Feuchte Hitze aus
Befreit die Oberfläche von Pathogenen Faktoren
Reinigt das Blut von Bluthitze
Bi Syndrom wie Rheuma, Arthritis

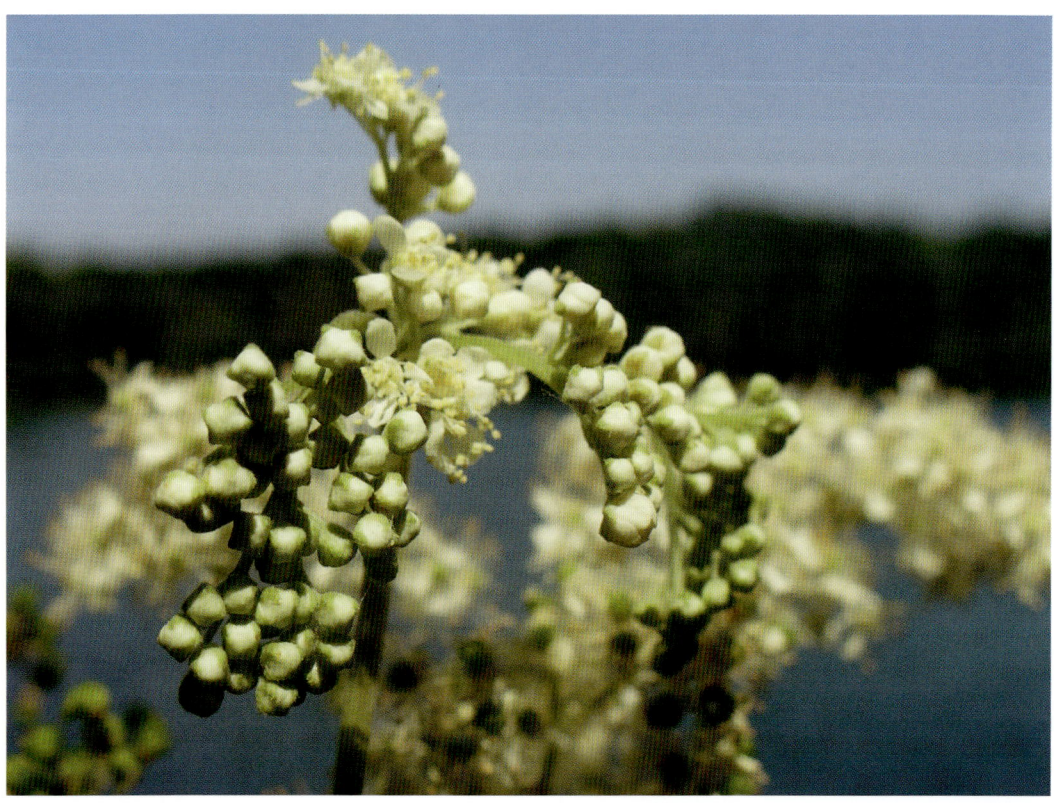

Zauber und Hexentradition aus Überlieferung

Man gab es zu den Süßspeisen, backte es in Kuchen mit ein und stellte Getränke und diverse Süßspeisen daraus her. Bis zur heutigen Zeit ist es in Frankreich und Belgien noch üblich, Süßspeisen mit Mädesüß zu kreieren. Deshalb hat auch das Mädesüß, wie der Holunder, eine sehr kräftigende Natur, vor allem für das Erdelement bzw. die Mitte des Menschen, das aus dem Magen, der Milz und der Bauchspeicheldrüse besteht.

Ähnlich dem Holunder, wurde Mädesüß wie eine Art Lebensmittel verwendet.

In früheren Zeiten brauten viele Höfe ihre eigenen alkoholischen Getränke und ihr Bier. Meist aus Kräutern, weil sie billiger als Getreide waren. Von der Brennessel über Beifuß und viele andere Kräuter wurde natürlich auch das Mädesüß beigemischt. Sogar heute wird es beim Bierbrauen in bestimmten Ländern zugesetzt. Es versüßt sozusagen das Getränk und alte Heilkundler beteuerten dem Mädesüß eine Wirkung, welche das Herz glücklich und den Menschen fröhlich und leicht macht. Mädesüß war für die Druiden eine sehr heilige Pflanze. Als Streublume wurde Mädesüß wegen des stark aromatischen Duftes zu Festen der Kelten benutzt. Während der Mittsommerfeste wurden wahrscheinlich die Festplätze damit bestreut, um das Herz glücklich zu machen und die Sinne zu erfreuen. Mädesüß wurde bis ins 16. Jahrhundert noch als Streublume verwendet. In dieser Zeit war es üblich, die Böden mit duftenden Gräsern und Blumen auszustreuen.[3] Zum einen, um den Boden zu wärmen und zum anderen, ihn durch die Duftstoffe frei zu halten von Krankheiten und Infektionen. Außerdem schützte das Streuen von Kräutern und Gräsern die Holzdielen bei einer Ansammlung von Menschen an Festen vor Schmutz. Mädesüß war ein Lieblingsstreukraut der Königin Elisabeth I. in England. Sie hatte es in vielen ihrer Räume ausgestreut. Zudem benutzte man Mädesüß bei Festen und Hochzeiten in Kirchen, man streute es oder band Girlanden daraus. Deshalb auch der andere Name des Mädesüß in England „Bridal Wort" (Brautkraut). Man verwendete Mädesüß in Brautsträußen um dem Paar Liebe, Freude und einen glücklichen Hochzeitstag, als auch eine gute Ehe zu ermöglichen. Außerdem gebrauchte man das Mädesüß auch noch zum Färben von Stoffen. (Urbanovsky 2008 : 238)[7]

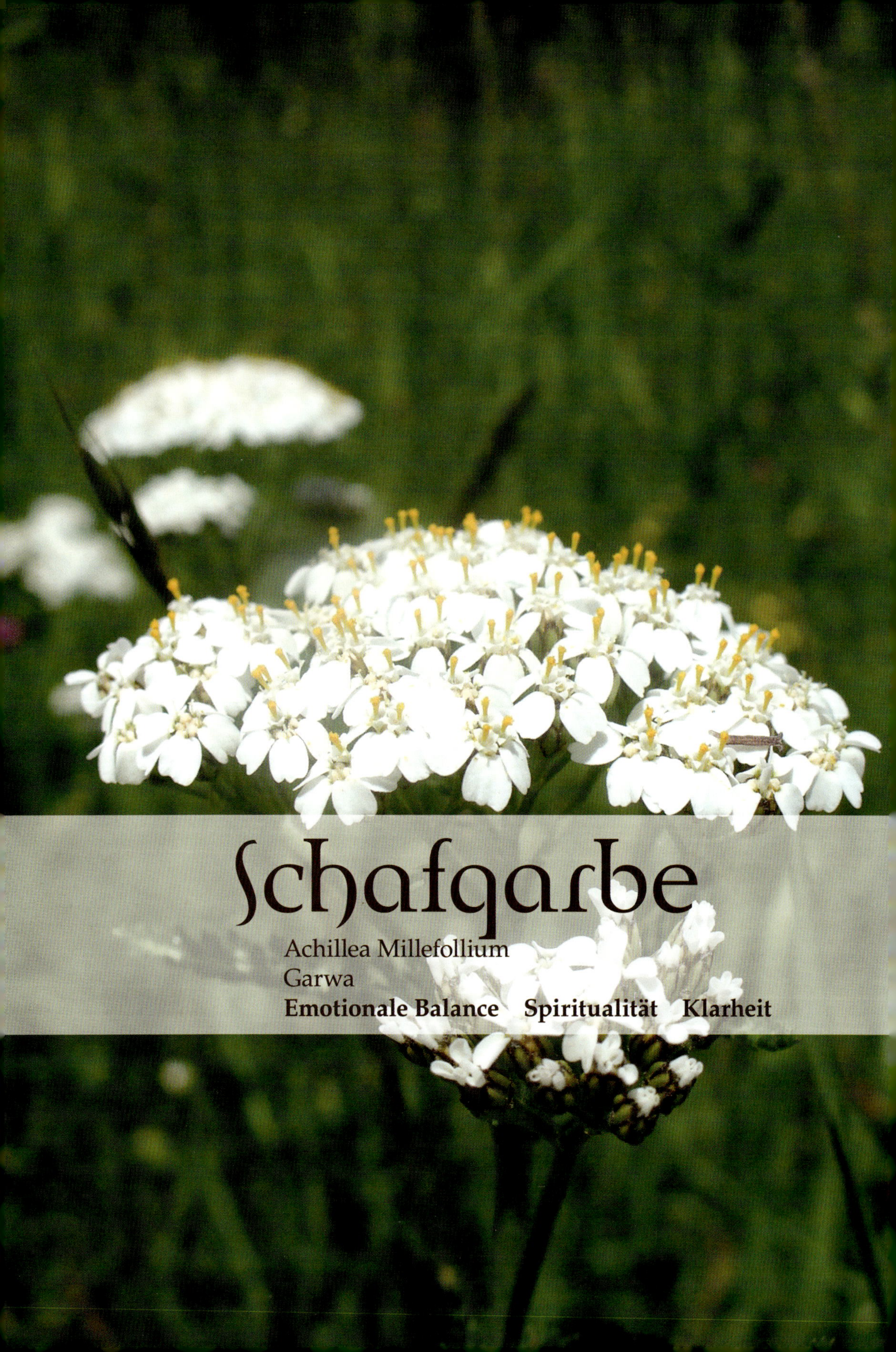

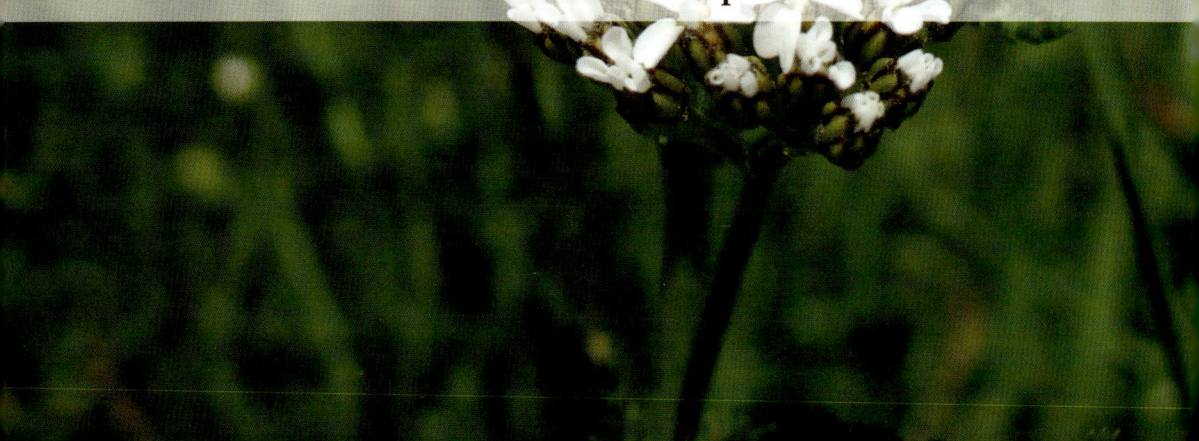

Schafgarbe

Achillea Millefollium
Garwa

Emotionale Balance   Spiritualität   Klarheit

Von der Botschaft der BlütenSeele Schafgarbe

Ich, die Schafgarbe, bin eine Klarheit bringende Pflanze. Stille und Ruhe gebe ich euch.

Ich tauche in deinem Blatt auf bei Kopfproblemen und an einem Zuviel von Emotionen. Ich helfe dir deinen Emotionalkörper zu beruhigen und zu reinigen. Ich bin gut, wenn du sehr aufgewühlt bist, du viel weinen musst und nicht mehr weißt, was für dich richtig ist. Ich bin nicht da für die Tränen der großen Trauer nach einem tiefen Verlust, sondern in einer leichteren Art. Nach Liebeskummer, Beziehungsdramen oder einfach nur emotionaler Verwirrtheit.

Ich kühle und kläre dich, so dass du in deinem Geist und Verstand wieder scharf wie ein Messer sein kannst.

Somit bin ich auch unterstützend, wenn du dein drittes Auge schulen willst und die Erleuchtung anstrebst. Denn ich helfe dir, die Wahrheit zu erkennen. Ich kann auch bei Prüfungen und Verhandlungen als Unterstützung eingebracht werden.

Deshalb bin ich bei Stimmungsschwankungen auch sehr hilfreich, die nicht nur tränenreich, sondern auch gereizt sind.

Wenn ich also in deinem Blatt erscheine, dann ist es an der Zeit für dich, deine Emotionen und Gedanken in der Stille zu klären und dich zu reinigen.

Wasser zu trinken in dieser Zeit, ist sehr gut für dich. Ebenso hilft es dir, gleichzeitig dich mit Schafgarben Tee innerlich zu reinigen und diesen in Zeiten der Unklarheit zu trinken.

Denn deine Trauer wird mit den Tränen von dir weichen. Das Trinken von Tee und Wasser unterstützt stark diesen Fluss der Klärung in dir.

Körperliche Anwendung, empfangen vom Pflanzengeist der Schafgarbe

Im Grunde bin ich eine Yin stärkende Pflanze und deshalb auch kühlend und blutstillend.

Ich balanciere die weiblichen Hormone, indem ich auf die Nieren einwirke. Meine Hauptrichtungen sind die Knochen, Zähne, das Herz, die Blutgefäße und die Nervenverbindungen. Ich reinige auch die Leber. Ich durchdringe das Gehirn, bin somit gut bei Vergesslichkeit, Hyperaktivität der Kinder, denn ich beruhige und stärke gleichzeitig den Geist.

Ich kühle die Leber und beruhige den hitzigen Magen (Gastritis, Sodbrennen, vermehrter Appetit, Leberentzündung, rote trockne Augen, entzündete Augen).

Ich bin bei zu starker Menstruation, Hautauschlägen mit eitrig wässrigem Sekret, als auch Kopfbeschwerden anzuwenden.

Ich bin einzusetzen bei Schlaganfall, Zuckungen der Gliedmaßen durch Verstopfung der Blutgefäße im Gehirn, als auch bei einer Hitze am Kopf (Blutandrang im Kopf, Bluthochdruck, Kopfschmerzen u.a.).

Ich löse Verstopfung auf in den Gefäßen und lindere Entzündungen in den Blutgefäßen (Thrombose, Venenentzündungen).

Ich lindere vaginalen Ausfluss.

Alle Beschwerden, die ihre Ursache in einer Funktionsstörung in der Leber

Meine Affirmationen für dich lauten:

Meine Emotionen sind ruhig. Ich bin ausgeglichen und in Balance.

Anwendung der BlütenSeele Schafgarbe:

1-3-mal tgl. 3 Tropfen auf das **Stirn-**, und **Scheitelchakra** verreiben und auf die Handgelenke geben und in die Aura einfächern.

haben und entzündliche Prozesse (Feuchte Hitze in der Leber in der TCM) im Unterleib als auch im Lebermeridian hervorbringen, kühle und lindere ich.

Die Doldenform meiner Blüte wie beim Holunder weist darauf hin, dass ich gut bin für das Gehirn und die Lunge.

Meine weiße Farbe reinigt und bringt Lichtenergie. Ich löse und reinige alle Verschlackungen im Gehirn und ein zuviel an Ansammlungen von Zellen im Gehirn (Vergesslichkeit und Demenz).

Schafgarbe testet positiv, wenn Entscheidungsschwierigkeiten bezüglich der BlütenSeelen Wahl vorliegen. Der Betroffene kann sich dann meist nicht für eine Blüte auf den Fotos entscheiden. Generell bestehen des Öfteren Unklarheiten, Entscheidungsschwierigkeiten und Zweifel, vor allen Dingen im emotionalen Beziehungsbereich. Menschen, welchen die Schafgarbe hilft, sind meistens beschäftigt mit Fragen bezüglich der Beziehungen zwischen Mann und Frau. Fragen wie: „Ist es richtig, was ich tue? Was will ich überhaupt? Soll ich bleiben oder gehen? Ist er der Richtige usw." sind typisch für die Schafgarbe.

Im Gespräch mit Menschen, für welche die Schafgarbe wichtig ist, erhält man einen verwirrten Eindruck und die Menschen kommen nie wirklich auf den Punkt ihres Anliegens. Wenn man sich als Berater zu sehr auf diese Energie des Menschen einlässt, kann es passieren, dass man am Ende selbst nicht mehr weiß, was denn gut und hilfreich wäre. Immer bei Entscheidungsschwierigkeiten, Verwirrung, Fragen, Unschlüssigkeiten ist an die Schafgarbe zu denken.

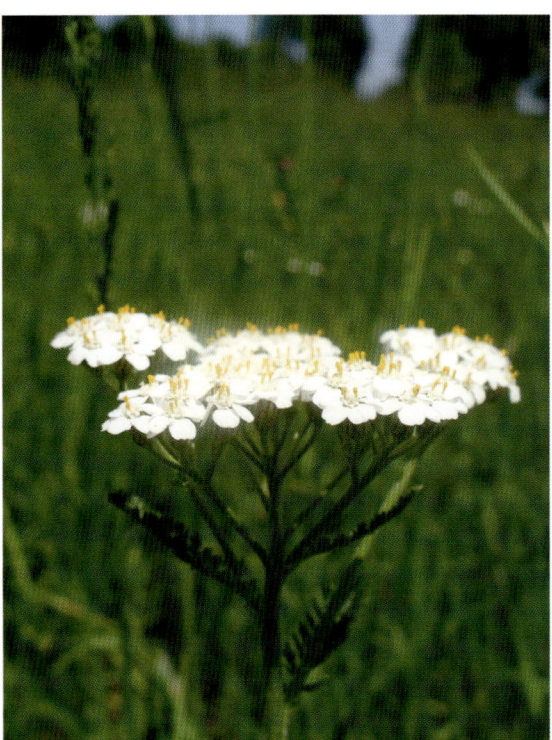

Schafgarbe kann also bei tränenreicher und gereizter Instabilität, als auch bei einfacher Unklarheit und mangelnder Entschlusskraft, sehr klärend wirken.

Viele Menschen sagen, mit der Schafgarbe werden sie sehr klar und wissen, was zu tun sei.

Erfahrungen aus der Praxis

Unruhe und Hyperaktivität der Kinder

Ein Junge wurde von der Großmutter als sehr unruhig und entschlusslos beschrieben. Sie trug die BlütenSeele auf den Kopf des Kindes auf. Er wurde kurze Zeit darauf so müde, dass er bei ihr auf dem Sofa einfach einschlief. So etwas sei noch nie da gewesen bei ihm. Und er empfand großen inneren Frieden.

Klarheit, Balance

Menschen, welche unentschlossen, unklar und aufgewühlt sind hilft es wunderbar, die BlütenSeele Schafgarbe anzuwenden. Sie werden dann sofort klar, und wissen, welchen Impulsen sie folgen sollen.

„Vielen Dank, ich bin wirklich begeistert von den Essenzen. Nach der Einnahme von der Schafgarbe war mir innerhalb einer Stunde klar, was ich zu machen habe, das Thema hatte ich tagelang mit mir herumgetragen." Frau S.

Krafttier:

Eule

Konflikte klar lösen

„ Zur Vorbereitung auf schwierige Gespräche trug ich die Schafgarbe auf mein Stirnchakra auf. Mir wurden Dinge sehr klar, beim Gespräch bin ich total bei mir selbst geblieben und die Kommunikation verlief respektvoll und positiv." Frau A.

Frau F, 21 J. war verzweifelt, als sie in meine Praxis kam. Mobbing in der Arbeit, Intrigen und gleichzeitig der Wunsch die Konflikte lösen zu wollen und ihr Potential einbringen zu können, woran sie von einer Kollegin gehindert wurde, führte sie in eine emotionale Ausweglosigkeit. Sie fühlte sich in einer Sackgasse, war tränenüberströmt, als ich ihr channelte. Ich testete die Schafgarbe für sie aus. Diese brauchte sie um wieder einen klaren Kopf in der Arbeit zu haben und nicht die Hindernisse zu persönlich zu nehmen, um dann letztendlich zu einer klaren Lösung zu kommen.

Klarheit bei Abschlussprüfung an der Uni

Frau H. schrieb eine Abschlussarbeit für den Bachelor ihres Studiums, dafür musste sie 3 Tage am Stück, 14 h täglich hochkonzentriert arbeiten. Sie ließ sich von der Schafgarbe unterstützen und war überrascht wie flüssig, schnell und klar sie ihre Arbeit erledigen konnte und zudem noch eine außergewöhnlich gute Beurteilung bekam.

Klare Kommunikation in nahen Beziehungen, innere Klarheit

Frau B. litt unter den Vorwürfen ihrer Schwester, sie wurde schon immer von ihr als die Kleine, Unwissende bevormundet. Nach der Anwendung der Schafgarbe konnte sie sich klar gegenüber ihrer Schwester behaupten und diese sagte sogar, was ist denn mit dir heute los, warum redest du mich so scha(r)f an?

Streit um das Erbe

Sehr häufig kommt es beim Tod der Eltern zu einem Geschwisterstreit bezüglich des Erbes. In diesem Fall ist es wichtig auch klar zu bleiben, sind doch sowieso viele Emotionen mit im Spiel. Die Schafgarbe ist hier eine sehr gute Helferin

Schreiendes Baby

Die Frau kam zu mir, weil das Baby sehr unruhig war und oft weinte. Die Eltern waren in der Schwangerschaft sehr durch die eigene Firma belastet, zudem kam noch ein plötzlicher Todesfall in der Familie. Die Mutter versuchte soweit es ging nichts auf das Baby zu übertragen. Ich testete jedoch die Schafgarbe für das Baby aus und fühlte, dass es sehr angespannt und unruhig war. Mit der Schafgarbe wurde es besser und die Energie des Babys ruhiger. Die Schafgarbe beruhigte und reinigte auch die Aura des Babys. Babys und Eltern sind sehr verbunden, die Aura der Babys ist sehr offen, sie sind sehr feinfühlig und so nehmen Babys auch viel Unbewusstes auf und wahr. So sollte man zu den Babys auch meist die Eltern behandeln.

Von den Namen der Schafgarbe

Achillea, entstand aus der Sage, in der Achilles, der Held aus der Trojanischen Sage, das Kraut als Wundkraut angewendet haben soll.

Millefolium, Mille = tausend und Folium = blatt bezieht sich auf die gefiederten Blätter.

Garwa = die Heilende Schafgarbe kommt vom Althochdeutschen Garwe, was soviel heißt wie Heiler, Gesundmacher.

Herrgotts Ruckenkraut, weil es wahrscheinlich Rückenschmerzen linderte.

Es existieren noch allerlei Namen in vielen Sprachen, welche die starke Blut stillende und wundheilende Heilkraft der Schafgarbe in sich tragen.

Traditionelle Anwendung von Schafgarbe in der Kräuterheilkunde

Stark ist der Stängel, der Duft ist würzig frisch. Die Stängel wurden in China als Orakelstengel beim IGing verwendet. Die Schafgarbe genoss in der Naturheilkunde schon immer ein hohes Ansehen, weil sie so vielfältig einsetzbar ist.

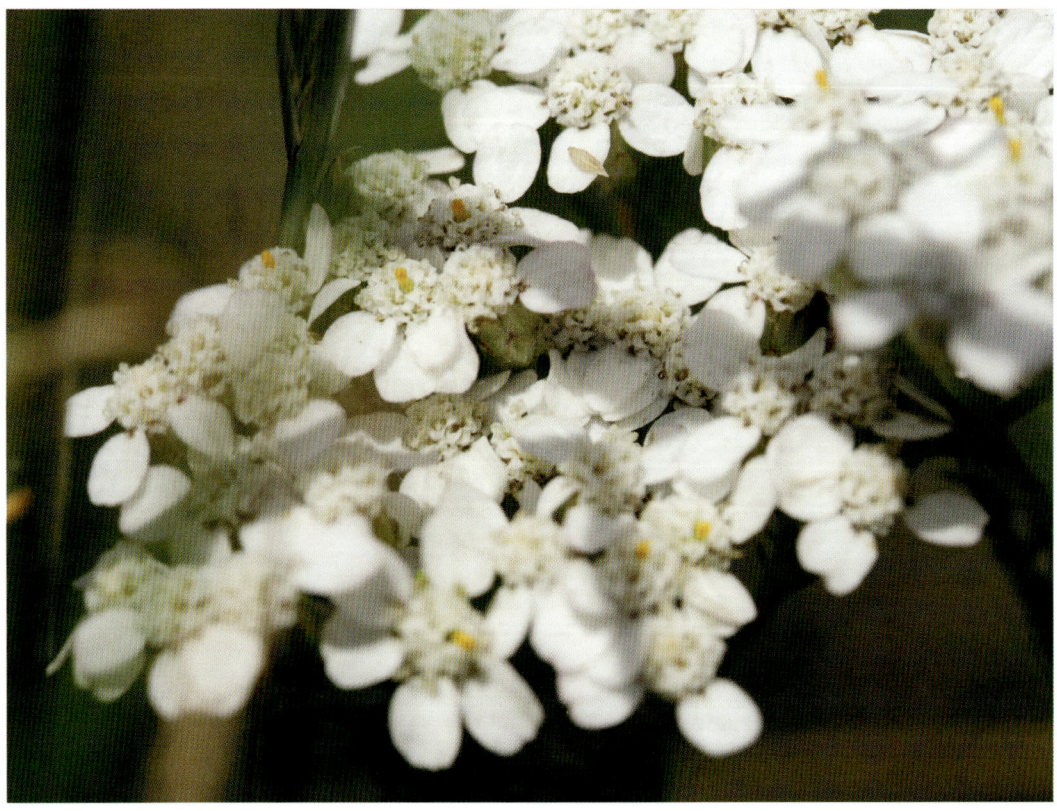

Stillt Blutungen, heilt Wunden, Frauenkrankheiten

Schafgarbe stillt sehr stark Blutungen und ist zusammenziehend. Sie kann aber bei einer falschen Dosierung auch Blutungen erzeugen.

Somit leistet sie hervorragende Dienste bei gynäkologischen Beschwerden wie starker Periode, Zwischenblutungen, ausbleibender Blutung, Unterleibskrämpfen, Ausfluss und Pilzen, Myome, Blutarmut, Verkrampfungen und Schmerzen im Unterleib, bei Darmblutungen, blutenden Hämorrhoiden, Bluthusten, Nasenbluten.

Dazu ein paar außergewöhnliche Rezepte

„Garbenkraut von seinen Stielen abgestreiffet / in die Schuh geleget und darauf gegangen / stillten den weißen Mutterfluß der Weiber" (Tabernaemontanus 1731:377)[2]
„Garbenkraut frisch gestossen / und ein Mutterzäpflein davon gemacht und zu sich gethan / das Kraut also gestossen / wie ein Pflaster oben über die Scham gelegt / stillet den unmäßigen Blutfluß der Weiber." (Tabernaemontanus 1731: 377)[2]

Es wurde und wird von vielen Völkern der Erde vorwiegend als hervorragendes Wundkraut, als Mittel zur Blutstillung und Blutbildung benutzt. Nach Operationen, inneren Verletzungen und nachfolgenden Schmerzen ist eine Teekur mit der Schafgarbe sehr wohltuend.

Ebenso lindert sie Hautausschlag mit eitrig wässrigem Sekret, stoppt Kopf- und Zahnschmerzen.

Es existieren allerlei Rezepte, in welcher Weise hierzu die Schafgarbe angewendet werden kann.

So nimmt man sie frisch zerstoßen als Blutstiller und Wundheiler, gleichzeitig löst sie blaue Flecken und Blutansammlungen auf. Ebenso wird sie in allerlei Tränken, Tees und Elixieren für diese Zwecke gebraucht.

Fördert den Appetit, die Verdauung, stärkt Leber, Galle, Magen

Schafgarbe ist appetitanregend, sie vertreibt Parasiten aus dem Darm wie Pilze oder Würmer, sie hilft bei Verstopfung, Völlegefühl, Blähungen, Darmgrippe, entkrampft den Magen und Darm, heilt Fisteln und Hämorrhoiden.

Schlaganfall, verlängert das Leben, behütet vor aller Krankheit

Zur Belebung nach Schlaganfall und Lähmungen, behebt sie das schlechte Gedächtnis, indem Schafgarbe das Blut und die Ge-

Antiseptisch, Blut stillend, Blut bildend, Blut reinigend, entzündungshemmend, verdauungsanregend, zusammenziehend, kühlend, fördert die Durchblutung der Gefäße, reinigt die Blutgefäße.

Schafgarbe würde vor allen Krankheiten beschützen, so sollen alte Leute Schafgarbe trinken, um ein langes Leben zu haben.

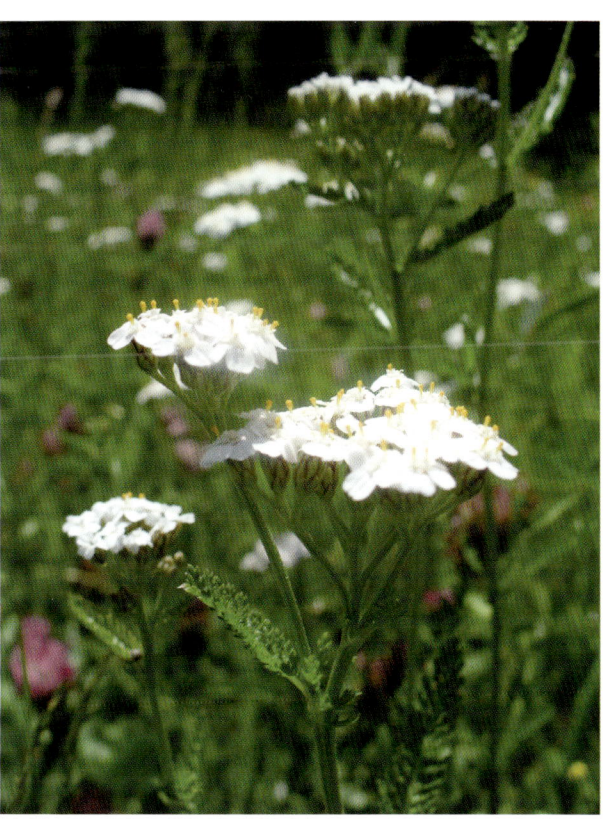

Sie versprach wohl auch lange Liebe, und wurde deshalb bei Hochzeiten gegessen.

fäße reinigt. Regelmäßig getrunken hütet es vor Krankheiten im Alter, bewahrt im Alter das Gedächtnis und den klaren Geist und hütet vor Schlaganfall. Deshalb ist es auch sehr nützlich bei Neigung zu Arteriosklerose, Schafgarbe zu sich zu nehmen. Sie löst Ablagerungen in den Blutgefäßen, kühlt Entzündungen und Hitze im Kopf wie Fieber Augenentzündungen, Mund und Zahnfleischentzündungen, Bluthochdruck, Nasenbluten, nervöse Zuckungen und Tics.

„Es schärffet die Vernunft, vertreibet die Melancholen und Traurigkeit/ stärcket die natürliche angebohrene Wärme/ erquicket die leiblichen Geister / und verhüttet vor dem Schlag und Parlys.“ (Tabernaemontanus 1731: 379)[2]

Niere, Blase

Die Schafgarbe hilft bei Blasenentzündungen, Blut im Urin, Bettnässen der Kinder, Blasenschwäche.

Schmerzen

Rückenschmerzen, Gicht, Rheuma, schmerz-hafte Krampfadern.

Klassifizierung in der TCM

Leicht bitter, etwas scharf, aromatisch im Geschmack
Kühlt, bewegt, tonisiert das Yin
Kühlt die Feuchte-Hitze der Leber, kühlt das aufsteigende Leber Yang
Adstringiert, bewegt leicht das Blut und tonisiert das Blut
Löst Schleim in den Blutgefäßen
Heilt Wunden, leitet Toxine und Parasiten aus
Kühlt den Magen

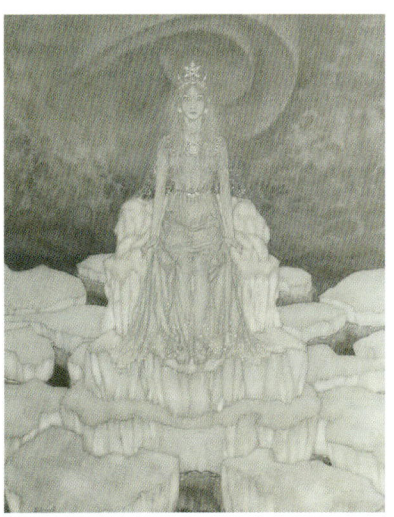

Zauber und Hexentradition aus Überlieferung

Die Schafgarbe ist der Menschheit schon seit hunderten von Jahren als hervorragendes Wund- und Heilkraut bekannt.

Sie wurde zu Pestzeiten in Bayern in den Häusern aufgehängt und war ein sogenanntes Pestilenzkraut. Gegen Pest eingesetzt worden zu sein, spricht für die große Heilkraft des Krautes. So ist es nicht verwunderlich, dass die Schafgarbe vor allerlei Krankheiten behüten sollte. Ihr Licht ist weiß und reinigend und ihre Energie kühlt und reinigt den Körper von schädigenden Einflüssen.

Die jungen Blätter der Schafgarbe werden der Gründonnerstagssuppe beigemengt oder als Salat gegessen. Zerkleinert wurde sie auch auf dem Brot gegessen. Ebenso wurde sie als Tabak oder Schnupftabakersatz gebraucht, um den Kopf zu reinigen.[5]

Sie diente als eine Orakelpflanze: Man steckte sich die frische

Schafgarbe in die Nase und dachte an den Liebsten, wenn dann Blut aus der Nase floss, dann wird man wieder geliebt.

Zudem war es ein Kinderspiel, sich das Kraut in die Nase zu stecken, um Nasenbluten zu erzeugen und die Schule zu schwänzen. Sie sollte angeblich bei gebrochenem Herzen helfen. Man glaubte, die Schafgarbe halte böse Hexen und Feen fern, zu diesem Zwecke hängte man sie den Neugeborenen über die Wiege.[7]

Die Schafgarbe wurde zu allerlei Liebesorakeln benutzt, man legte sich das Kraut unter das Kissen und sprach magische Gebete, die ein Erscheinen des Liebsten im Traume zeigen sollten. Pflückte man im Traum Schafgarbe, wurde gute Neuigkeiten erwartet. (Scherf 2007 : 129)[5]

Aus diesen zahlreichen Bräuchen und Legenden geht hervor, dass die Schafgarbe eine sehr heilige Pflanze war, vor allen Dingen, um auch Klarheit und Weissagung in Liebesangelegenheiten zu erlangen. Diese Bräuche wiederum bekräftigen die seelische Wirkung der Schafgarbe in der BlütenSeele, welche die Emotionen erleuchtet, Liebeskummer und Sehnen klärt, und der Mensch den richtigen Liebespartner für sich erkennen kann. Sei es zur Kunst der Weissagung im I Ging, als auch im Liebesorakel, verleiht die Schafgarbe dem Menschen, eine Erleuchtung, eine Vision, einen Blick in die Zukunft und stützt somit die Aussage des Pflanzengeistes der BlütenSeele. Die Schafgarbe findet auch ihren Platz im Kräuterbuschen, der an Mariä Himmelfahrt geweiht wird.

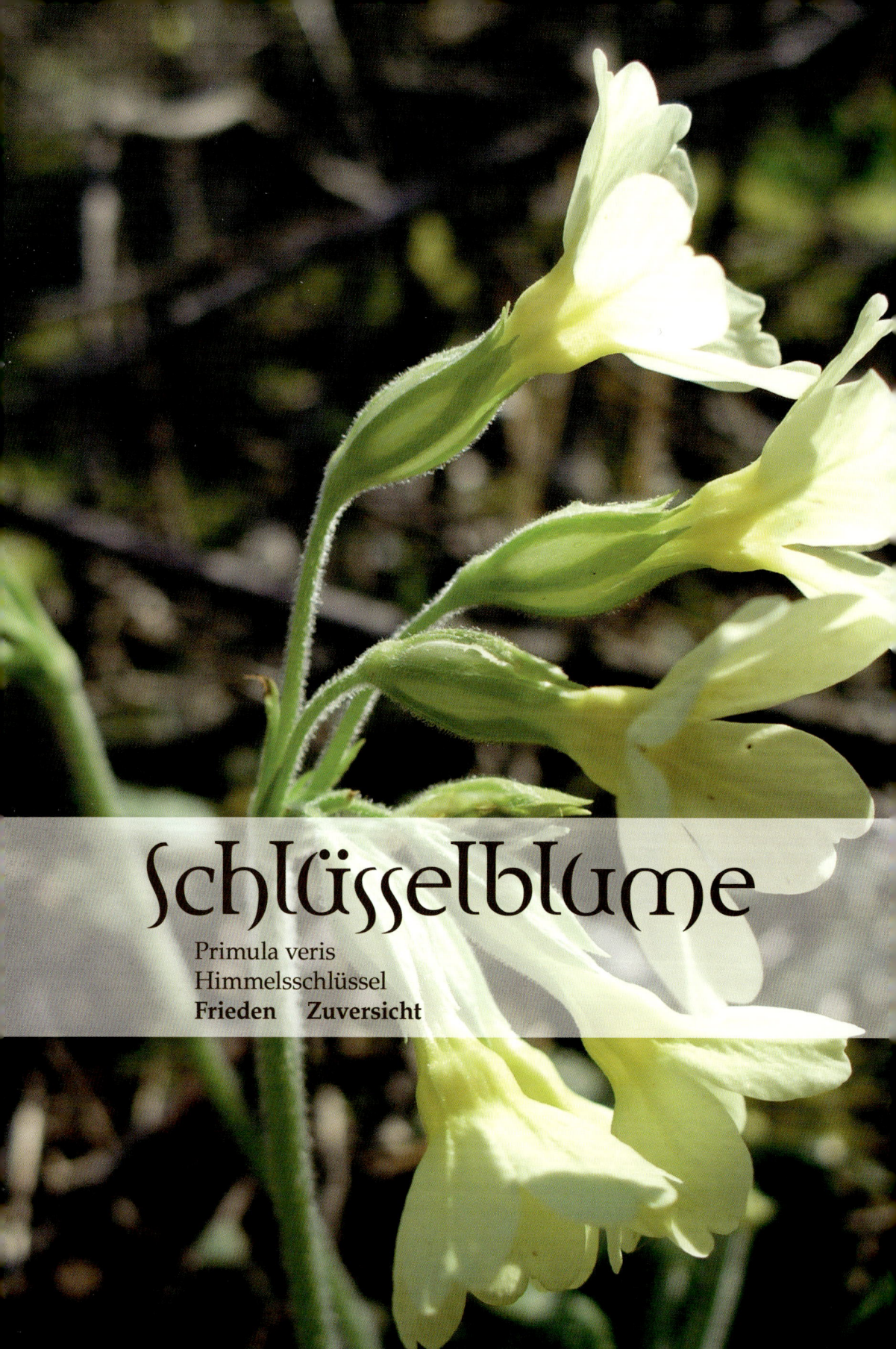

Schlüsselblume

Primula veris
Himmelsschlüssel
Frieden   Zuversicht

Von der Botschaft der BlütenSeele Schlüsselblume

Hast du zu viele Ängste in deinem Herzen? Hast du viele alte Erinnerungen im Herz?

Ich helfe dir dabei, alle Schmerzen ganz leicht einfach los zulassen. Wie ein gelber Falter wechsle ich meinen Ort und fliege auf zu einem neuen Weg.

Ich schenke dir Leichtigkeit und Zuversicht, in dir ruhend vorwärts zu gehen.

Ich bin eine Frühlingspflanze und in dieser ruht ganz besonders die Kraft des Neubeginns.

Ich blicke auf mehrere Möglichkeiten im Leben und sehe verschiedene Wege. Ich schenke dir inneren Frieden und Bodenständigkeit.

Wenn du mich ziehst, dann ist es an der Zeit, die Gedanken an die Vergangenheit loszulassen, die Vergangenheit so stehen zu lassen und zu akzeptieren. Alles ist gut und in Ordnung, so wie es war. Öffne dich kraftvoll und mit positivem Glauben für deine neue Zukunft!

Ich will dich entführen, verführen. Wie eine Fee aus anderen Welten, nehme ich dich beiseite und führe dich aus deiner Angst. Es ist wie ein Traum, den ich dir zeige, ein Glitzern auf dem Wasser, ein Schwan, der vorüber zieht. Deshalb gehe an meiner Hand, nimm mich, wenn du neue Wege beschreiten musst und willst. Ich bringe die Romantik, den Glauben und das Vertrauen ins Licht in dir zum Schwingen. Ich nehme dir die Angst, indem ich mit dir träume.

Ich bin Frieden bringend, träumend, erleichternd, beruhigend, mache neugierig und kreativ. Ich bin von weiblicher Pflanzennatur und stärke also deine Kreativität, schenke dir Ideen und Freude und mache dich vor allem kindlich.

Ich lindere Trennungsschmerz, Trauer, und heile seelische Verletzung.

Ich helfe Menschen, die Liebeskummer oder eine Trennung hinter sich haben. „Ich lasse los und vertraue der neuen Liebe" vermittelt dir meine Kraft in dieser Zeit.

Ich helfe den Eltern während der Pubertät ihrer Kinder die Ruhe zu bewahren.

Ich helfe bei neuem Berufsbeginn und fördere die Konzentration. Ich lege mich wie eine Salbung über die Wunden von Trennungen, ich mag die Menschen und bin ihnen sehr nahe, deshalb wirst du mich auch oft benötigen. Ich werde oft gebraucht werden: Wenn Menschen zu sehr an Altem haften.

Ich erhelle deine Psyche, bringe Licht, indem ich das Dunkle beruhige.

Meine Blätter breiten sich über dem Winterboden aus und lassen Altes verschwinden. So gebe ich dir ein Gefühl, als ob du fliegst und das Geschehen in deinem Leben mit Weisheit von oben betrachten zu können.

Kinder

Besonders helfe ich Kindern, die Angst vor anderen Kindern haben oder einen Neubeginn im Leben bestehen müssen. Ich bin eine Pflanze des Übergangs und helfe stark bei Trennungsschock und Verlustschock der Kinder durch Scheidung der Eltern. Ich beruhige die Angst. Angst vor der Nacht und vorm Alleinsein, helfe Kindern einzuschlafen. Aggressive und streitsüchtige Kinder mildere ich. Glaube an mich und meine Leistung für die Kinder. Ich nehme die Angst vor Neuem. Allzu verträumte Kinder verwurzele ich in der Realität. Ebenso stärke ich die Kreativität.

Meine Affirmationen für dich lauten

Ich bin fröhlich und gehe zuversichtlich den neuen Weg. Ich habe keine Angst und bin in Frieden.

1-3-mal tgl. 3 Tropfen auf das Herzchakra oder bei Unruhe und Angst im Kopf auf das Scheitelchakra geben.

Oder/und 3 Tropfen auf die Handgelenke geben und in die Aura einfächeln.

Auch helfe ich den Kindern und den Erwachsenen bei Prüfungsangst in Kombination mit anderen Pflanzen. (Kühler Kopf). Ich mache euch unbeschwert und fröhlich.

Körperliche Anwendung, empfangen vom Pflanzengeist der Schlüsselblume

Meine Blätter lindern Wunden und hitzige Geschwüre. Ich lindere trockene gerötete, eher heiß- warme Haut, ich unterstütze bei Schuppenflechte, Neurodermitis und Hautunreinheiten. Ich tonisiere dein Yin im Körper, im Herzen und in der Niere. Ich helfe bei Schilddrüsenüberfunktion und beruhige die nervösen Redseligen. Ich befeuchte alles Trockene in dir, die Gelenke, die trockene Lunge oder den trockenen Magen. Ich heile die Gicht und beruhige dich sehr.
Ich lindere Schläfenkopfschmerz, Magenkribbeln aus einer inneren Unruhe heraus, Herzklopfen, Angstschweiß an Händen und Füßen, Herzschwäche, Nervosität, Depressionen, Schlaflosigkeit, Schwindel, Tinnitus, Migräne, Kopfschmerzen, Hitzewallung, Bluthochdruck. Ich wirke unterstützend mit Frauenmantel bei Hämorrhoiden.

Die BlütenSeele Schlüsselblume ist neben der BlütenSeele Johanniskraut, eine sehr wichtige Essenz für die Heilung von Ängsten. Zukunftsängste, Unruhe, Angst vor Neubeginn, Angst vor Prüfungen u.a. das lindert die BlütenSeele Schlüsselblume. Außerdem beruhigt die Schlüsselblume Aggressionen, welche aus Ängsten heraus geboren werden. Somit bringt sie Frieden, Kinder und Jugendliche werden weniger aggressiv und innerlich friedlicher.

Da die Schlüsselblume so fröhlich und frei aus dem winterlichen Erdboden lacht, ist sie sehr gut geeignet, einen Neubeginn leicht und zuversichtlich zu starten. Sie vertreibt Melancholie, Pessimismus und macht das Herz weit, frei und leicht. Sie schenkt Neugierde, Mut und lässt die Schmerzen des Abschieds und des Loslassens vergessen und hinter sich. Die Schlüsselblume verkündet: Vor mir liegt die verheißungsvolle Zukunft, die Vergangenheit ist vorbei!

Als ich die Schlüsselblume gegessen habe, und das nicht wenig, fühlte ich mich wie ein Schmetterling, der leicht und neugierig von Blüte zu Blüte flattert. Sie wirkte sehr beruhigend auf mich und gab mir das Gefühl, dass es unzählige Möglichkeiten im Leben gibt und ich kann hier und da mal kosten. Interessanterweise, sehen viele Menschen in meinen Ausbildungen, bei der Meditation mit der Schlüsselblume, Schmetterlinge und Elfen neugierig und leicht flattern, symbolisch stehend für die Unbeschwertheit, welche die Schlüsselblume schenkt. In der Realität fliegen wirklich viele gelbe Falter im Schlüsselblumenwald. Neugierde und Abenteuerlust stecken in der Schlüsselblume. Sie macht Lust, loszugehen und hilft sehr vorzüglich dabei, Trennungsschmerzen als leichter zu empfinden. Sie schenkt Zuversicht.

Manchem Erwachsenen, der sehr unruhig und ängstlich ist, kann es mit der Anwendung der Schlüsselblume passieren, dass erst einmal verborgene Aggressionen an die Oberfläche kommen. In diesem Falle, ist es ratsam, die Dosis der Anwendung nach den Vulkanausbrüchen zu reduzieren. Die Schlüsselblume öffnet bei bestimmten Menschen ein Ventil, denn manchmal führt die Angst zu einem immensen inneren Druck, der sich dann in Wut und Gereiztheit äußert. Ein Dampfablassen ist bei diesen Zuständen auch sicherlich ratsam und deshalb ist diese Reaktion auch wünschenswert.

Krafttier:

gelber Falter und Hase

Erfahrungen aus der Praxis

„Unser Sohn C. nimmt seit 3 Wochen das Schlüsselblümchen. Er war präpubertär und wir haben uns fast täglich gezofft! Nun merken wir die erste Veränderung, wir vertragen uns deutlich besser und er scheint wieder mehr seine Mitte gefunden zu haben. Es gibt immer noch Ärger, auch mit dem kleinen Bruder, aber die Spitzen sind deutliche flacher geworden." Frau S.

Aggressionen der Kinder
Schlüsselblume als BlütenSeele eingesetzt, lindert stark die Aggressionen von streitsüchtigen Kindern. Es sollte nur einmal am Tag auf das Herzchakra oder auf das Scheitelchakra aufgetragen werden.

Zustand nach plötzlichem Tod des Ehegatten
Frau A. war mit ihren Kindern nach dem Tod ihres Mannes in einer großen Trauer und in einem Schockzustand. Ich gab ihr das Mädesüß und die Schlüsselblume. Sie berichtet: „seit ich deine BlütenSeelen nehme, geht es mir soviel besser! Ich bin wirklich begeistert, welche Veränderungen sich bemerkbar gemacht haben und auch noch machen. Meine Ruhe ist wieder eingekehrt, ich kann schlafen, ich nehme wieder Anteil am Leben, dieses Glasglockendasein hat aufgehört. Vielen, vielen Dank dafür!"

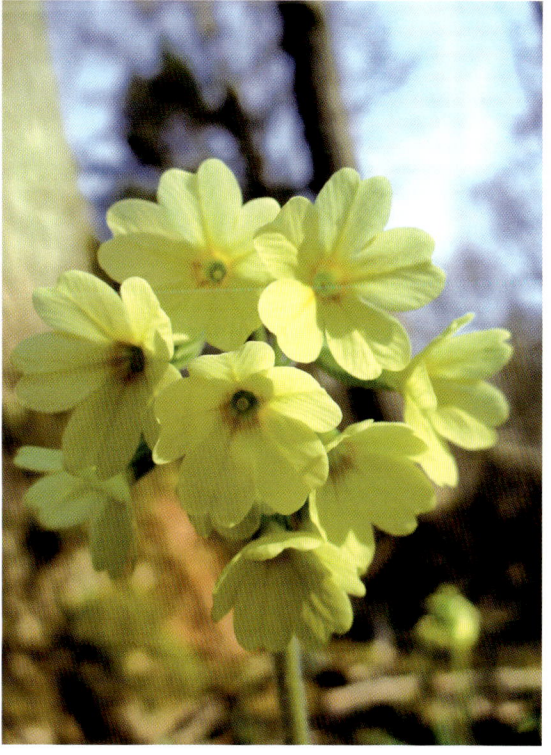

Scheidung, Umzug
Frau B. hat zwei Kinder. Die Trennung von ihrem Mann samt Umzug, Ortswechsel und Schulwechsel war sehr schnell und plötzlich für die Kinder. Vorsorglich gab sie ihnen die Schlüsselblume und die Annahme der neuen Situation erfolgte leicht und mit Freude. Die Kinder waren neugierig und voller Vorfreude auf das neue Haus und auf die neuen Freunde.

Zukunftsängste
Frau A. war unschlüssig, ob ihres beruflichen Weges. Arbeitsverträge zerbrachen und die finanzielle Situation war beunruhigend. Mit der Schlüsselblume hatte sie vermehrt Zuversicht und inneren Frieden: ALLES WIRD GUT! war ihr inneres Gefühl.

Schlaflosigkeit, innere Unruhe

Frau P. war nach ihren Worten in einer Mega Stress Situation, alles (Krankheit/ Pflegebedürftigkeit beider Elternteile; therapeutische Arbeit, Dozententätigkeit, Partnerschaft) unter einem Hut zu bringen. Es quälten sie Schlafstörungen und eine permanente Unruhe (Ameisenhaufen im Sonnengeflecht und Tinnitus). Mit der Schlüsselblume kehrte ihre innere Ruhe ein, ihr Schlaf besserte sich deutlich. Sie fühlt sich nun ausgeglichener und gefestigter, ist nicht mehr hilflos der Angst ausgeliefert und kann nun besser entspannen.

Körperliche Verschlossenheit eines Kindes

Ein Junge von 8 Jahren ließ sich nicht umarmen, küssen oder drücken. Die Therapeutin testet die Schlüsselblume für den Jungen. Nach 3 Tagen Anwendung wurde er zur Schmusekatze, was die Mutter sehr freute.

Ängstlichkeit, innere Unruhe, Schlaflosigkeit

Kinder und Erwachsene, welche an Ängstlichkeit leiden, Angst vor Veränderung und dem Neuen haben, eventuell an Schlaflosigkeit und Herzklopfen leiden, ist mit der Schlüsselblume sehr geholfen.

Liebeskummer

„...Ich hatte durchaus das Gefühl eines Verbandes, der sich über die Verletzung legt." Frau M.

Autismus und Unruhe

Frau D. bat mich um Rat, denn ihr 35 jähriger autistischer Sohn, der Zeit seines Lebens friedvoll war, war plötzlich so unruhig, summte lauter und häufiger als sonst und verletzte sich selbst, er könne zudem auch nicht gut einschlafen. Neben dem Sehen von mir in seiner Aura, dass ihn gewisse Situationen

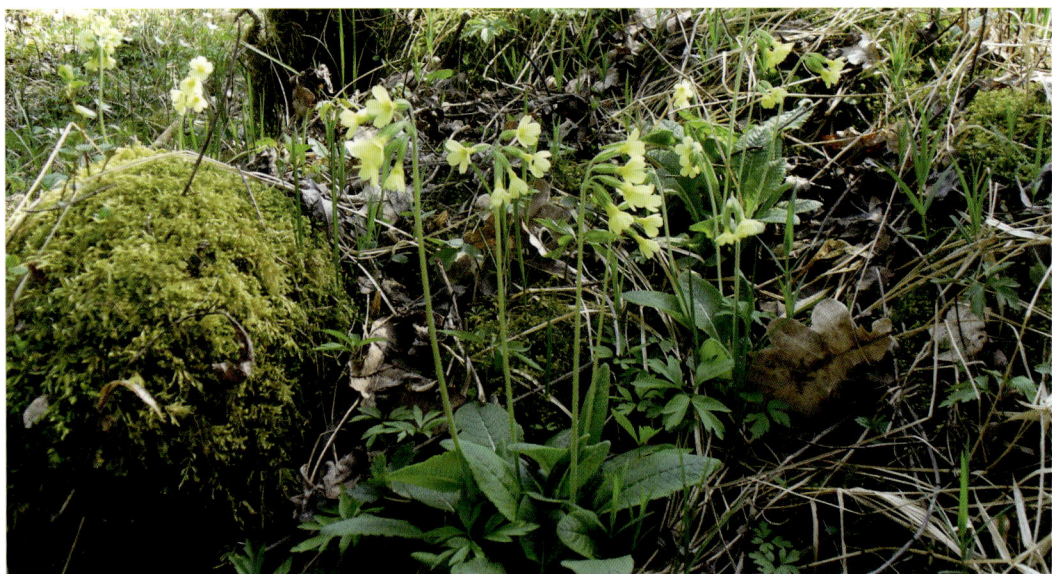

beunruhigen, bekam er Akupressur als auch die Schlüsselblume von mir, was ihn wieder zu einer Ausgeglichenheit führte. Er wurde wieder ruhiger, konnte besser schlafen und die Autoaggression verschwand.

Panikattacken aufgrund von Überforderung, Ängste

Viele Menschen, welche sich überfordert fühlen von den Anforderungen ihrer Arbeit oder auch privat, reagieren mit Panikattacken, Herzrasen, Engegefühle auf der Brust oder auch vom Magen her hochsteigend. Diese Panik taucht oft in Situationen auf, denen nichts Aufregendes voranging. Meist in ruhigen Momenten, was dann bedeutet, dass dann das Gefühl : „ich schaffe das nicht alles" mehr Platz in der Seele hat aufzutauchen, als in Momenten, in denen man durch Arbeit abgelenkt ist. Gepaart ist damit auch noch Sorgen und Ängste um die Zukunft und gleichzeitig ist ein Ahnen im Menschen, dass sich etwas ändern muss an der derzeitigen Situation von Überforderung.

Neubeginn

Die Schlüsselblume ist die BlütenSeele für einen Neubeginn, einer Leichtigkeit, die eintreten darf in das Herz, so zu sein wie ein unbeschwertes Kind. Sei es ein Ortswechsel, Aufgabe der Arbeit, Wechsel der Arbeit oder Schule. Ist dieser Neubeginn mit Angst und Schlaflosigkeit gepaart ist die Schlüsselblume einfach perfekt. Frau F. und ihr Mann wollten nach 30 Jahren nun ihr Geschäft verkaufen, der Schritt war der richtige, nur machte sie sich zu viele Gedanken und Sorgen um die Finanzen oder auch um ihre zukünftige Beschäftigung. Es gibt einen Zwischenzustand der sogenannten Leere, der für uns Menschen schwer auszuhalten ist. Das Alte ist nicht mehr da, passt nicht mehr in das Leben und das Neue noch nicht greifbar. Diese Zeiten sind aber sehr wichtig, wie der Winter wichtig ist um die Wurzeln der Pflanzen zu stärken. Genau aus dieser Leere, aus dem Annehmen einer Zwischenzeit entstehen neue Ideen und Gedanken. Da sollte man einfach den Weg weitergehen und sich auf das Leben einlassen mit allem was es einem anbieten will.

Von den Namen der Schlüsselblume

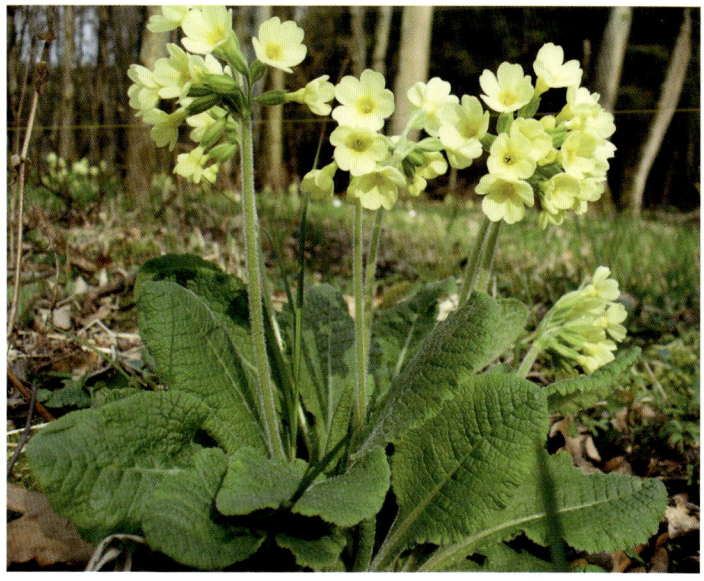

Himmelsschlüssel, Schlüsselblume: die sehr weibliche Blume ist der Venus und Göttin Freya geweiht und sie ist eine der ersten Frühlingsblüher im Jahr. Die Form der Blüte erinnert an einen Schlüssel und deshalb existieren seit Jahrhunderten zahlreiche Legenden und Mythen um den Himmelsschlüssel. Der Schlüssel, welcher vom Himmel auf die Erde gefallen sei, solle das Herz der Menschen öffnen und könne mir ihm verborgene Türen erschließen, hinter denen sich ein Schatz befand. Die Sagen sind alle sehr verheißungsvoll und oftmals werden die Schlüssel von Feen oder Elfen dem Menschen geschenkt. Jedoch darf die Blume beim Finden des Schatzes nicht vergessen oder sogar missachtet werden, ansonsten löse sich der gefundene Schatz wieder auf.

Primula veris kommt von Ver=Frühling, die Erste im Frühling.

Herba arthritica, herba paralysis, Gichtkraut, weist auf die Verwendung als Gichtmittel und zur Belebung bei Lähmungen hin.

Traditionelle Anwendung von Schlüsselblume in der Kräuterheilkunde

Die Schlüsselblume ist hauptsächlich als Hustentee bekannt.

Husten, Bronchitis, leicht schleimbildend und auswurffördernd, Sinusitis, befeuchtet trockenen zähen Husten, Fieber, Erkältungen, Keuchhusten, Asthma.

Haut- und Schönheitsmittel

Die Blätter lindern Wunden und entzündete Geschwüre. Sie wurde als Schönheitsmittel gegen Gesichtsflecken, Sommersprossen und Falten eingesetzt.

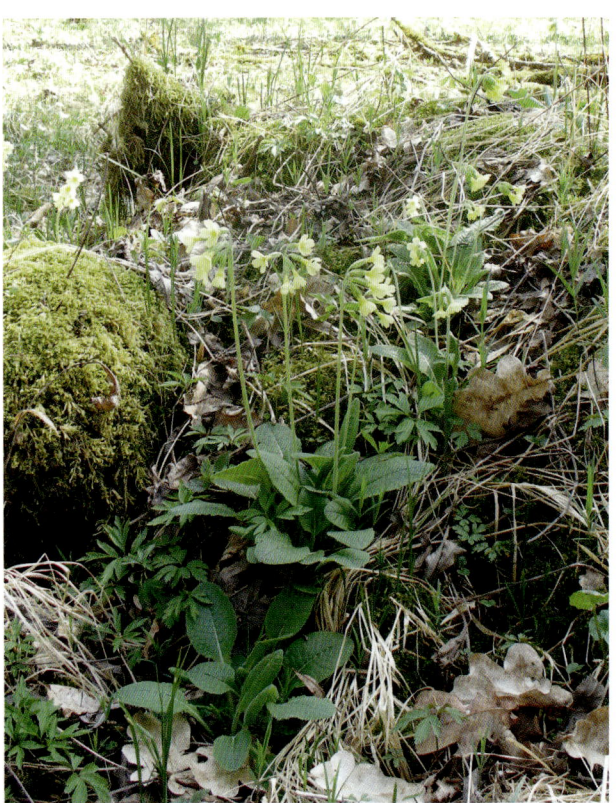

Gicht, Schlaganfall, Lähmungen

Tabernaemontanuns lobt an erster Stelle die Schlüsselblume als Gichtkraut. Ebenso als ein hervorragendes Mittel, den Schlaganfall zu verhindern oder nach einer Halbseitenlähmung, das Gehirn wieder zu beleben, die Verstopfung der Blutgefäße auf zulösen und die Sprache wieder zurück zu bringen.

Das Schlüsselblumenöl wurde äußerlich bei Gicht, Nervenschmerzen, Kopfschmerzen und Neuralgien eingerieben.

Hildegard von Bingen wandte hierzu die Schlüsselblume folgenderweise an:

„Doch wer durch seinen ganzen Körper von Paralysis/Rhume geplagt wird, der lege die Schlüsselblumen in seinen (Wein-)Becher, dass der davon den Geschmack annimmt, und trinke fleißig davon, und er wird geheilt." (Hertzka, Strehlow 1995 : 442)[4]

Geistige Unruhe, Traurigkeit, Manie

Außerdem schrieb die visionäre Hildegard noch:

„…. diese Pflanze erhält ihre wirksamen Kräfte vor allem von der wertvollen Sonne. Darum vertilgt sie den Melancholiestoff im Menschen. Denn wenn die Melanche aktiv wird, dann macht sie ihn traurig und in seinem Verhalten wirbelig (turbulent) und so, dass er Lästerungen gegen Gott ausstößt. Das sehen die Luftdämonen und eilen herbei und machen ihn öfters durch ihr Geschwätz (Einflüsterungen) verrückt. So ein Mensch soll diese Pflanze auf eine bloße Haut und (vor allem) aufs Herz(und die Brust) legen, damit ihm davon warm wird. Die Luftdämonen, die ihn plagen, verabscheuen die von der Sonne stammende Kraft dieser Pflanze und lassen davon ab, ihn noch länger zu plagen." (Hertzka, Strehlow 1995 : 386)[4]

Reguliert den Blutdruck, beruhigt, entspannt und fördert den Schlaf, löst Schleim in der Lunge und fördert den Auswurf, reinigt das Blut von Toxinen und Ablagerungen, schmerzstillend.

In dieser Aussage wird einiges wiedergegeben, was mir die Schlüsselblume vermittelt hat. Ich möchte hier noch mal anmerken, dass ich die Texte der alten Kräuterbücher vor meiner Herstellung der BlütenSeelen bewusst nicht studiert habe, so dass ich unbeeinflusst das Heilwissen direkt von den Pflanzen wahrnehmen konnte. Wenn Hildegard von Bingen von Lästerungen gegen Gott spricht, dann meint sie Fluchen, was der Mensch in der Regel tut, wenn er sehr wütend und geladen ist. Sein Verhalten ist „wirbelig", also sehr aufgeregt und unruhig, sein Geschwätz ist wohl zuviel und verrückt. „Beruhigt die Redseligen" lautet die Durchsage der BlütenSeele. Interessant ist auch, dass Hildegard von Bingen empfiehlt, so wie mir auch verkündet wurde, die Schlüsselblume als BlütenSeele auf das Herzchakra einzureiben. Bei sehr unruhigem und aggressivem Verhalten empfehle ich zusätzlich die Schlüsselblumenessenz auf das Scheitelchakra zu geben. In diesem Falle können die sogenannten Luftdämonen die inneren Fremdstimmen sein, welche bei einer psychischen Krankheit vom Patienten zu hören sind.

Klassifizierung in der TCM

Von neutraler Temperatur, süßer Geschmack
Stark beruhigend
Leber Yang leicht kühlend, senkt das Leber Yang ab
Beruhigt inneren Wind
Tonisiert das Herz Yin, bewegt sanft das Herz Qi
Tonisiert das Lungen Yin
Öffnet die verstopften Sinnesöffnungen

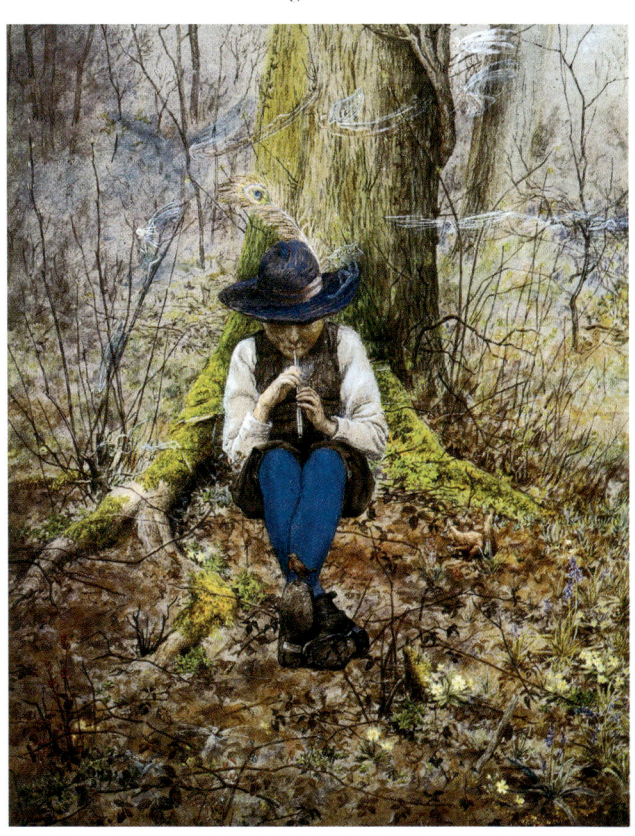

Zauber und Hexentradition aus Überlieferung

Die Schlüsselblume wird von je her von vielen Menschen mit dem Gefühl der Freude, welche beim Einzug des Frühlings erwacht, assoziiert. Ihr Anblick erheitert unser Gemüt, erleichtert unser Herz und vertreibt den Kummer der dunklen Winterzeit. Schon die Druiden der Kelten wussten um die aufmunternde Wirkung der Schlüsselblume. Sie war ein häufig gebrauchter Bestandteil der erheiternden, herzöffnenden und heilenden Weine. Da die Schlüsselblume der keltischen Fruchtbarkeitsgöttin des Frühlings Frija geweiht wurde, schenkt sie dem Menschen die Kraft und Aufbruchsstimmung des Frühlings. Zudem weist eine Pflanze, welche der weiblichen Fruchtbarkeitsgöttin unterliegt, auf eine weiblich machende und gefühlvolle Energie hin. In der christlichen Ära wurde sie dann der Heiligen Maria geweiht und Marias Himmelschlüssel genannt. Maria hieß es, kann mit der Schlüsselblume den Himmel aufschließen, die Göttin Freya öffnete mit dem Himmelsschlüssel die Herzen der Menschen, öffnete die Erde für den fruchtbaren Frühling und der Freude. Sie ist eine der ersten Pflanzen, welche im Frühling aus der Erde drängen. Auch deswegen wurde sie mit allerlei Heilkraft und Magie assoziiert. Sie steht auch eng mit

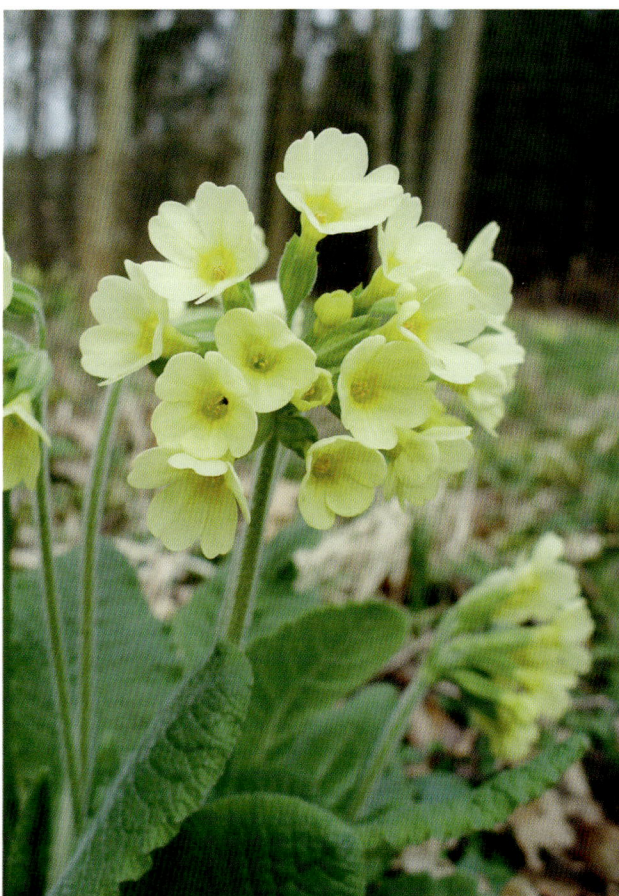

Ostern in Verbindung. An Ostern werden Eier gefärbt und gegessen, als Symbol für die Wiedergeburt und Fruchtbarkeit der Natur. Das Frühlingsfest Ostern wurde ehemals der Göttin Ostara geweiht. Weil man den ersten Frühlingspflanzen besondere Heilkraft nachsagte, so hieß es, die ersten 3 gefundenen Schlüsselblumen im Jahr zu verschlucken, solle vor Halsschmerzen und Fieber das ganze Jahr über beschützen. Die Schlüsselform der Blüte ließ unzählige Sagen über die Schlüsselblume entstehen. Alle Sagen verweisen auf eine große Schutz- und Heilkraft der Schlüsselblume hin. Außerdem stecke in der schlüsselfömigen Blume die Fähigkeit, Schlösser zu öffnen, die Liebe zu bringen und einen Schatz und Reichtum zu finden.

„Ein Schäfer aus Kolbenkamm in Baden wurde von einer Jungfrau auf einen Platz mit Schlüsselblumen geführt. Mit einer dieser Blumen schloss er eine Türe auf zu einem Raum, in dem drei Kisten mit Schafzähnen standen. Einige Hände davon steckte er ein, ohne sich weiter um die Schlüsselblumen zu kümmern. Die Schafzähne wurden über Nacht zu Gold, aber das Beste hatte er dabei vergessen." (Marzell 1963 : 29)[1]

So zeigt sich in den Sagen und Mythen, als auch in der Botschaft der Blüten-Seele, dass der Mensch mit der Schlüsselblume, sein Glück und den Himmel auf Erden finden kann, wenn er sein Herz offen hält und freudig mit kindlicher Neugierde der Zukunft gegenüber steht.

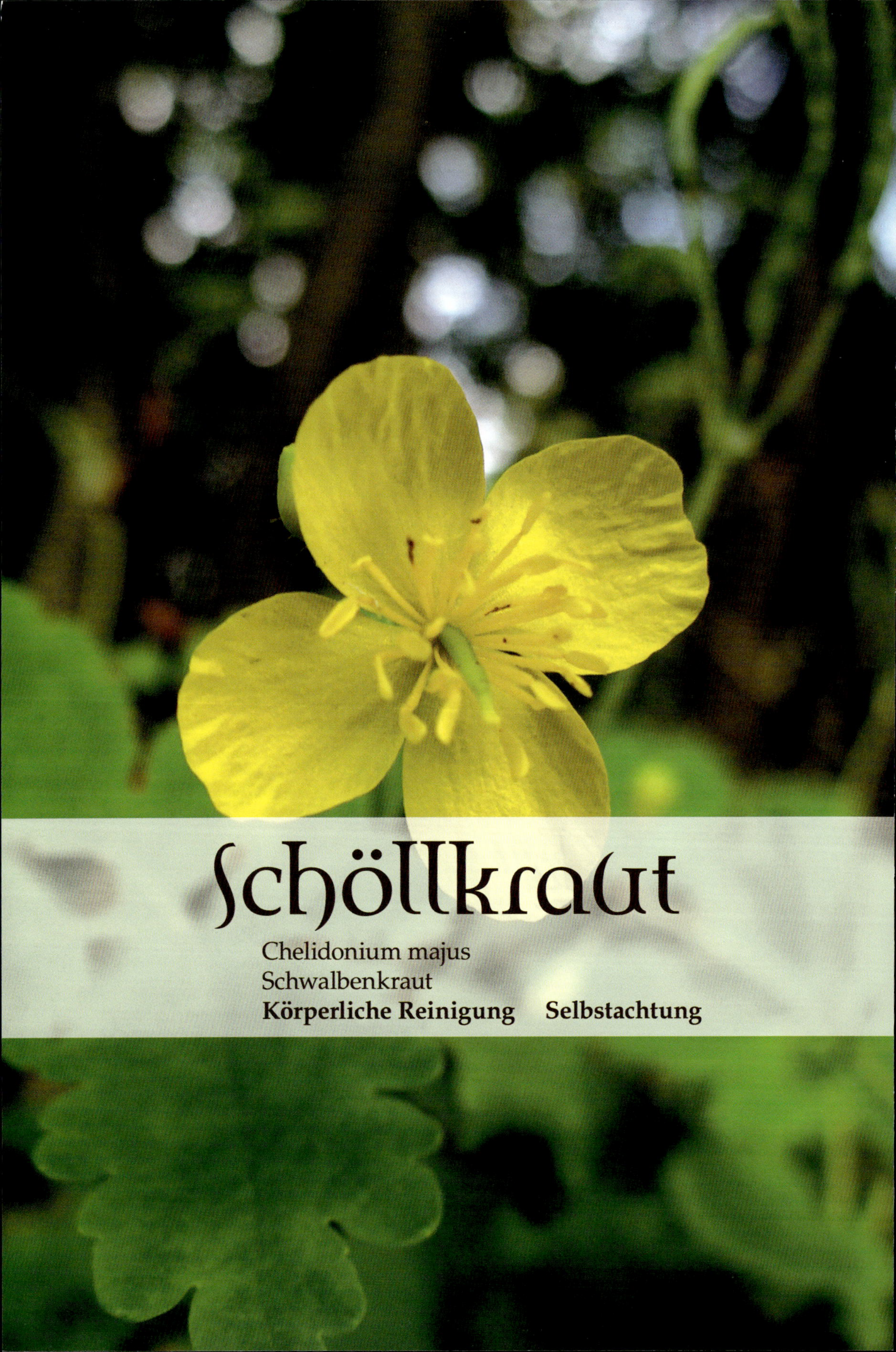

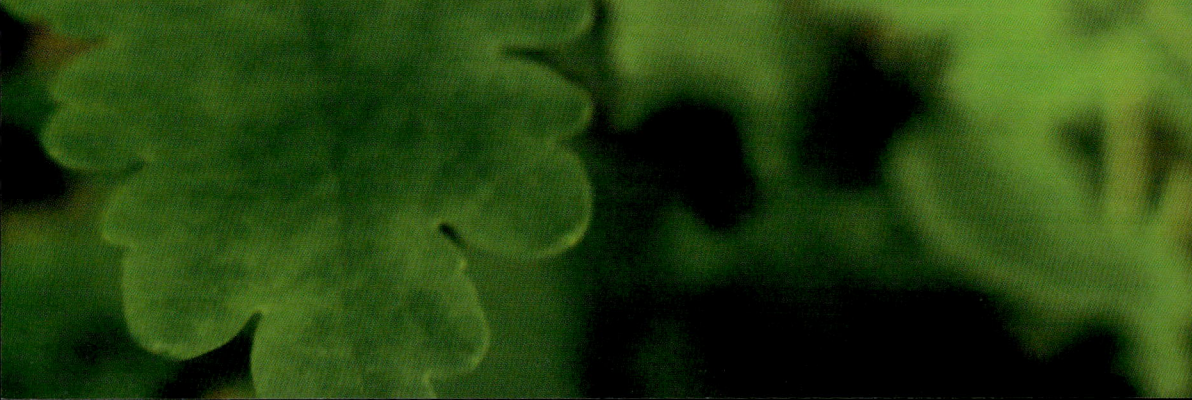

Schöllkraut

Chelidonium majus
Schwalbenkraut

Körperliche Reinigung   **Selbstachtung**

Von der Botschaft der BlütenSeele Schöllkraut

Wenn ich in deinen Karten erscheine, dann fordere ich dich auf, dich mit meiner Kraft zu trennen von den dich schädigenden Einflüssen. Du bist ein Mensch, der viel ansammelt, viel von anderen Menschen aufnimmt. Du unterdrückst zu sehr deine eigenen Bedürfnisse und stillst deine Unzufriedenheit womöglich mit Essen und Trinken. Denn du frisst zu vieles in dich hinein. Oft bist du an einem Punkt, an dem du so mutlos und frustriert bist, dass du deinen Körper sehr vernachlässigst. Du neigst dann zur Verschlackung oder zu entzündlichen Prozessen im Körper. Oder du neigst dann zur Trägheit und vielleicht auch zum Übergewicht. Du verdrängst zu sehr deine eigenen Emotionen, denn du bist sehr kräftig und immer für andere da. Das macht dich manchmal etwas bitter und phlegmatisch, depressiv und frustriert, und vielleicht bemerkst du dieses gar nicht. Wenn ich also auftauche, dann schenke ich dir die Kraft und den Beistand zu deiner Reinigung. Vielleicht willst du Gewicht verlieren oder dein Essen und Trinken umstellen. Ich stärke dein Körperbewusstsein und halte dich fern von schädigenden Einflüssen durch Medien, Menschen oder Nahrung.

Du bist ein kräftiger Mensch, ein freudiges Wesen, das viel zu geben hat, aber bleibe wahrhaftig und wisse, dass dein Körper dein Tempel ist, dein Fahrzeug, mit dem du durch das Leben wanderst. Ich schenke dir Selbstachtung und Selbstwert. Höre auf deine inneren Bedürfnisse und beachte sie, denn dadurch wird deine sonnige kraftvolle innere Stärke dein Leben erhellen. Es liegt an dir selbst, dir deine Bedürfnisse zu erfüllen und sie wahrzunehmen. Sei feinfühlig und liebevoll im Umgang mit dir.
Ich löse und befreie dich von Schuldgefühlen, wenn du dir deine eigenen Bedürfnisse erfüllst. Sei selbst-bewusst und achtsam im Umgang mit dir.
Ich bringe Licht. Ich löse auf und zerteile. Deshalb helfe ich Menschen, die zuviel von der Umwelt, als auch an inneren Gefühlen ansammeln, auf körperliche und geistige Weise. Ich ziehe Besetzungen aus dir und reinige von Fremdenergien, dafür bin ich Gold wert.
So wie ich aggressive Menschen besänftige, so hebe ich verborgene Aggressionen aus dir. Jede alte Verletzung, die in dir schwelt und dich innerlich zerfrisst, zerstöre ich. So kann es dadurch zu einer Reaktion von Heftigkeit kommen, zu Schreien, Fluchen und Weinen. Aber es wird sich auflösen dadurch. Deshalb bin ich denen hilfreich, welche Dramen, Verletzungen, schrecklich dunkle Geschehnisse erlebt haben. Für jene bin ich gut, welche das Grauen des Todes, der Gewalt gesehen und gefühlt haben. Bei Kindern reicht das Sehen eines Sterbens, wenn dieser Tod plötzlich war. Ich helfe eben den Menschen, die nahe an solchen Prozessen sind, damit sich das Dunkle nicht ihr System einfrisst. Menschen wie Journalisten, Kriegsberichterstatter, Leichenbestatter, Notfalltransporter u.a.. Menschen in deren Kindheit viel Gewalt, Alkoholmissbrauch, Vergewaltigung und Missbrauch war. Ich wäre sehr gut einzusetzen für Kinder und Jugendliche, welche aus sozial schwierigen Familien stammen.

Körperliche Anwendung, empfangen vom Pflanzengeist des Schöllkrautes

Ich beruhige und betäube deine seelischen und körperlichen Leiden. Ich bringe

Meine Affirmationen für dich lauten:

Ich bin bewusst und achtsam mir und meinen Mitmenschen gegenüber. Ich löse und befreie mich von Schuld.

Anwendung der BlütenSeele Schöllkraut:

1-3mal tgl. 3 Tropfen auf die Handgelenke geben und in die Aura einfächeln oder auf die jeweilige Körperstelle geben, welche Heilung braucht. Gegen geistige Besetzungen auf das **Scheitelchakra** auftragen, ansonsten auf den **Solarplexus** oder auf die Fußsohlen geben.

nicht hervor zu klären, sondern ich bin wie ein Verband im Notfall, wie ein Schmerzmittel bei körperlichen Leiden, ein Betäubungsmittel. Ich helfe, dich zu reinigen von körperlichen als auch geistig, negativen Energien und bin sehr wichtig in Katastrophen. Ich helfe bei absterbendem Gewebe, offenen Beinen, schlecht heilenden Wunden und Hautkrebs.

Ich bin ein Kraut in der Notfallmischung (*Schutz & Reinigung*), weil ich dein System beruhige und was zuviel ist, auflöse.

Bei geistigen Störungen wie Schizophrenie, Besessenheit, Manie und Aggression bin ich unterstützend einzusetzen, um Körper und Geist zusammen zu halten. Deshalb bin ich auch in extremen Notzeiten und Katastrophen, welche den Menschen psychisch entwurzeln und ihm den Boden unter den Füßen entziehen, sehr, sehr dienlich.

Ich bin sehr wichtig in Stress und Notzeiten der Menschen, denn ich halte den Geist und Körper zusammen.

Kontraindikationen

Da das Schöllkraut leicht toxisch ist, wurde in der Herstellung der BlütenSeele nur eine unbedenklich geringe Menge des frischen Krautes verwendet.

Trotzdem ist von einer inneren Einnahme abzuraten.

Sie ist bei Kindern als auch bei Schwangeren contraindiziert.

Kinder, welche jedoch schon mit oben beschriebenen Dramen in Berührung gekommen sind, tut die BlütenSeele Schöllkraut sehr gut. Ausnahmen sind mit ihrem beratenden BlütenSeelen Fachberater abzuklären.

Schöllkraut schenkt dem Körper die Information, dass er eine Wichtigkeit und Berechtigung hat, überhaupt hier auf der Erde zu sein. Es besteht keine Schuld! Freude und Präsenz ist erlaubt.

Selbstachtung ist das Schlüsselwort des Schöllkrautes. Schöllkraut ist hervorragend für Menschen geeignet, die viel für andere tun und ihre eigenen körperlichen Bedürfnisse vernachlässigen. Das kann sich darin auswirken, dass der Mensch selten Zeit hat, für Dinge, die seinem Körper wohl tun (Sport, Wellness, Massagen, Sauna, Schlaf, gesundes Essen uva.) Unterstützung gibt das Schöllkraut bei Diäten, Umstellung auf gesündere Ernährung, Reinigung von chemischen Medikamenten, Fastenzeiten, Entzug von Drogen wie Alkohol und Zigaretten. Die BlütenSeele ist von Menschen auch zu bevorzugen, wenn sie nur der „seelische Mülleimer" für andere sind, vielleicht zuviel arbeiten und ihre eigenen Bedürfnisse immer zurück stellen. Es hilft dabei, sich abzugrenzen und auf seine eigene Gesundheit zu achten. Menschen mit Essstörungen wie Bulimie, Magersucht oder auch Übergewicht wären mit der Schöllkraut Essenz sehr gut bedient, denn sie verhilft zu einer grundsätzlichen Selbstachtung und gibt die Information: es ist gut, dass ich als Mensch hier auf dieser Erde bin.

Menschen, welche schon das Dunkle und Gewalttätige im Leben erspürt haben, verleiht sie ein Gefühl des Schutzes, führt sie in die Helligkeit und zieht Belastendes aus ihnen. So wie Schöllkraut auf der körperlichen Ebene Gifte aus dem Körper zieht, so kann es auch diese inneren Schatten zerstören. Kinder und Jugendliche, welche Gewalt und Missbrauch erfahren, leiden auch häufig an Autoaggressionen, ein nicht Annehmen können des eigenen Seins und womöglich einem aggressiven Verhalten nach Außen. Die BlütenSeele fördert die eigene Selbstachtung, welche eine Grundvoraussetzung für die Selbstliebe ist, die erst dann entstehen kann, wenn man Achtung, Würde und Respekt vor sich selbst empfinden kann.

Krafttier:

Bussard

Erfahrungen aus der Praxis

Selbstbestimmung

Einem Jungen im Kindergartenalter wurde Schöllkraut ausgetestet. Der Junge hatte ein Gefühl, als ob er nicht am richtigen Ort auf dieser Welt wäre. Er war in vielen Situationen immer wieder verzweifelt, weil er nicht wusste, was er denn da soll. „Ich weiß nicht, was ich da soll" waren oft seine Worte. Mit dem Schöllkraut wurde er plötzlich bestimmt, unter Schreien und Zetern beharrte er auf seinen Willen, was sehr unüblich für ihn war, und in den 2 Wochen der Behandlung war er sicherlich nicht einfacher als zuvor, aber dafür umso willensstärker. Nach der Anwendung war er dann ein anderer und fand zu sich selbst und seinem Willen. Es war wie ein Neugeborenwerden für ihn.

Krebs

Da Schöllkraut Zellverbindungen auflöst, es ein stark wirkendes Lebermittel ist und schon in alten Zeiten als Krebsmittel verwendet wurde, kann es hervorragend begleitend zur Krebstherapie eingesetzt werden. Es befreit von Giften, unterstützt den Abbau von zerstörenden Krebszellen und leitet Ansammlungen aus. Man sollte in diesem Fall austesten, ob die BlütenSeele Schöllkraut oder die Energetische Blütenmischung *Schutz & Reinigung* zu bevorzugen ist. Schöllkraut ist eine sehr passende BlütenSeele, ebenso zur Nachbehandlung einer Chemotherapie: Es reinigt das Blut und die Leber und verhilft außerdem dem Patienten in eine liebevolle Selbstachtung und Annahme seiner körperlichen Daseins. Denn sehr oft liegt einer Krebserkrankung, auf der seelischen Ebene, neben vielen anderen möglichen Ursachen, eine Unterdrückung seiner eigenen Bedürfnisse zugrunde und das Gefühl: Es ist nicht wichtig, dass ich hier auf der Erde bin, ich bin nicht liebenswert und herzlich angenommen und empfangen.

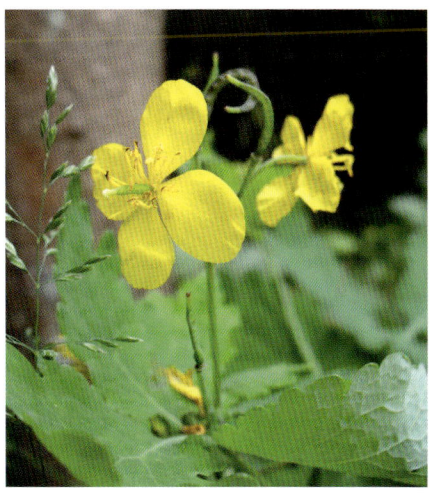

Schilddrüsenknoten

Frau W. bekam sehr kurze Zeit nach der Geburt ihres Kindes einen kalten Knoten in der Schilddrüse, der die Einnahme von Medikamenten erforderte. Stattdessen entschied sie sich für die BlütenSeele Schöllkraut, denn sie erkannte, dass sie durch die zusätzliche Betreuung ihrer Oma überfordert war und ihr somit keine Energie und Zeit für sich selbst blieb. Sie gab die Betreuung ihrer Oma ab und trug die BlütenSeele regelmäßig auf die Schilddrüse auf, 1-3-mal täglich. Sie wurde ruhiger und hatte es nicht mehr nötig, den Knoten mit einer Hormontherapie zu behandeln.

Diät, Ernährungsumstellung

Bei einer Diät will sich der Körper von angesammelter Materie lösen. Zudem werden auch immer die schlechten Ernährungsangewohnheiten, welche ein Ausdruck mangelnder körperlichen Selbstachtung sein können, umgestellt. Schöllkraut verhilft stark in die Selbstannahme des Körpers und leitet angesammelte geistige, als auch körperliche Gifte aus. Hierzu reibt man sich die BlütenSeele Schöllkraut auf den Oberbauch.

Schuldgefühle

Schöllkraut ist für Menschen geeignet, welche oft für die Bedürfnisse anderer da sind, aber ein schlechtes Gewissen haben, wenn sie für sich selbst sorgen oder sich selbst was Gutes tun.

Schock

Da Schöllkraut ähnlich schmerzstillend wie Morphium wirkt, ist es akut bei körperlichem Schock mit Schmerzen anzuwenden. Nach Unfällen, Traumen, sei es seelischer oder körperlicher Art, die eine Verletzung des Körpers mit sich gezogen hat, legt sich Schöllkraut wie ein Beruhigungsmittel über die betroffene Stelle. Hierzu gibt man es auf die Wunden und Narben. Falls es sich um einen seelischen Schock handelt, empfehle ich die Einreibung auf den Solarplexus und das Sakralchakra und es in die Aura einzufächern.

Warzen

Die BlütenSeele Schöllkraut lässt Warzen bei regelmäßiger äußerlicher Anwendung innerhalb kurzer Zeit verschwinden.

Erhöhte Leberwerte bei einem Hund

Ein Hund musste aufgrund veränderter Lebensumstände seines Halters öfters den Ort wechseln, verbrachte weniger Zeit mit seinem Herrchen und war seelisch niedergeschlagen, außerdem waren seine Leberwerte erhöht. Ich testete für ihn das Schöllkraut, die große Lebensumstellung war für den Hund wie ein Schock. Das Schöllkraut wurde äußerlich aufgetragen, in den Nacken und auf die Leber, nur innerhalb 2 Wochen war er wieder gesund und fröhlich.

Trauma, Gewalt, Missbrauch

Menschen, welche ein seelisches oder auch körperliches Trauma erlebt haben, sind mit dem Schöllkraut gut beraten. Dieses gibt man dann auf die Stelle im Körper, an dem das Trauma sich vollzogen hat oder wo es als Erinnerung gespeichert ist. Ist diese Körperstelle auch noch gepaart mit mangelnder Selbstachtung und Wertschätzung ist das Schöllkraut das Mittel der Wahl. Zum Beispiel nach Gewaltanwendung und sexuellem Missbrauch kommt es sehr häufig vor, dass diese Menschen keinen liebevollen Bezug zu dem Körperbereich mehr haben, was ich dann als dunkle Farbe in der Aura des jeweiligen Areals sehe. Dann wende ich das Schöllkraut an und heile mit meinen geistigen Kräften und Hilfen. Frau M. ließ sich von mir wegen Rückenprobleme massieren, als ich plötzlich bemerkte wie schwer es für sie zu ertragen war, berührt zu werden. Ängste stiegen hoch und grauenvolle Erinnerungen. In ihrer Kindheit erlebte sie die Hölle auf Erden durch mehrmaligen sexuellen Missbrauch. Die körperliche Berührung weckte all ihre Erinnerungen daran und es war spürbar im Raum. Ich sah ihren Unterleib grau und abgeschnitten vom Rest ihrer Körperenergien und setzte ihr eine heilende orangefarbene Kugel während der Behandlung in den Unterleib. Zudem gab ich ihr das Schöllkraut auf den Unterleib. Bei der nächsten Behandlung erzählte sie mir, dass sie so urplötzlich und unerklärlich für sie, Lust auf orange Edelsteine und Farben hatte, mit denen sie sich umgab. Die zweite Massage löste bei ihr keinerlei Ängste mehr aus, die Erinnerungen tauchten auch dann nicht mehr auf.

Entgiftung

Neben der BlütenSeele Schutz & Reinigung ist auch das Schöllkraut eine Energieessenz die man anwendet, falls Gifte, Parasiten, Bakterien oder ähnliches im Körper residieren.

Abgrenzung von Schuldgefühlen

Eine Kundin berichtete mir, dass sie mit dem Schöllkraut ganz klar, intensiv und fühlbar richtig die Grenzen setzen hat können gegenüber ihren vorwurfsvollen Eltern. Sie hätte sich in ihrem über 40jährigen Leben das erste Mal anders verhalten und das ohne Schuldgefühle ihren Eltern gegenüber.

Von den Namen des Schöllkrautes

Schwalbenkraut, Chelidonium stammt aus dem griechischen Wort Cheldon = Schwalbe

Schon Dioskurides beobachtete folgendes: „Die Pflanze scheint den Namen Chelidonium zu haben, weil sie zugleich mit dem Eintreffen der Schwalben blüht, mit dem Abzuge derselben welkt. Einige berichten, dass, wenn eine von den jungen Schwalben erblinde, die Mutter das Kraut herbeihole und den Schaden heile."

Die Alchimisten nannten es *Coelidonium = Himmelsgabe, Goldwurz*. Sie glaubten im Schöllkraut eine Himmelsgabe zu sehen und verehrten es als besonderes Heilkraut. Sie glaubten aus dem Schöllkraut Gold herstellen zu können.

Traditionelle Anwendung von Schöllkraut in der Kräuterheilkunde

In größeren Mengen giftig: Die Wirkung des Schöllkrautes ist dem Morphin ähnlich und führt in höheren Dosen zur Nervenlähmung, es setzt den Puls und den Blutdruck herab und führt zur Lähmung der Magen-Darmmuskulatur. Hildegard von Bingen setzte Schöllkraut wegen der stark reizenden Wirkung, nie innerlich ein.

Von dem innerlichen Gebrauch des Schöllkrautes rate ich dem Laien ab. Die innerliche Anwendung sollte nur von einem erfahrenen Kräuterkundigen angeleitet werden, denn der Saft des Schöllkrautes ist so ag-

Starke Kraft zu reinigen, zu lösen und zu säubern, Gift ziehend, zieht Eiter aus dem Körper, löst Gewebe auf, antiseptisch, stillt Schmerzen, heilt Galle und Leber.

gressiv, dass er sicherlich bei unkundiger Einnahme, Zellen zerstört und Magen und Darm angreift.

Leber, Galle, Milz, Pankreas

Der Saft des Schöllkrautes ist auffällig orange-gelb, sehr bitter und auch scharf und dem Gallensaft deshalb auch ähnlich. Somit spricht man dem Schöllkraut in erster Linie eine starke Wirkung auf Leber und Gallenstörungen zu. Es fördert die Entleerung der Galle, steigert die Galleabsonderung: Das Schöllkraut war eines der wichtigsten Mittel zur Behandlung von Gelbsucht und Gallenstau gewesen.

Es hilft bei Gallensteine, Gallenblasenentzündung, Gallenkolik, Leberschwellung, Gelbsucht, Leberzirrhose, Rheuma und Gicht. In Kuchen oder Pfannkuchen gebackene frische Blätter nahm man in früheren Zeiten bei Gelbsucht zu sich. Manchmal legte man das frische Schöllkraut nur in die Schuhe oder hängte sich die Wurzel in einem kleinen Säckchen um den Hals, um die Lebererkrankung zu heilen.

In geringen Dosen hilft es bei Diabetes, regt den Pankreas und die Milz an, löst Übergewicht und Arterienverkalkung.

Heilt Wunden, antibakteriell, löst auf und zerteilt alte Geschwüre, Fisteln und Krebs.

Mit frisch aufgelegtem Schöllkraut säuberte man Wunden und stillte Blutungen. Warzen und Hühneraugen heilt man, indem man den Schöllkrautsaft nur bei abnehmendem Mond auf diese strich.

Gifte, Seuchen, Epidemien, eitrige, gelbe Entzündungen und Ausflüsse, Infektiöse Hauterkrankungen

Schöllkrautwurzel mit anderen Kräutern in Kombination äußerlich angewendet, war wohl ein sehr wirksames Mittel gegen die damals vorherrschenden Epidemien und Seuchen wie die Pest, den Tripper, die Rote Ruhr, gegen Malaria, Krätze, Lepra, gegen Würmer, Parasiten und Syphilis. Daraus lässt sich eine sehr starke antiseptische Wirkung erschließen.

Auch die Hildegard von Bingen wandte Schöllkraut nur äußerlich an und zwar in einer Form der Salbe, welche man auf eitrige oder blasenwerfende Hautausschläge einreibt, die durch einen Kontakt und Einfluss von Unreinem auf den Körper entstanden sind. Somit ist es wirklich eine Giftpflanze, welche Gift und eitrige Infekte aus dem Körper zieht.

Beruhigend, krampflösend

Beruhigt das Zentrale Nervensystem und entkrampft bei Asthma, spastischer Bronchitis, chronischem Reizhusten. Dafür kann man die BlütenSeele Schöllkraut auf die Lunge einreiben.

Augenerkrankungen jeglicher Art wurden hervorragend mit der äußeren Anwendung von Schöllkraut behandelt.

Stark schmerzstillend

Zahnschmerzen, Gesichtsneuralgien, Kopfschmerzen, Ischias. In diesen Fällen die BlütenSeele äußerlich auf die schmerzhafte Stelle einreiben.

„Es haben die Alten eine köstliche Augenarznei von dem Schellkraut bereitet. Sie haben die geelen Blümelein frisch gesamlet/und den Safft darvon augepreßt/denselbigen darnach mit gutem Honig in einer küpfferen Pfannen zu ziemlicher Dicke eins Sirups gesotten/und zu mancherlei Gebresten der Augen über Jahr aufgehaben. Dann dieser Safft in die Augen gethan/ erläutert das dunckel Gesicht/und benimmt alle Unsauberkeit derselbigen..." (Tabernaemontanus 1731 : 103)[2]

Mit dem Dunkel Gesicht sind Sehstörungen jeglicher Art gemeint, welche einem die Sicht nehmen oder sie verdunkeln.

In solchen Fällen gibt man die verdünnte BlütenSeele Schöllkraut zur Behandlung von Augenleiden wie grüner oder grauer Star, Ablagerungen und chronischen Augenentzündungen, Gerstenkorn, Cornealflecken, Nachtblindheit, Hornhautflecken, Blindheit im Auge äußerlich auf die Augenlider. Die Behandlung kann sicherlich einige Wochen dauern.

Schönheitsmittel

Der Saft von Schöllkrautwurzel in Verbindung mit anderen färbenden Pflanzen wurde zum Gelbfärben der Haare schon vor 300 Jahren benutzt. Zudem war der Schöllkrautsaft als Enthaarungsmittel gebräuchlich, von dem ich wegen der toxischen und hautreizenden Wirkung des Krautes abraten würde.

Klassifizierung in der TCM

Sehr scharf, sehr bitter im Geschmack, toxisch
Bewegt das Leber Blut, löst sehr stark die Leberblutstagnation
Zerteilt Schleim
Leber Qi bewegend
Bricht Schleim der Galle
Leitet Feuchte-Hitze aus Leber, Unterleibsorganen, Genitalien, Augen und Gelenken

Zauber und Hexentradition aus Überlieferung

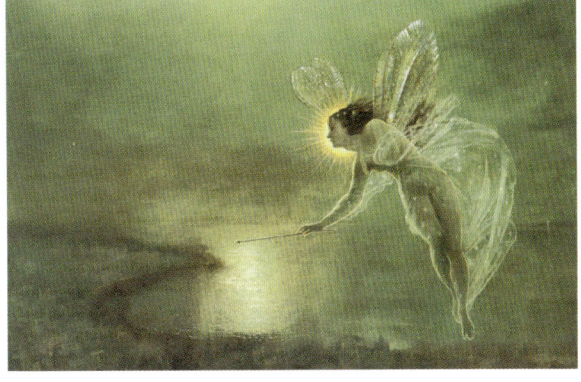

In der Alchemie wurde es zur Herstellung von Gold verwendet. Das Schöllkraut war hoch angesehen, und deshalb war auch nur ein bestimmter Zeitpunkt für das Sammeln des Krautes vorgesehen. Die Alchemisten sagten dem Schöllkraut eine stark aggressionshemmende Wirkung zu und meinten, dass es Krieg und Streit verschwinden lasse.

„Im „Buch der Versammlung", einem Zauberbuch, das fälschlich Albertus Magnus zugeschrieben wurde, finden sich erstaunliche Verwendungsmöglichkeiten des Schöllkrauts. Zusammen mit einem Maulwurfherzen getragen bewirkt demnach die Pflanze, dass Krieg und Streit verschwinden und dem Träger alles gelingt." (Scherf 2007 : 111)[5]

Es solle beruhigend auf die Nerven sein und Sonne ins melancholische Gemüt bringen. Das Schöllkraut wurde dem Planeten Sonne zugeordnet, denn der gold-gelbe Saft, war etwas sehr außergewöhnliches bei einer Pflanze.

Interessanterweise ist der Leber und Galle die Emotion Wut zugeordnet. Menschen mit Leber oder Galle Beschwerden leiden symptomatisch oft an Völlegefühl, Blähungen, Übelkeit, insbesondere nach fettem Essen, Appetitlosigkeit, Durchfall oder Verstopfung. Auf der emotionalen Ebene zeigen sich parallel dazu unterdrückte Gefühle wie latente Aggression, Wut, Gereiztheit oder Verärgerung. Man fühlt sich den Umständen hilflos und gefangen gegenüber und kann nicht frei nach seinem eigenen Willen agieren. Die Leber ist auf der emotionalen Ebene für ein freies Leben und Ausdrücken der Emotionen zuständig. Der Leber tut es sehr gut, wenn man die Emotionen und seine Lebensenergie frei fließen lassen kann und sie ausdrückt. Sei es durch Worte, Kreativität (Lebermenschen sind kreativ und schöpferisch), Bewegung und Sport. Ein sich Gefangen fühlen in den Umständen, ein Mangel an Freiheit, Frustration

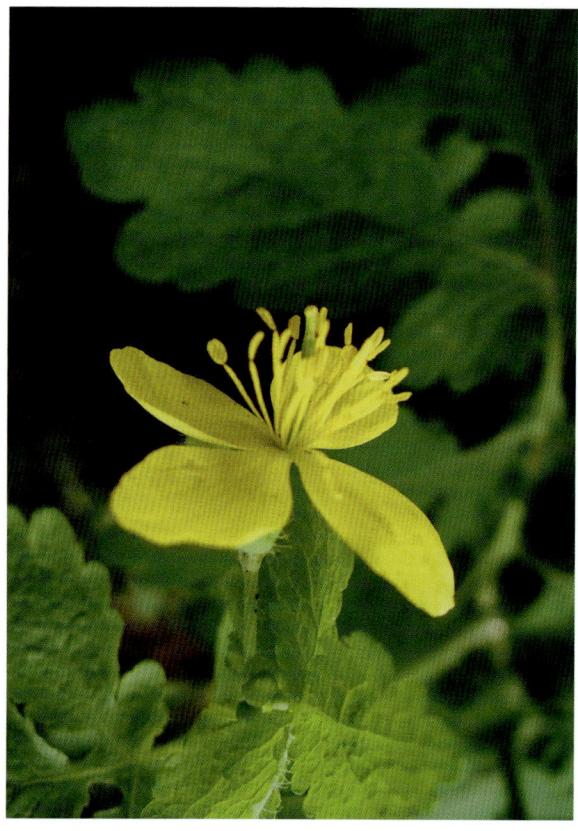

und Zurückhalten der Lebenskraft und eine unerfüllte Sexualität führt zu einem Energiestau in der Leber, welcher wiederum zu den Leberbeschwerden führen kann und diese so genannten Leberbeschwerden lassen eine emotionale Angespanntheit wie sie oben beschrieben ist mit Gereiztheit etc. entstehen. So gebärt der Körper die Emotionen und umgekehrt.

Beispielsweise können folgende Krankheiten bei einer Funktionsstörung in der Leber und Galle nach den Lehren der TCM auftreten. Hier nur ein Auszug aller Möglichkeiten der Beschwerden, welche durch eine Energiestörung entstehen können:

Unterleibserkrankungen in Form von Ansammlungen wie Myome, Zysten, Endometriose, Ausfluss, schmerzhafte Menstruation, Menstruation mit Koagel, ausbleibende Regel oder längerer Zyklus.

Ischialgien, einseitige Kopfschmerzen, Nervenschmerzen aufgrund von seelischer Gereiztheit, Migräne, Nackenverspannungen, Verhärtung der Muskeln und Sehnen, alle einseitigen Verspannungen.

Prämenstruelles Syndrom mit Gereiztheit, Völlegefühl, Blähungen, schmerzhafte Brust, Brustknoten.

Krampfadern der Hoden, gestaute Venen.

Potenzstörungen aufgrund seelischer Ursachen.

Augenerkrankungen, denn die Augen sind der Ausdruck der Leber.

Asthma aufgrund von Ärger und Streit.

Verstopfung, Bauchkoliken, Durchfall nach fettem Essen.

Bluthochdruck, Tinnitus etc.

So schließt sich der Kreis der weisen Kräuterkundigen bis hin zur Blüten-Seele, welche die Anwendung des Schöllkrautes zur Milderung von Hass, Aggression und einer Förderung von Frieden ans Herz legen.

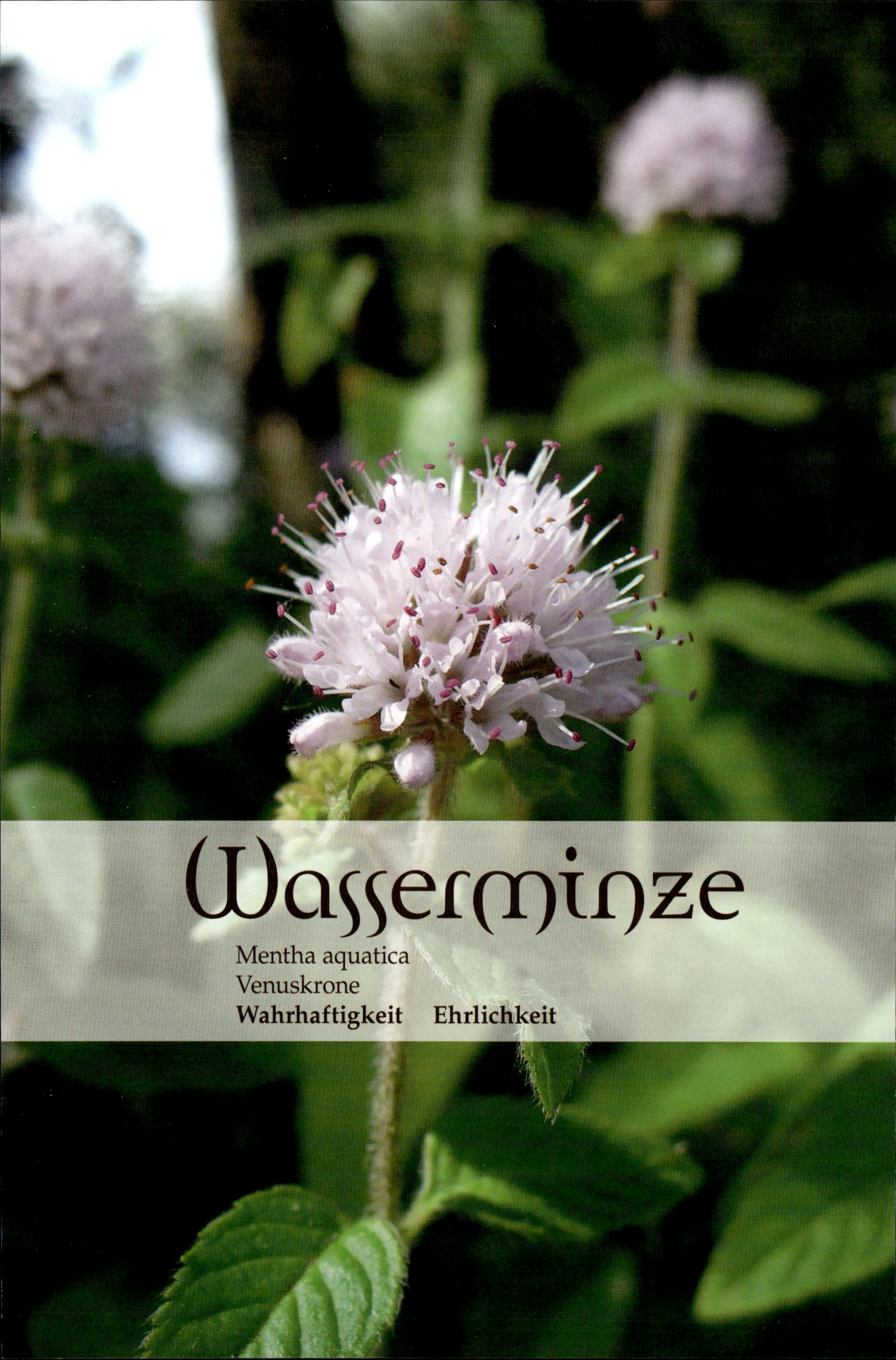

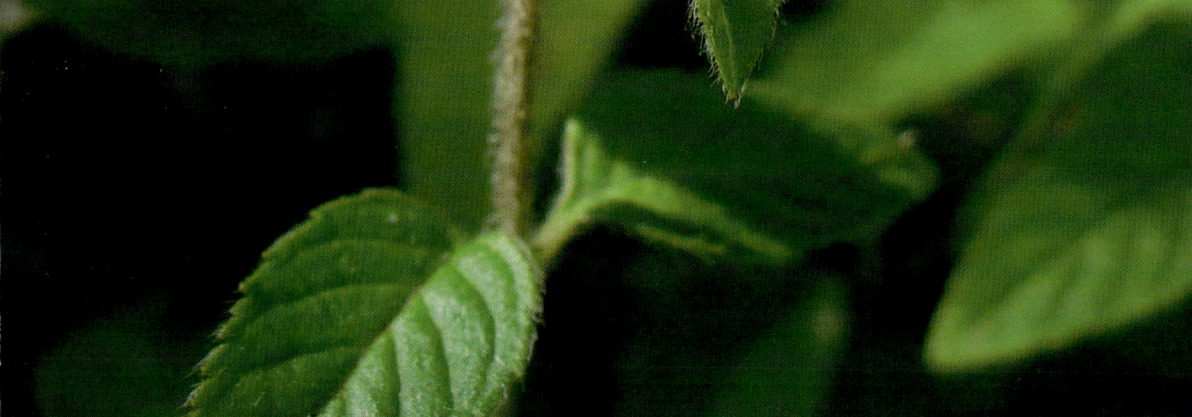

Wasserminze

Mentha aquatica
Venuskrone

Wahrhaftigkeit   **Ehrlichkeit**

Von der Botschaft der BlütenSeele Wasserminze

Geliebtes Erdenkind, ich die Wasserminze, ein Wesen zwischen den Welten, helfe für Wandlung und Zeitenwechsel. Meine Wurzeln sind im schlammigen wässrigen Boden verankert. Ich trage die Kraft des Wassers in mir und doch bin ich mit der Erde verbunden. So helfe ich dir, geliebtes Erdenkind, eine Brücke zu bauen, zwischen deinen Träumen und unbewussten Wünschen, Ahnungen und Ängsten und deiner realistischen Vernunft.

Du bist ein sehr gefühlvoller Mensch und deine Sensibilität ist hoch, jedoch fällt es dir immer wieder etwas schwer, das, was du im Bauch fühlst oder körperlich wahrnimmst, in deine Realität zu tragen und dir zu vertrauen. Deine Reaktionen auf deine mangelnde Integrität lässt dich beizeiten körperlich leiden. Mach dir keine Sorgen darüber, dass du des Öfteren an Kopfschmerzen, Übelkeit und Kreislaufproblemen u.a. leidest, denn alle deine körperlichen Schmerzen sind nur Hilferufe deiner so gefühlvollen Seele.

Mein Geschmack ist frisch und scharf und kühl, und somit befreie ich dich von den Gedankenzwängen, die du dir selbst in den Weg legst. Ich helfe bei Appetitlosigkeit auf Grund von seelischer Belastung.

Ich beruhige dich, wenn du dich zu sehr in deinen Emotionen verstrickst. Ich fordere dich auf, deine Gedanken und Gefühle unzensiert auszudrücken. Zu lange grübelst du, bevor du dich zeigst. Nimm deine Gefühle an und zeige dich, auch wenn du sie noch nicht verstanden hast und auch wenn du dich innerlich dafür verurteilst. Sei wahrhaftig, zeig dich verletzt, wenn du es bist, zeig dich traurig, wenn du es bist. Zeig dich wütend, wenn du dich so fühlst. Erst dann kannst du ganz verstehen, indem du deine Energien ausdrückst und sie der Welt schenkst. Deine Fähigkeit liegt in der körperlichen Wahrnehmung, deshalb beschäftige dich mit deinem Körper und verstehe, was er dir sagen will.

Deine Achse ist der Unterleib und der Kopf. Das bedeutet für dich, dein Temperament, dein Feuer, das du unterdrückst, kann sich in Unterleibskrämpfen und Kopfschmerz zeigen. Diese Verkrampfungen sind ein Hinweis darauf, dass dein Kopf und Bauch in Spannung und nicht in Kommunikation sind. Ich entkrampfe dich und helfe dir, dass deine Emotionen wie Wasser sanft und doch kühl aus dir fließen können, ohne dich selbst dabei anzugreifen.

Geliebtes Erdenkind, aus der Tiefe des Wassers beziehe ich mein Sein und entfalte mich. Meine Blüten sind wie ein Kopf mit zarten Antennen.

So bin ich hilfreich für die Selbstzweifel. Denn meine Klarheit erwächst aus den Gefühlen, die sich ihren Weg nach oben aufwärts in den Kopf bahnen und ausgesprochen werden. Das Frische meiner Blätter zeugt von der Reinheit meiner Gefühle. Die Denker und die kopfbetonten Menschen führe ich in ihre Gefühle und beruhige ihre Zweifel, lindere die Vernunft. Ich verbinde und sorge für Harmonie. Balance zwischen Kopf und Bauch, wobei ich den Bauch entspanne, also für einen Fluss der Gefühle sorge und die Gedankenflut beruhige. Unentschlossenheit und Selbstzweifel lasse ich verschwinden. Vertrau den dir unbekannten Emotionen, der Geist ist nicht der alleinige Wegweiser. Deine Gefühle geben dir Auskunft und Hilfe.

Meine Affirmation für dich lautet:

Ich bin wahrhaftig, denn nur durch meine Wahrhaftigkeit werde ich auch mit Klarheit umgeben sein.

Anwendung der BlütenSeele
Wasserminze:

3 Tropfen auf das Stirn-, Sakral- und Halschakra verreiben, 1-3 mal tgl. und 3 Tropfen auf die Handgelenke geben und in die Aura einfächeln.

Körperliche Anwendung, empfangen vom Pflanzengeist der Wasserminze

Ich stärke und kühle die Leber, das Leber Yang und bewege den Stau der Leber bei Gallensteinen (die Minze regt die Absonderung der Galle an und beugt auch Gallensteinen vor).

Ich löse Fett aus dem Gewebe (Zellulitis, Fettleber, erhöhtes Cholesterin etc.), entschlacke das Blut, leite Wasser aus, indem ich kläre.

Ich kühle Hitze im Magen, in den Augen und den Nieren (Sodbrennen, Gastritis, Augen entzündet, juckend und rot, Kopfschmerzen, Übelkeit, Brechen, Aufstoßen, Migräne).

Zuviel Yang, was zu Druck und Hitze im oberen Körperbereich mit Kopfschmerzen führt, beruhige ich.

Ich bin stärkend und kühlend. Hautausschläge, welche vom Stress verursacht sind, lindere ich.

Ich löse auch leicht den alten hitzigen zähen Schleim aus den Lungen, der Nase, dem Darm und dem Magen. Gut bin ich bei Entzündung in den Gelenken und Rheuma, bei Rückenschmerzen und Verspannungen, als Salbe oder Öl aufgetragen. Ich stabilisiere bei Kreislaufproblemen, Schwindel und Ohnmacht. Ich vertreibe Schnupfen, Erkältung und Husten. Ich löse den Milchstau und die Milchknoten der stillenden Mütter, ich fördere und stille auch ihren Milchfluss. Ich entkrampfe und vertreibe Blähungen. Ich vertreibe Appetitlosigkeit und Magenschmerzen und rege die Galle an. Frauen helfe ich bei Unterleibsschmerzen, Menstruationskrämpfen und fördere ihre Menstruation.

Kinder

Ich bin sehr hilfreich bei Kindern, die sich zu viele Gedanken machen und viel wahrnehmen. Sie sind meist explosiv und selbstbewusst und werden von anderen geschätzt.

Was ihnen hilft ist immer wieder Ruhe und Rückzug. Sie sind sehr verantwortliche Wesen, die sich auch gut um andere kümmern können. Für sie ist sehr wichtig, sie verspielt zu begleiten und sie von ihrer Verantwortung immer wieder zu befreien. Ich stärke auch die Kinder, die wenig essen.

Die Wasserminze ist sehr hilfreich für Menschen, welche in ihren Liebes- oder Partnerbeziehungen nicht ehrlich und offen sein können oder wollen, weil sie Angst vor Zurückweisung haben. Sie kontrollieren ihren Ausdruck, wählen bewusst ihre Worte, und glauben damit einen Verlust des Partners zu verhindern. Ihre Wünsche äußern sie meist nicht frank und frei von der Leber weg, sondern neigen dazu, sich vermehrt Gedanken zu machen, bevor sie emotionale Neigungen und Regungen, welche in IHREN AUGEN eine negative Reaktion auslösen könnten, auszudrücken. Mit der Wasserminze an der Hand werden sie ehrlicher und gelassener und haben die innere Standhaftigkeit, Klarheit und Sicherheit, dass ihr Ausdruck genau der richtige ist. Sie fühlen sich mehr Eins mit sich selbst durch die Wasserminze, und es entsteht in der Beziehung eine offene Kommunikation, die Gutes auf den Weg bringen kann. Die Wasserminze ist sehr für Menschen geeignet, die zuviel denken und unter Spannung stehen. Sie stellen sich selbst unter hohe Erwartungen und sie versuchen ihre Gefühle mit dem Kopf zu lenken.

Sie reagieren sehr häufig mit Migräne, Magenschmerzen, Übelkeit auf ihre Anspannungen. Diese körperlichen Erscheinungen sind wichtig für sie, denn sie führen sie in ihr Gefühl und wieder näher zu sich. Sie geben ihnen Hinweise und Auskunft, über das, was in ihrem Leben nicht zu ihrer Zufriedenheit läuft.

Krafttier:

Fische

Erfahrungen aus der Praxis

Ich bin Ich, Treue sich selbst gegenüber in Partnerschaften

Eine Patientin beschrieb die Wirkung der Wasserminze so: „ich habe immer wieder Schwierigkeiten, meine Wünsche und Vorstellungen an eine Partnerschaft mir selbst einzugestehen. Ich richte mich dann sehr oft nach den Wünschen des Partners und getraue mich auch sogar nicht mehr meine Meinung zu äußern. Mit der Wasserminze wurde ich klar, eins mit mir und bestimmt, und blieb mir treu. Ein starkes Gefühl zog ein: ICH BIN ICH."

Schmerzen bei der Menstruation

Frau L. war unglücklich in ihrer Ehe. Um die Ehe nicht zu gefährden und ihren Partner nicht zu verletzen, spricht sie nur wenig mit ihm darüber. Mit der Wasserminze wurde sie offener und ehrlicher, und gleichzeitig sind auch ihre Periodenschmerzen verschwunden.

Offener Ausdruck von Gefühlen

Frau B. nahm die Wasserminze, weil sie in ihrer Ehe sehr oft verletzend wurde beim Streit mit ihrem dominanten Mann und auch ihre Wünsche nicht ausdrücken konnte. Durch die BlütenSeele veränderte sich ihr Zusammenleben sehr positiv: sie setzte sich leichter durch und drückte sich offen und selbstbewusst aus, Streitereien verschwanden.

Öffnet verschlossene Menschen

Kinder, Frauen als auch Männer, denen es schwerfällt über ihre Verletzlichkeit zu sprechen, werden mit der Wasserminze stark dazu angeregt. Der erste Ausbruch von Gefühlen kann auch etwas intensiver, leidenschaftlicher oder aggressiver sein. Aber mit einer maßvollen Anwendung der Blütenseele lernt der Mensch über sich zu sprechen und nicht alles zu lange zu überdenken, bevor er sich ausdrückt. Die Wasserminze fördert die Spontaneität.

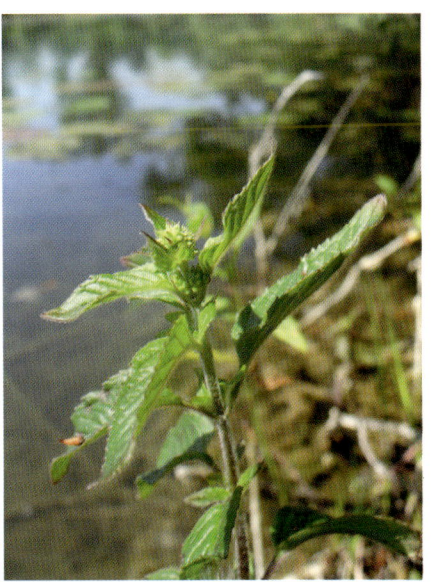

Halsschmerzen

Wasserminze hilft äußerlich aufgetragen bei Halsschmerzen

Chronische Stirn-und Nebenhöhlenentzündung

Frau K. leidet schon seit der Kindheit an chronischer Sinusitis. Zu ihrer körperlichen Immunschwäche ist ihr Charakter eher angepasst, vernunftorientiert und zurückhaltend. Sie wünscht sich länger schon einen Ausstieg aus dem sogenannten sicheren Job, den ihr Vater als so wichtig erachtet. Nach meiner Behandlung auf seelischer wie körperlicher Ebene, wurde ihr ein Traumjob angeboten und sie fasste den Mut nach 17 Jahren zu kündigen und endlich ihren eigenen Weg zu gehen. Die Sinusitis heilte in kurzer Zeit ab und sie blieb beschwerdefrei. Hier griff die Wasserminze, weil eine verstopfte Nase, also ein nicht fließendes Stirnchakra bedeutet, dass der Mensch mehr nach der Vernunft entscheidet als nach seiner inneren Stimme. Die Wasserminze hilft dem Menschen, seine eigenen Gefühle stärker zu fühlen, die eigenen Bedürfnisse wahrzunehmen und sie dann umzusetzen.

Von den Namen der Minze

Nach einer griechischen Sage solle die Minze die verwandelte Tochter des Flussgottes Kokytos sein, namens Minthe. Minthe war eine Nymphe und die Geliebte des Hades. Persephone, die Frau von Hades, wurde daraufhin so eifersüchtig, dass sie die Geliebte Minthe in eine Minze verwandelte, damit die Menschen mit ihren Füßen die verzauberte Nymphe zertrampeln sollen. Hades konnte dies Unheil nicht verhindern und gab ihr zumindest den Duft, der verströmt, sobald die Minze getreten wird.[7]

Dioscurides nannte die Minze *Krone der Aphrodite*, die Liebesgöttin stärkt die Sexualität und Fruchtbarkeit.

Traditionelle Anwendung der Minze in der Kräuterheilkunde

Schmerzstillend, entkrampfend, aphrodisierend, fördert die Fettverdauung, appetitanregend, Erkältungen lindernd.

Zahlreiche Minzarten wachsen überall auf der Welt. Die Wasserminze ist ähnlich der gewöhnlichen Pfefferminze. Auffallend ist ihr erfrischender Duft.

Entspannt das Zentrale Nervensystem, Stress bedingte Beschwerden

Kopfschmerzen, welche mit der Verdauung in Zusammenhang stehen, Übelkeit, Ohnmacht, Krämpfe im Magen, Darm und Unterleib, Melancholie, Herzklopfen und Traurigkeit, Hypochondrie, regt die Galle an, verhindert Gallensteine.

Fördert die Menstruation, entkrampft Unterleibsschmerzen, empfängnisverhütend

„Es wird auch die (...) Münz sehr gelobet/die verstopffte Mutter zu eröffnen/ (ausbleibende Menstruation, Krämpfe der Gebärmutter A.K.)/ und die Menses zu fördern. Aber es sollen sich schwangere Personen hiermit wol vorsehen/ dieweil sie der Geburt gar schädlich ist/dann sie auch für der Zeit aus Mutter Leib treibet/ (wehenfördernd)." (Tabernaemontanus 1731 : 734)[2]

Fördert das Immunsystem, Erkältungen

Lungenkrankheiten mit Hitzegefühlen, Fieber und Trockenheit, alter Schleim und Husten, Mittelohrentzündungen, Mandelentzündungen, Halsweh, Heiserkeit, Husten trockener, Asthma, fiebersenkend.

Äußerlicher Gebrauch

Als Zahnwasser und Mundspülung reinigt es das Zahnfleisch, festigt es und beseitigt Zahnschmerzen. Erfrischt den Atem.

Bei Bienen und Wespenstichen die Wasserminze äußerlich einreiben, sie lindert die Gifte und den Schmerz.

Klassifizierung in der TCM

Scharf, aromatisch, kühlend und wärmend
Kühlt die Leber, den Magen, die Nieren
Senkt das aufsteigende Yang der Leber ab
Bewegt das Leber Qi, öffnet und befreit das eingezwängte Leber Qi
Bewegt Stagnation im Magen
Löst Hitze Schleim aus der Lunge
Vertreibt Parasiten
Öffnet die Oberfläche und befreit von pathogenen Faktoren

Zauber und Hexentradition aus Überlieferung

Die Minze ist eines der Kräuter, die ihren Einzug in unsere Küche und in die Kosmetikabteilung noch immer aufrecht erhält. Es gibt Süßspeisen, Tees, würzige Saucen, als auch alkoholische Getränke. Vom Erfrischungsbonbon über den Kaugummi bis hin zur Zahnpasta ist die Minze als ein erfrischendes Kraut nicht mehr wegzudenken. Es gibt vielerlei Minzarten, aber alle haben das wirksame Menthol in sich enthalten. Die Minze wurde in asiatischen Kulturen, bei den Griechen und Römern, als ein Kraut verwendet, mit dem man Kränze flocht. Im antiken Griechenland wurde sie als Hochzeitsschmuck verwendet.[7] Die Minze hatte in vielen Kulturen eine enge Verbindung zur Sexualität und Fruchtbarkeit. So wurde und wird ihr noch nachgesagt, sie wirke aphrodisierend, man verwendete sie in Liebestränken, sie wurde zur Empfängnisverhütung der Frau als auch zur Potenzsteigerung des Mannes gebraucht. Außerdem solle sie die Lust des Mannes und der Frauen anregen.

So wurden die Tische mit Pfefferminze abgerieben, um die Fleischeslust zu erregen. Minzkränze wurden auf dem Kopf getragen, um einen Kater nach Alkoholgenuss vorzubeugen. Als Riechsalz verwendet, machte sie wach und stärkte das Gedächtnis.

In Griechenland hieß es, dass die Minze, Liebe als auch Eifersucht erwecke. Im Mittelalter war sie so berühmt für ihre anregende Wirkung, dass man den Soldaten verbot, sie zu essen. (Arrowsmith 2007 : 484)[8]

Es fügen sich die geheimen Weisen der alten Kräuterkundigen sehr passend in die BlütenSeele Wasserminze: sie macht leidenschaftlicher und emotionaler, lässt den Bauch sprechen und hilft bei zu vielem Denken, das womöglich mit Kopfschmerzen einhergeht. Sie hilft dabei, sich selbst nicht zu zensieren, sondern wahrhaftig, kräftig, wild und frei zu sein.

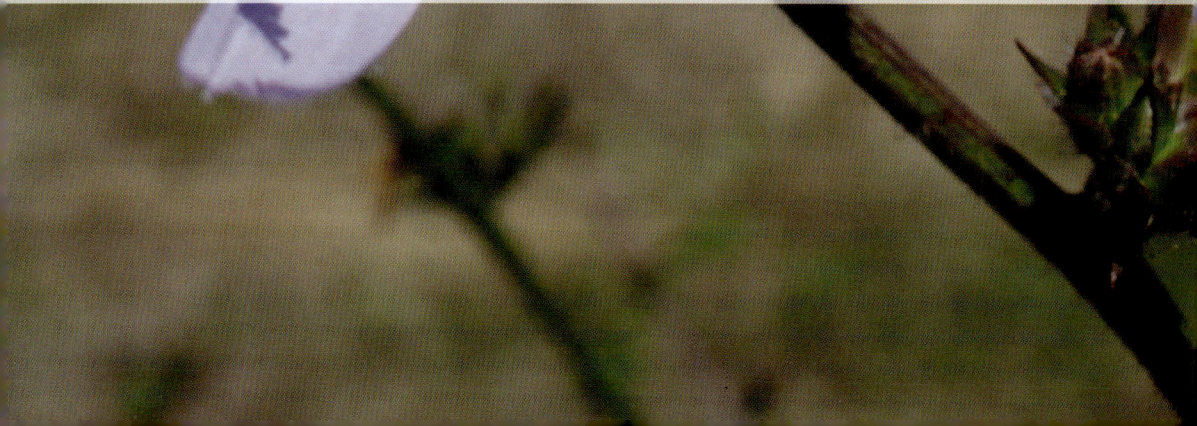

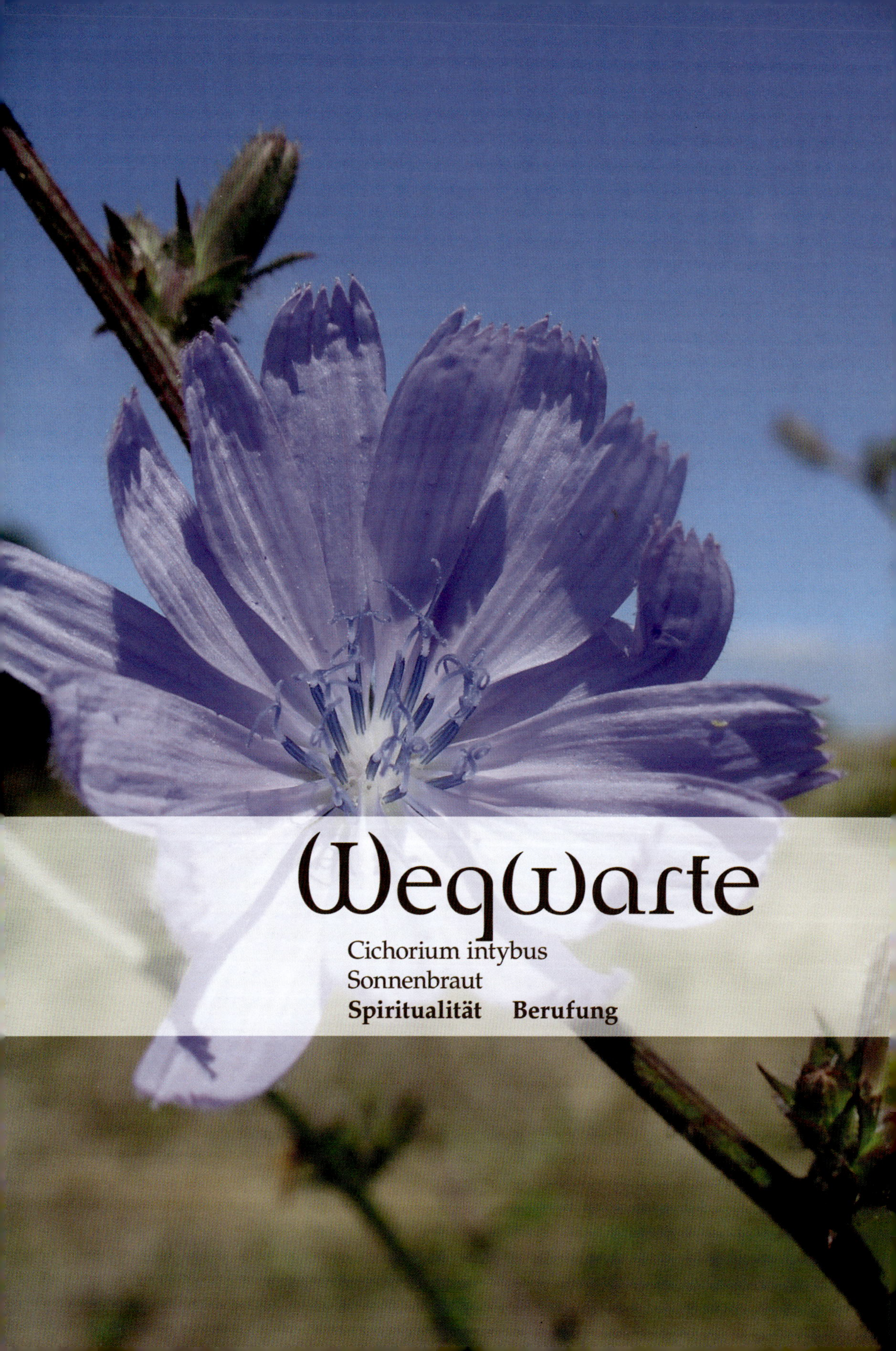

Wegwarte

Cichorium intybus
Sonnenbraut
Spiritualität   **Berufung**

Von der Botschaft der BlütenSeele Wegwarte

Du sitzt hier nicht umsonst zwischen den Welten und bist hier am 21.06. an der Wende. (die erste Herstellung der Wegwarte fand am 21.06 statt, zum Sommeranfang).

Auch ich unterstütze, wie die Schafgarbe, deine Hellsichtigkeit. Ich schütze dich, so wie es auch die Schafgarbe tut, vor bösen und dunklen Energien.

Ich öffne dein Stirnchakra.

Geliebtes Kind, wenn ich in deinem Blatt auftauche, dann bist du auf dem Weg, dein Hellfühlen, Hellsehen oder Hellhören zu entwickeln. Ich unterstütze dich in deiner Spiritualität. Du bist ein hoch entwickeltes Wesen und zu oft suchen andere bei dir Schutz.

Ich begleite deinen Weg und erinnere dich immer wieder an dein Ziel, deine Bestimmung und deine Berufung. Auch du hast einen tiefen Sinn für dieses Leben, für diese Welt und du bist wichtig. Ich halte dich auf deinem Weg und verbinde dich mit den geistigen Welten.

Die Kraft in meinen Blüten ist von sehr geistiger Natur.

Nimm mich, wenn du geführt werden willst und du weiterhin deine Intuition wahrnehmen willst. Meine Farbe erinnert dich an die Weite und die Göttlichkeit des Himmels und des Seins. Ich lasse dich erkennen und beschütze dich. Wie du schon weißt helfe ich dir, deinen Lebensweg zu finden. Beruf-Berufung-Berufen Sein. Höre auf die Stimmen in Dir, die Zeichen, welche des Weges fallen. Jeder Mensch geht den Lebensweg hin zu sich, zu seiner Bestimmung, zu seinem Herzen. Darum bleibe dir treu, deine Seele will heimkehren zu dir, sich laben und ausruhen in deiner Mitte, in deinem Frieden und sie wird nicht eher ruhen, bis sie angekommen ist. Alle Wege führen zu dir. Du kannst kurvige Wege gehen und Erfahrungen sammeln oder zielgerichtet den kürzeren Pfad wählen. Egal für was du dich entscheidest, du wirst immer wieder bei dir enden. So sei es.

Kinder

Wenn ich dir gefalle, meine liebstes Kind, wenn dein Herz sich öffnet beim Anblick meines Bildes, dann zeigt es, dass du ein sehr feinfühliges Wesen bist. Du nimmst die Welt anders wahr als deine Freundinnen und Freunde, als die übrigen Kinder. Du bist etwas Besonderes. Denn deine Wahrnehmung ist vertiefter. Du verstehst hinter den Dingen, obwohl du eigentlich glaubst, nicht zu verstehen. Du fragst dich sehr oft: warum denke ich so und bin nicht so wie die anderen? Aber ich helfe dir, an dich zu glauben. Du wirst es erkennen, wenn du etwas größer und erwachsen bist, dass deine Fähigkeiten etwas Besonderes sind, dass du weiter entwickelt bist als manch andere, dass du in deinem kleinen Kinderkörper eine kleine erwachsenen Seele schon hast, die da schlummert und dir Eingebungen und Einflüsterungen zuraunt. Vertraue darauf! Sie sind richtig, sie sind vollkommen richtig und sind vollkommen für dich wichtig. Also vertraue darauf. In der Zukunft wird sich deine Größe zeigen. Und wenn deine Eingebungen dir anders erscheinen, beharre auch darauf. Du wirst sehen: Alles wird gut!

Meine Affirmation für dich lautet:

Ich bin ein spirituelles Wesen und vertraue meiner Führung.

Anwendung der BlütenSeele
Wegwarte:

1-3-mal tgl. 3 Tropfen auf das Stirn- und Scheitelchakra verreiben.

Wegwarte schenkt Vertrauen in die eigene und göttliche Führung und ist eine sehr spirituelle BlütenSeele. Sie hat hauptsächlich eine geistige Wirkung.

Die Wegwarte zeigt sich als eine wichtige und sehr häufig gebrauchte BlütenSeele für die suchenden Menschen. Eine Entscheidung für die Wegwarte sagt aus, dass dieser Mensch schon sehr spirituell und feinsinnig ist, aber immer wieder an seinen intuitiven Fähigkeiten zweifelt. Der Mensch zweifelt auch gelegentlich an seiner inneren Führung, die genau weiß, wohin er sich im Leben bewegen soll. So bewegen den Menschen vorwiegend Fragen der Berufsorientierung. Er ist vielleicht schon genau auf seinem Weg, oder ist dabei, ihn zu verwirklichen, oder hat Ahnungen davon und lebt ihn noch nicht. Aber egal, in welchem Stadium er sich gerade befindet: Gemeinsam ist immer der auftretende Zweifel daran. Es kann also sein, dass er seine Berufsträume noch nicht vollständig in die Tat umsetzt und sie nur unvollständig lebt. Die Wegwarte hilft auf den Weg, zeigt ihn, erleuchtet ihn und verhilft zu Tatkraft. Sie vertreibt Zweifel und führt zur Berufung. Sie stärkt die inneren Überzeugungen und bindet an die eigene Intuition und Hellsichtigkeit.

Wegwarte und die Energetische Blütenmischung *Innere Stimme und Spiritualität*

Die Wegwarte ist, neben der Königskerze, ein Hauptbestandteil der Mischung *Innere Stimme & Spiritualität*. Fühlt sich jemand vom Bild der Wegwarte angezogen, sollte er auch immer die Mischung austesten, ob diese eventuell das Mittel seiner Wahl ist.

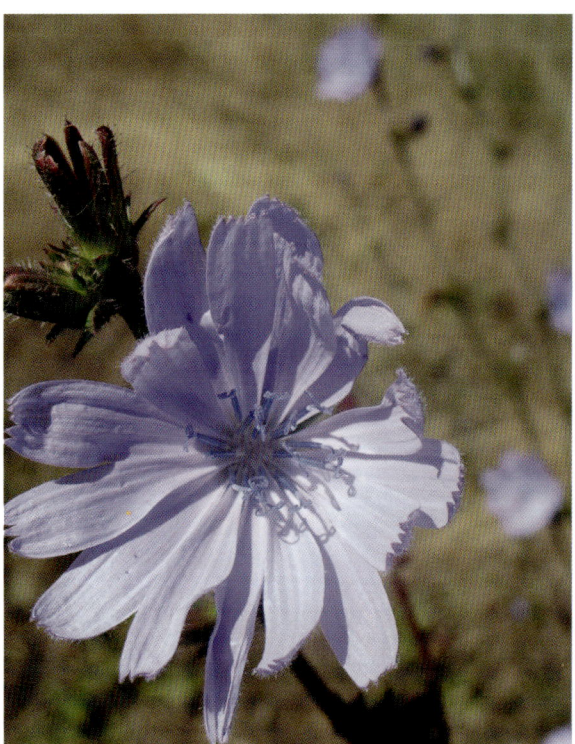

Die Wegwarte ist hilfreich bei Berufsfragen und der Berufungs-Frage und erhöht die Spiritualität.

Die Mischung *Innere Stimme & Spiritualität* hat im Gegensatz zur Wegwarte kein Schwergewicht auf die Berufsfindung. Sie verstärkt bei spirituellen Menschen noch mehr den tiefen Glauben an Spiritualität und die göttliche Führung. Sie bewirkt die Öffnung des Stirn-Scheitel-Herz- und Halschakras.

Erfahrungen aus der Praxis

„...nach der Anwendung der BlütenSeele (3 Tropfen auf die Stirn und in die Aura einfächern), machte ich eine Meditation. Dabei öffnete sich das „Dritte Auge" und nach und nach wurden die Körperzentren freigelegt. Momentan war mir das gleich alles auf einmal zuviel (von der Empfindung her). Später bekam ich aber von innen heraus eine unglaubliche Kraft zu spüren, wo ich mich selig und vertraut fühlte." Frau E. aus Dorfen

Berufliche Unzufriedenheit und Umorientierung

Frau M. aus Regensburg liebäugelte schon längere Zeit mit beruflichen Fortbildungen. Jedoch hinderten sie ihre Zweifel an ihrer Kompetenz daran, diese zu besuchen. Mit der Wegwarte war sie fest entschlossen, den neuen Weg einzuschlagen, erkannte ihren eigenen Wert und meldete sich spontan für die Umschulung an.

Arbeitslosigkeit, Jobsuche

Frau S. entschied sich für die Wegwarte und teilte mir mit, dass sie ihre Arbeitsstelle vor kurzem gekündigt hätte. In solch einer Situation ist die Wegwarte sehr hilfreich für die zukünftige Berufswahl. Sie weist den Weg, wenn man nicht weiß, welcher Beruf zu einem passt.

Vertrauen in die eigene Führung, Berufsfindung nach der Schule

Frau T, 18 Jahre, war kurz vor dem Abschluss ihrer Schule und wählte die Wegwarte. Auf meine Frage hin, ob sie sich denn schon beruflich entschieden habe: „Ja ich weiß es schon, aber ich getrau es mich nicht und ich sage es auch niemandem, weil ich glaube, dass sie es alle für verrückt erklären."

Diese Konversation bringt die Wegwarte auf den Punkt: Sie spiegelt ihre Zweifel an der Berufswahl, so sehr, dass sie ihren Berufswunsch nicht einmal auszusprechen wagt.

Neuorientierung des Lebensweges im Alter

In der Regel ist die Wegwarte die Pflanze, welche zur Findung der Berufung verhilft. Jedoch bei Menschen, welche nicht mehr im Berufsleben stehen wie Rentner ist sie auch von großer Bedeutung. Oft sind es spirituell offene Menschen, welche im Alter vor der Entscheidung stehen mehr in sich zu gehen und nur noch das zu tun, was ihnen Freude bereitet, anstatt viel im Außen zu agieren. Der Herbst eines Menschen inspiriert den Menschen nur noch das zu leben, was für ihn selbst von Bedeutung ist und auf seine innere Stimme zu hören.

Von den Namen der Wegwarte

Cichorium, jeder kennt den Muckefuck oder den Kaffeeersatz, der auch heute wie zu früheren Zeiten aus der Wurzel der Wegwarte zubereitet wird. (Zichorie, ist nicht mit dem Salat zu verwechseln)

Sonnenwende, Sonnenbraut, Sonnewirbel weist darauf hin, dass die Wegwarte sich immer dem Sonnenlicht hinwendet und die Blüten sich bei Wolken schließen.

Krafttier:

Elefant, Adler

Kalt und trocken, kühlend, zusammenziehend, kühlt stark das Fieber und Entzündungen, wirkt antiseptisch, heilt Leber und Galle, entgiftet, heilt die Augen.

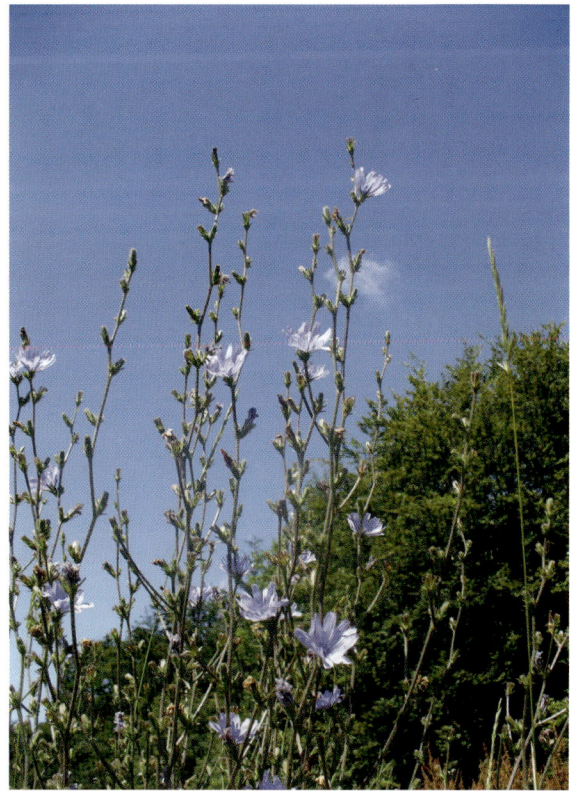

Wer die Wegwarte mit einem Hirschgeweih grub, konnte damit die Liebe aller Personen auf sich ziehen, die er berührte.

Wegwarte, Wegleuchte weist auf den Standort der Wegwarte am Wegesrand hin. Sie leuchtet den Menschen ihren Weg.

Man sagte im Volksglauben, die Wegwarte sei eine liebende, verzauberte Prinzessin, die am Wegesrand auf ihren Liebsten warte.

Traditionelle Anwendung in der Kräuterheilkunde

Fieber

Wegwartenwurzel ist ein ausgezeichneter Fiebersenker.

Als mein Sohn als Baby sehr hohes Fieber hatte, wollte ich ihm keine chemische Arznei geben. Also zog ich aus, um mir ein heilkräftiges Pflänzlein zu graben. Ich bereitete ihm einen Tee aus nur sehr wenig von der Wegwartenwurzel, die ich frisch ausgegraben hatte. Die Wirkung war bombastisch. Das Fieber sank sofort sehr schnell, aber ohne die starke Kreislaufbelastung eines Fieberzäpfchens zu haben.

Gynäkologische Beschwerden

Öffnet den Unterleib der Frauen, bei verhaltener Blutung und ausbleibender Monatsblutung, treibt die Todgeburt aus, fördert die Menstruation, unnatürliche Essensgelüste bei Schwangeren, Hitzewallungen.

Heilt Entzündungen, beruhigt und kühlt

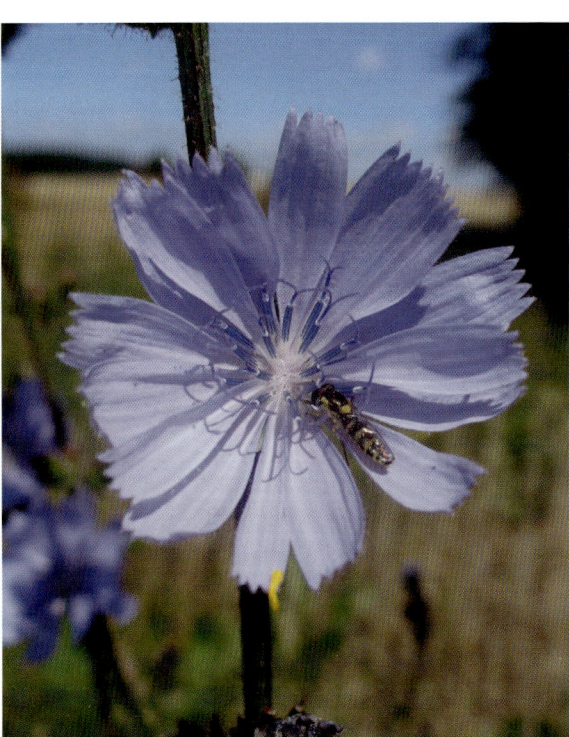

Heilt Entzündungen der Augen, Leber, Lungen, Herzen, Magen, Leber, Milz, beruhigt Herzklopfen, fliegende Hitze, bei Magenschmerzen das Kraut auflegen, Brennen des Magens, Gastritis, Magenschmerz, Zahnschmerz mit Entzündung, löscht den Durst, heilt Mandelentzündung, Halsentzündungen.

Adstringiert

Stillt Durchfall, Hämorrhoiden, Schwitzen, Brechen, stoppt den übermäßigen Samenfluß der Männer.

Herz

Stärkt das schwache Herz, Herzklopfen, kühlt das erregte Herz bei hohem Blutdruck, innere Unruhe, Herzrasen, Schwitzen auf der Brust, Herzschmerz, Melancholie.

Reinigt die Leber, Blut, Darm und Haut, Nieren und Blase.

Hepatitis, Gelbsucht mit oder ohne Fieber, Gelbsucht der Wöchnerin, Gallensteine, Verstopfung der Leber und Milz, Appetitlosigkeit,

Verstopfung, wirkt leicht abführend, wie Salat gegessen soll sie wohl Würmer austreiben, entgiftet, unreine Haut, Ekzeme, kühlt die rote entzündete Haut, reinigt Nieren und Blasen von Steinen und Gries.

Pferde

Gute Arznei für die Pferde, (Tabernaemontanus listet viele Rezepte für Pferdekrankheiten) und ein nützliches Mastkraut für die Gänse

Äußerlicher Gebrauch

Starkes Kopfweh von fettem Essen her entstanden.
Augenentzündungen und Schmerzen, Röte der Augen, Flecken der Augen.

Wegwartenwurzel wurde in früheren Zeiten um den Hals getragen, um Augenkrankheiten, Zahnkrankheiten und Schwellungen am Hals und den Lymphdrüsen zu heilen.

Wegwartenkraut gequetscht und über die Brust gelegt, solle den Hängebusen wieder satt und hart machen.

„Es ist die Wegwart eine ausserwehlte / und vast gesunde Arznei / zu der Entzündung der Leber/ auf alle Manier gebrauchet / wie man will/." (Tabernaemontanus 1731 : 470)[2]

Klassifizierung nach der TCM

Vertreibt äußere Hitze, senkt Fieber
Kühlt Hitze aus Magen, Leber, Galle, Niere, Blase
Tonisiert das Yin der Milz, des Magens
Kühlt das Herz Yang

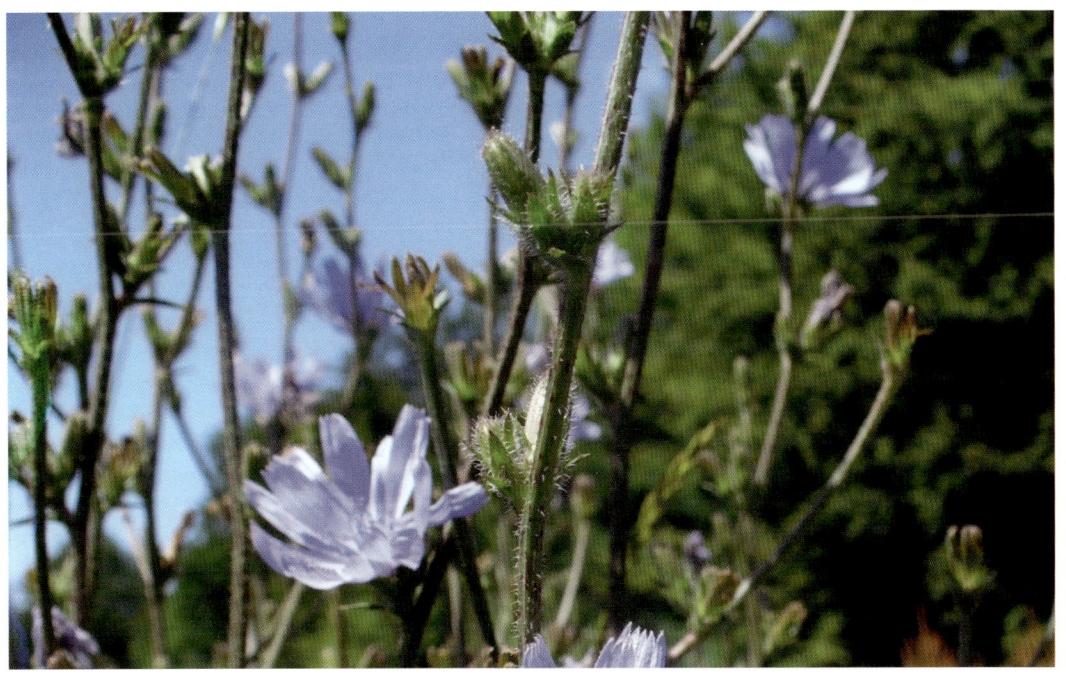

Zauber und Hexentradition aus Überlieferung

Mit der Wegwarte wurde allerlei Zauberkraft in Verbindung gebracht.

Die Wegwartenwurzel durfte nicht mit Eisen ausgegraben werden oder mit der bloßen Hand berührt werden, denn sie war ein kräftiges Hausmittel besonders bei Blutungen. Deshalb wurde sie nur an bestimmten Tagen gegraben, und zu bestimmten Zeiten und natürlich musste man den Wegwartengeist mit einem Gebet besänftigen und ihn um seine Heilkraft bitten. Nur heilkundige Magier oder Heiler wussten um die Rituale, damit man die ganze Heilkraft der Pflanze sammeln möge.

Nach den geheimen Lehren der Germanen soll ein Zaubertrank mit der Wegwarte dem Besitzer ungeahnte Kräfte verleihen. Er mache hieb- und stichfest bei Verhandlungen, schenke Unsichtbarkeit, öffne verschlossene Türen und mache hellsichtig. (Storl 2005 : 136)[3]

Interessant ist hierzu, dass die Wegwarte selbst sich unsichtbar macht. Sieht man morgens den Straßenrand von den blauen Blüten gesäumt, ist am Mittag der Zauber verflogen und das Kraut ist fast nicht mehr zu erkennen. Die Wegwarte schließt ihre Blüten in der Mittagszeit und bei Wolken. So mag es erscheinen, dass die Wegwarte verschwunden sei.

„Nüchtern gegessene Wegwartenwurzel sei hilfreich: Niemand könne einem dann etwas anhaben, trage man sie im Mund, lasse sie einen alle Feinde überwinden." (Scherf 2007 : 80)[5]

So sollen damit alle Schlösser vor einem aufspringen und man könne nicht eingesperrt werden.

Ein Tee zur Verstärkung der Hellsichtigkeit enthält die drei Kräuter: Beifuß, Wegwarte und Blutweiderich. (Storl 2005 : 130)[3]

Neben einer Art Unbesiegbarkeit, verhelfe die Wegwarte auch noch zu Treue und Liebe. Ebenso könne sie eine Verzauberung durch Liebe lösen. (Marzell 1963 : 29) Ein Zauberspruch zur Festigung einer Liebesbeziehung jedoch ging folgendermaßen:

„Wie die Wegwarte immer zu Sonne dreht, so lass ich mich durch nichts von dir ablenken, mit Herz, Leib und Seele Dir die Liebe zuschenken." (Storl 2005 : 134)[3]

Dabei mischten Frauen die Wegwarte unter die Speise ihrer Ehemänner, damit sie ihnen treu blieben.

Legte man die Blüten unter das Kopfkissen, so schenkte der Schlaf Träume und Visionen vom zukünftigen Herzenspartner.

Wenn man etwas verloren hatte, legte man die Wurzel unter das Kissen und man träumte wo es sich befände.

So glaubte man schon in früheren Zeiten von einer Macht der Wegwarte, die einem die Zukunft schauen lässt. Im übertragenen Sinne bedeuten diese Mythen, dass einem weisen und hellsichtigen Menschen auch kein Unheil geschehen wird, denn er kennt die Gesetze des Lebens und weiß, was er, wann und wo, zu tun hat, damit ihm kein Schaden geschehe und er erfolgreich sei.

Hört man auf seine innere Stimme und kann in die Zukunft schauen, wird

 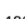

man sich nicht in unglückselige Lagen begeben und das Schicksal ist einem wohl gesonnen. Ein erleuchteter Mensch ist intuitiv, hellsichtig, seine Wahrnehmung ist sehr hoch. Selbstverständlich ist er ein Meister der Magie und der Gedankenkraft, was ihn befreit von Grenzen und verschlossenen Türen.

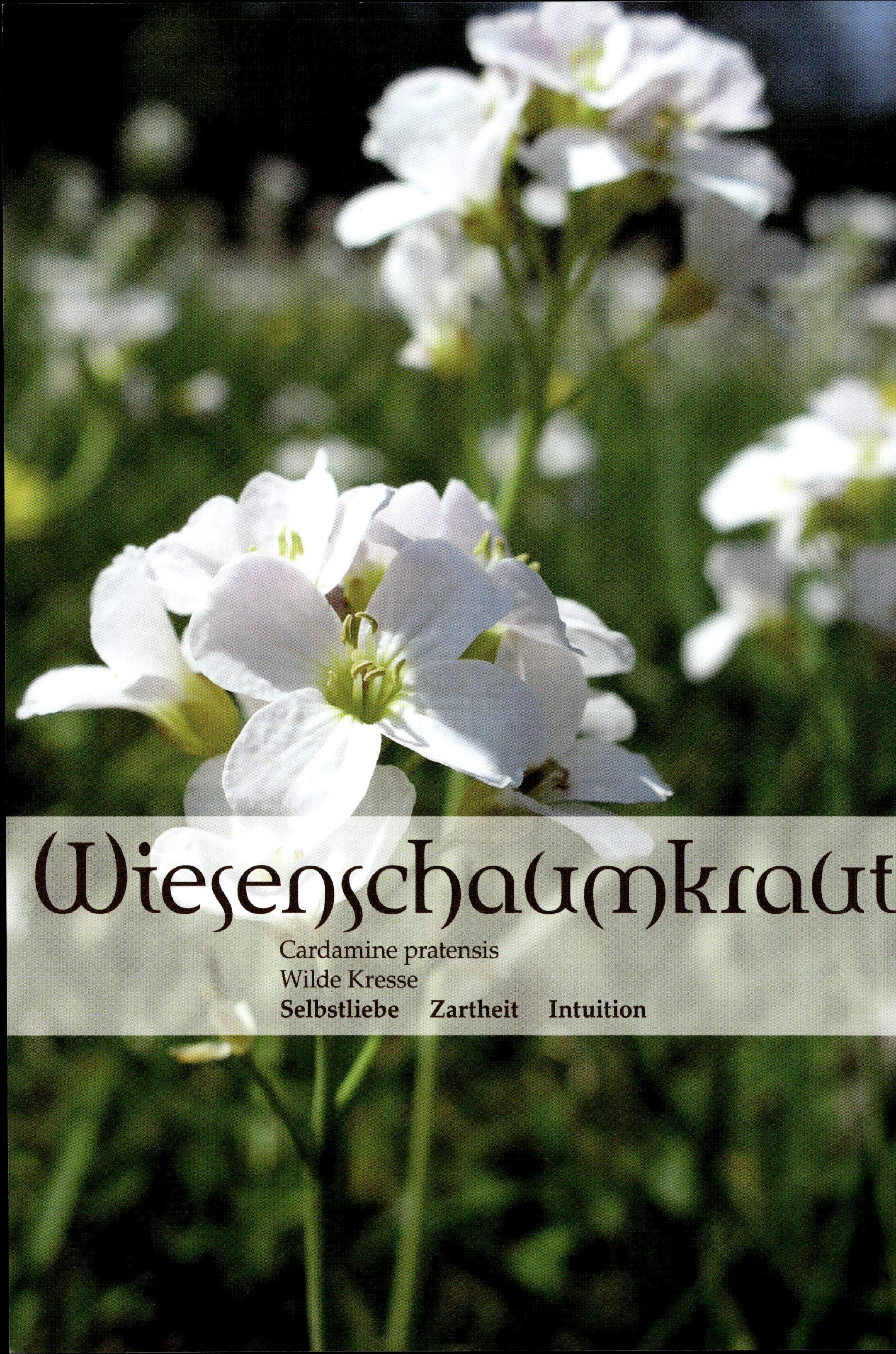

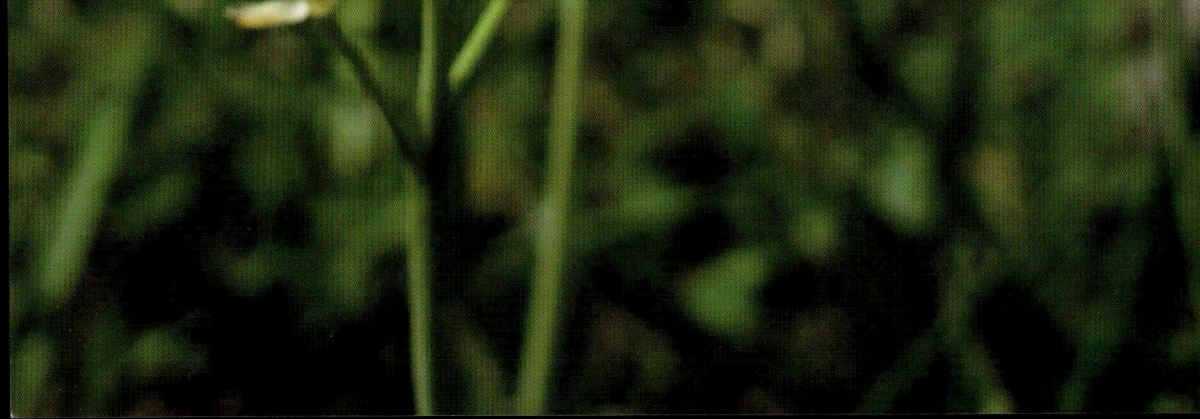

Wiesenschaumkraut

Cardamine pratensis
Wilde Kresse

Selbstliebe   Zartheit   Intuition

Botschaft von der BlütenSeele Wiesenschaumkraut

Du bist ein zartes, feines Erdenkind mit großer Intuition. Du bist gesellig und lässt nur wenige Menschen in dein Inneres schauen. Nach außen hin bist du wie ein Clown und zeigst gerne dein Lachen.

Wenn ich bei dir auftauche, dann ist es Zeit zu vergeben und dich auch mal verletzbar zu zeigen. Du hast viele Seiten, die du zeigst. Wie ein Clown, bist du verspielt und lustig nach außen, aber es fällt dir schwer, auch die empfindsame, weiche Seite in dir zu zeigen. Wenn du dich verletzbar zeigst, dann hat auch dein gegenüber die Chance, offen und zart zu dir zu sein. Ich helfe dir dabei, übersinnlich zu sein. Ich schärfe deine Sinne, wenn du nicht mehr unterscheiden kannst zwischen Kopf und Intuition. Ich werde deine Intuition stärken und du wirst die Aura der Menschen besser wahrnehmen können.

Ich öffne dich für den Glauben, das Spirituelle und die himmlischen Mächte. Ich vertreibe deine Selbstzweifel. Denn wenn du, geliebtes Wesen, dich vertrauensvoll an deine Intuition wendest, wirst du auch erkennen, dass dich deine innere Stimme leitet und du dich nicht mehr verstecken musst. Nimm auch deine weiche Seite in dir an und du wirst ganz und heil werden. Dich verletzlich und menschlich zu zeigen, macht dich stark und stärkt dein Selbstvertrauen: vertraue deiner Intuition, denn sie kann dich leiten und beschützen. Ich stärke deine Selbstliebe und die Fähigkeit, dir zu vergeben, wenn du glaubst, falsch gehandelt zu haben. Sei nicht so streng mit dir, sondern gestatte dir auch, sensibel zu sein, Fehler zu begehen und Unzulänglichkeiten zu haben.

Meine Affirmationen für dich lauten:

Ich traue mich,
Verletzlichkeit zu zeigen
und vertraue meiner
Intuition.
Ich vergebe mir selbst
und anderen.

Körperliche Anwendung, empfangen vom Pflanzengeist des Wiesenschaumkrauts

Meine Krankheiten sind an Augen, Stirn und Nase. Ich beruhige und stärke deine Nerven bei Übererregung und Nervenschwäche.

Ich helfe bei Durchfall. Ich reinige den Kopf von Schleim. Ich helfe bei chronisch verstopfter Nase, stärke die weißen Blutkörperchen und die Immunität. Ich lindere Heuschnupfen, kühle das Nieren Yin und bin gut bei Blasenentzündungen, die von einer Hitze kommen. Du kannst zu trockener Haut neigen und zu rötlichem Ausschlag am Kopf.

Ich lindere Prüfungsängste, unterstütze die Spiritualität und öffne die oberen Chakren, indem ich den Unterschied zwischen Verstand und Intuition spürbar mache.

Babys, Kinder, Jugendliche

Ich bin sehr gut für die Babys und Kinder geeignet und stärke sie in ihrem Selbstwertgefühl.

Besonders für Kinder und Jugendliche, die ihre Unsicherheit und Sensibilität hinter ihrem Lachen und einer vermeintlich lockeren Art verbergen, bin ich angezeigt. Ich löse ihre Strenge zu sich selbst und stärke die Selbstliebe. Mit mir werden sie selbstbewusster und wahrlich gelöst.

1-3-mal tgl. je nach Befund 3 Tropfen auf das Stirn-, Herz- und Halschakra geben.

Denkt jemand zu viel, auf das Stirnchakra geben, bei mangelnder Selbstliebe auf das Herzchakra und beim gehemmten Selbstausdruck auf das Halschakra geben.

Natürlich können auch alle 3 Chakren damit behandelt werden und/ oder 3 Tropfen auf die Handgelenke geben und in die Aura einfächern.

Die meisten Menschen, welche das Wiesenschaumkraut wählen, haben etwas Zartes, Elfenhaftes, Verletzliches und Zerbrechliches in sich. Ihre sensible Seite ist äußerlich nicht unbedingt sichtbar, im Gegenteil, nach außen hin haben sie eine Maske, welche ihre Feinfühligkeit verdeckt. Sie sind sehr empfindlich und verschließen sich, wenn sie verletzt werden. Für die Umwelt ist ihr Schmerz nicht unbedingt auffällig. Sie behalten ihn für sich. Mit dem Wiesenschaumkraut werden sie entspannter, zugänglicher und getrauen sich, sich zu öffnen. Dahinter steckt eine Angst vor Verletzung, eine Angst, dem anderen nicht gut genug zu sein und gerecht zu werden. Eine Angst, zurückgestoßen zu werden, wenn man Verletzlichkeit zeigt. Außerdem zweifeln sie sehr oft an sich selbst, an ihren Fähigkeiten und ihrem Wert, neigen zu einer ausgeprägten Selbstkritik und verlangen sich selbst das Beste ab. Im Grunde ihres Wesens sind sie aber wie Elfen, gewitzt, verspielt, lustig, heiter und fast schon magisch. Da den Kindern noch diese Zartheit und Unvoreingenommenheit zu eigen ist, sie ihre eigene, innere Stärke noch entdecken werden, ist diese BlütenSeele ganz besonders entspannend für die Kinder mit einer mangelnden Selbstliebe. Meist ist die äußere Anwendung ausreichend, da diese Menschen sehr sensibel sind und stark auf die BlütenSeelen reagieren.

Erfahrung aus der Praxis

Frau R. schrieb mir: „Also ich habe im Augenblick das Problem, mich in einen Mann verliebt zu haben, der gebunden ist. Es ist nicht das erste Mal, dass mir das passiert. So viel zum Thema Selbstliebe. Es ging mir auf jeden Fall nach der Einnahme der Blüten erstaunlich gut. Ich habe heute, 1 Tag danach, eine ganz wichtige Erkenntnis gehabt. Ich möchte nicht in der 2. Reihe stehen. Egal was wird, ich bin mir nun bewusst, dass ich es wert bin, die erste Geige zu spielen, wie man so schön sagt... ich finde, so etwas Gutes wie Dich und die BlütenSeelen sollte man wirklich unterstützen."

Bettnässen

Ein Junge, 8 1/2 Jahre alt, nässte jede Nacht ein. Alle möglichen Therapien wurden versucht, Bachblüten, Rutengehen, Homöopathie u.a. Die Austestung ergab für ihn das Wiesenschaumkraut. Er nahm einmal am Abend 5 Tropfen zu sich, 14 Tage lang. Nach dieser Zeit war er seit über 8 Jahren endlich trocken und nässte nachts nicht mehr ein.

Verschlossenheit

Ein Junge, 15 Jahre, war seit der Krebsdiagnose seiner Mutter (sie ist inzwischen geheilt) vor 5 Jahren, ihr gegenüber sehr distanziert und unzugänglich. Er nahm täglich Wiesenschaumkraut und konnte sich ihr wieder öffnen, wurde weicher und konnte näheren Kontakt zu ihr wieder zulassen.

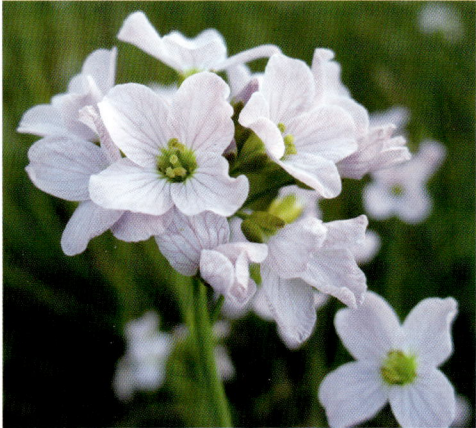

Selbstliebe

Frau S. spielt nach außen hin gern den Clown, sie ist sehr liebenswürdig, sehr feinfühlig und auch kompetent in ihrer Arbeit. Trotzdem traut sich nicht, in ihrem Arbeitsfeld Verbesserungsvorschläge einzubringen. Mit Wiesenschaumkraut ging eine so intensive Veränderung in ihr vor, dass sie z.B. eines nachts unter heftigem Juckreiz und Schuppung der Haut aufgewacht ist. Sie schälte sich buchstäblich aus ihrer alten Haut und legte ihren Schutzmantel ab. Sie wurde selbstbewusster und brachte die Vorschläge, welche geschätzt und angenommen wurden, erfolgreich in ihre Arbeit ein.

Schwitzende Hände aufgrund von Unsicherheit

In diesem Fall greift meist das Wiesenschaumkraut, das Lungenkraut oder auch die Liebeslust & Herzzauber Mischung sehr erfolgreich ein, weil die Ursache ein mangelndes Selbstwertgefühl und Selbstliebe sind. Diese BlütenSeelen steigern die Selbstliebe und befreien somit auch von den schwitzenden Händen.

Emotionale Verschlossenheit bei Kinder

Ein 8 jähriger Junge zeigte seine Gefühle nicht wie Traurigkeit, weinte nie. Mit der Anwendung der BlütenSeele, die ihm sehr half, zeigte er sie und teilte seiner Mutter freier mit wie es ihm geht und was ihn belastet.

Häufige Infekte bei sensiblen Kindern

Ein dreijähriges Mädchen litt an wiederkehrender Mittelohrentzündung und häufigem Schnupfen, ich testete die BlütenSeele Wiesenschaumkraut für sie aus. Mit deren Anwendung besserte sich nicht nur ihr Immunsystem, sondern laut Aussage ihres Vaters wurde sie offener, setzte sich besser durch im Streit mit ihrem älteren Bruder und verlor ihre zarte Schüchternheit.

Einsamkeit, Single, Sensibilität

Frau Z. eine erfolgreiche Architektin sehnte sich nach ihrem Seelenpartner. Leider fiel es ihr schwer sich den Männern von ihrer weiblich weichen und auch zarten verletzlichen Seite zu zeigen. Die BlütenSeele Wiesenschaumkraut unterstützt dabei, das Herz zu zeigen. Angst vor Nähe, Angst vor Verletzung führt oft dazu, sein Herz zu verschließen und sich als

Krafttier:

fliegende Insekten, weißer Schmetterling, Hase. Auch Elfen werden mit dem Wiesenschaumkraut in Verbindung gebracht.

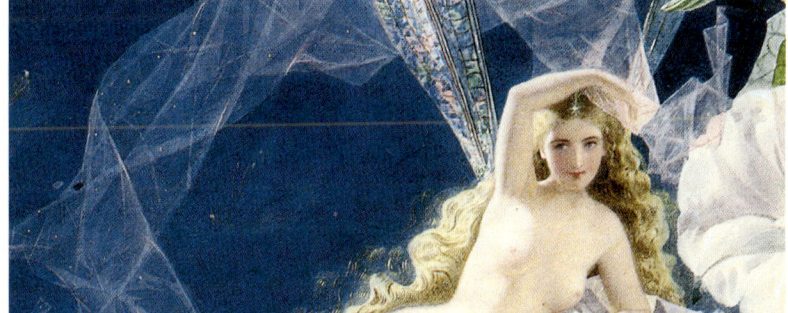

die oder der Starke nach außen hin zu geben. Dadurch gibt man der Welt von sich ein verfälschtes Bild und so fällt es schwer, dass man im Kern erkannt wird von anderen. Steht man zu sich, zu seiner eigenen Sensibilität durch das Wiesenschaumkraut, dann kann auch der/die Richtige den Weg zu einem finden.

Blasenentzündung eines Mädchens

**Es öffnet und regt die Sekretion an, vorwiegend im Kopfbereich, es reinigt und stärkt das Blut, es fördert die Ausscheidung von Darm, Blase und Lunge, löst den Schleim, schweißtreibend, fördert die Menstruation.
Reinigt den Kopf, Augen, Stirn, Nase, Bronchien, Lunge, Darm.**

Ein 9jähriges Mädchen litt unter monatelanger Blasenentzündung, ihre Mutter, eine Heilpraktikerin hat schon vieles versucht und sie doch nur immer wieder ein wenig lindern können. Ich testete ihr das Wiesenschaumkraut aus. Als sie bei mir in Behandlung war und ich sie fragte, ob es denn irgendwas gibt, was sie stresse, sagte sie unter Tränen der Papa, wenn er immer so schnell verärgert ist. Sie war ein feinfühliges Mädchen und konnte die Wut ihres Vaters nur schwer ertragen, auch wenn man es ihr nicht sofort ansah. Nur durch eine Änderung in der Familie wird die Kleine wieder gesund, das Wiesenschaumkraut hilft ihr dabei, stärker zu werden.

Von den Namen des Wiesenschaumkrautes

Volkstümliche Namen wie *Harnsamen, Bettsächer, Bettbrunzer* zeugen von einer harntreibenden Kraft.

Speichelwurz, da auf den Blüten die schaumigen Ausscheidungen von Zikaden sitzen.

Wilde Kresse, weil sie dem Geschmack der Brunnenkresse sehr ähnelt.

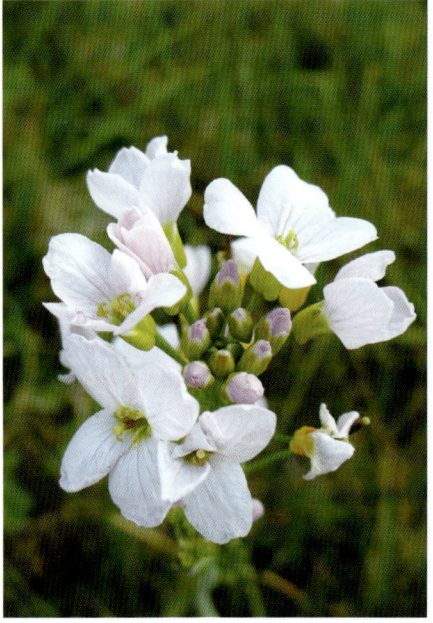

Traditionelle Anwendung von Wiesenschaumkraut in der Kräuterheilkunde

Es schmeckt köstlich scharf wie die Kresse und wird als Würze in Wildkräutersalaten mit eingemischt. Die Heilwirkungen vom Wiesenschaumkraut (Wiesenkresse in althochdeutscher Sprache genannt), sind der Garten- oder der Brunnenkresse als auch dem Meerrettich nahezu gleichzusetzen. Das Wiesenschaumkraut ist nur milder in der Wirkung als die eben genannten.

Stärkt das Immunsystem und das Blut

Es öffnet die Brust bei Kurzatmigkeit und Asthma, lindert Bronchitis, fördert den Auswurf von festem Schleim im Hals und in der Nase, Lunge als auch in Bronchien. Es lindert Keuchhusten und Erkältungen. Vertreibt Würmer und Parasiten aus dem Darm und regt den Stuhlgang an. Zieht Schleim aus dem Kopf, bei Nebenhöhlen- und Stirnhöhlenentzündung.

Sprachunfähigkeit, Stummheit

Die Brunnenkresse löst die gelähmte Zunge. „wann man den Saamen im Mund kauet/und unter der lahmen Zungen hält/bringet er die verlegen Spraach wieder." (Tabernaemontanus 1731 : 842)[2]

Reinigt das Blut und die Haut

Hautkrankheiten wie Ekzemen, Schuppenflechte, Furunkel, Krätze, Geschwüren, venerische Erkrankungen mit offenen Beinen, Läuse und Flöhe. Zieht Dornen und Splitter aus der Haut.

Fördert den Stoffwechsel

Gelbsucht, Rheuma, Gicht, Gallenstau, treibt den Harn bei Harnverhaltung, Blasenentzündung, Kropf zerteilend, indem man die Kresse äußerlich anwendet.

Haare und Kopfhaut

Festigt die Haare, verhindert Haarausfall, vertreibt Schuppen.
„Das Haupt damit gewaschen oder genetzet/bewahret es vor dem Haar ausfallen." (Tabernaemonatanus 1731 : 843)[2]

Fördert die Menstruation und den Abort

Ausbleibende Menstruation, tötet die Leibesfrucht. Hauptsächlich wurde die Brunnenkresse als Abortivum verwendet. Brunnenkresse in hohen Dosen eingenommen, verstärkt die Durchblutung des Unterleibes. Somit reizt sie auch die Lust der Frauen.

Klassifizierung in der TCM

Scharf im Geschmack, neutral bis leicht warm, Lunge, Dickdarm
Öffnet die Oberfläche und fördert das Schwitzen, diuretisch
Befreit die Lunge, Blase, Darm und die Haut von pathogenen Faktoren wie Wind, Hitze und Trockenheit, bewegt das Lungen Qi
Bewegt das Leberblut
Vertreibt Parasiten

Zauber und Hexentradition aus Überlieferung

Über das Wiesenschaumkraut gibt es wenige Mythen, es wurde aber so verwendet wie die Kresse. Diese war ein wichtiges Kraut, um den Unterleib und den Kopf zu reinigen. In der Frauenheilkunde wurde sie sehr häufig gebraucht. Es wirkt so zart und gar nicht harsch, wenn man es betrachtet, aber in ihm steckt eine sehr öffnende Kraft. So sollten sich auch die Menschen öffnen, welche sich für die BlütenSeele Wiesenschaumkraut entscheiden. In den Menschen wohnt eine starke Kraft der Spiritualität und Sensibilität, die es gilt, besser zu hören und sie für sich anzuerkennen.

Die Großen Vier

Energetische Blütenmischungen

Diese vier Mischungen sind aus den 21 BlütenSeelen kreiert worden. Die BlütenSeelen sind genau aufeinander abgestimmt.

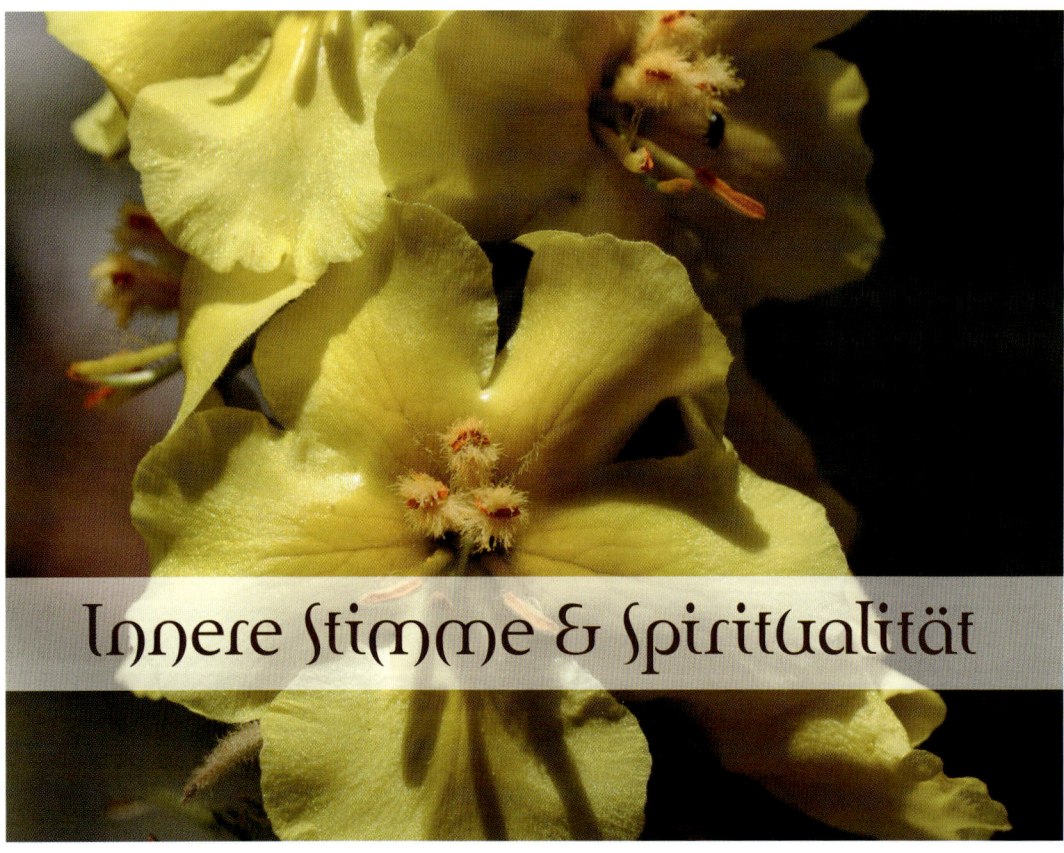

Innere Stimme & Spiritualität

**Anwendung der BlütenSeele
Innere Stimme & Spiritualität:**

3 Tropfen 1-3-mal tgl.
auf das **Stirn-** und
Scheitelchakra
geben

Energetische Blütenmischung

Vertraue Dir! Folge deiner Eingebung! Deine innere Stimme weiß immer, was gut für dich ist. Deine Intuition ist die göttliche Stimme in dir. Deine Intuition ist Weisheit, ist dein innerer Schutzengel. Sie leitet dich zum Glück und Sinn. Ich stärke deine Intuition, dein Hellsehen und Hellhören. Ich wirke auf dein Stirn- und Scheitelchakra. Ich unterstütze dein Meditieren, fördere deine Weisheit und dein Vertrauen in deine innere Stimme und deine Spiritualität.

Hauptbestandteile der Mischung sind die Wegwarte und die Königskerze, andere öffnende BlütenSeelen sind den zwei Blüten noch beigefügt.

Kontraindikationen

Kindern würde ich diese BlütenSeele nicht verabreichen, da diese sowieso eine feinere Wahrnehmung als Erwachsene haben. Zudem ist sie bei psychisch Kranken, als auch sehr geistig sensiblen Menschen, die keine Erdung verspüren und deren Geist sehr instabil ist, nicht angebracht. Allen Menschen, welche sich häufig in geistigen Welten aufhalten, ist von der Mischung abzuraten.

Nur in Ausnahmefällen innerlich anwenden, weil die Chakren mit der Mischung ansonsten zu stark geöffnet werden und der Mensch von Albträumen und Unruhe heimgesucht werden könnte!

In unserer Zeit ist es wieder sehr wichtig, nicht nur nach dem Kopf zu handeln, sondern auch auf die Intuition und sein Herz hören und zu achten. Ich bin von meinen göttlichen Helfern im Jahre 2007 immer wieder vehement darauf hingewiesen worden, ich solle doch eine Mischung für die Stärkung des Vertrauens in die Innere Stimme herstellen. Die Begründung war folgende: Die Zeiten werden unruhig werden, es werden heftige ökonomische Umbrüche stattfinden, auch klimatische Katastrophen sorgen dafür, dass die Menschen sich entwurzelt fühlen werden. Deshalb ist es dringend nötig, vorsorglich das innere Vertrauen, die innere Stabilität und den Glauben an ein positives und gerechtes Schicksal zu stärken, damit der Mensch in solch unsicheren Zeiten, in welchen er alles oder vieles seiner sicheren Existenzgrundlagen verlieren könnte, ruhig bleibt und nicht in Angst und Panik gerät. 2007 sprach die Wirtschaft noch nicht von Krisen und trotzdem wurde es mir vorausgesagt. Überbelasteten Menschen in verantwortungsvollen Positionen wird ebenso vermittelt, dass es zu risikoreich und unvernünftig wäre, einen gut dotierten Posten für die innere Zufriedenheit aufzugeben. Deshalb ist diese Mischung besonders für jene Menschen wichtig, die ihren eigenen Lebensweg beschreiten wollen, aber deren eigene innere zarte Stimme immer wieder von den geistigen Manipulationen und Stimmen der Umwelt übertönt wird. Somit öffnet die *Innere Stimme & Spiritualität* nicht nur die Chakren der Wahrnehmung, sondern führt in ein tiefes Verständnis für die Gesetze des Lebens. Die *Innere Stimme & Spiritualität* wirkt nicht vehement eingreifend, sondern es wird dem Menschen gelingen, wenn er achtsam bleibt, mehr seine inneren Wünsche und Stimmen von den Gedanken zu unterscheiden, die nicht aus seinem Herzen kommen. Meist bringen diese Zeichen etwas in uns zum Schwingen, eine innere Stimme z.B. die sagt, ja eigentlich hat die Person recht. Oder unser Herz freut sich bei dem Gedanken, der sanft auf unser Herz fällt. Die *Innere Stimme & Spiritualität* öffnet das Scheitel-und das Stirnchakra. Mit der BlütenSeele wird die Wahrnehmung verfeinert und erhöht. Wenn Menschen ihr Hellsehen, Hellfühlen und inneres Hören verstärken wollen, ist diese Mischung sehr hilfreich.

Die Wegwarte verstärkt ebenso die Intuition, jedoch bezieht sie sich vorwiegend noch auf das Thema Berufung. Weg-weisend ist diese BlütenSeele Wegwarte. Die *Innere Stimme & Spiritualität* ist eine Mischung aus BlütenSeelen, welche die Wahrnehmung in allen Bereichen verstärkt, sie lässt das Vertrauen

---

Meine Affirmation für dich lautet:

Ich bin geführt von meiner Intuition. Meine Intuition ist weise. Sie leitet mich zu meinem Glück und Sinn. Ich bin ein spirituelles göttliches Menschenkind.

in die Herzensstimme wachsen und begleitet den Menschen auf seinem Weg zu sich selbst und zu Gott hin. Sie verbindet mit dem Göttlichen. Der Glauben an nicht sichtbare Wunder und Kräfte wird sich im Menschen verwurzeln und er wird dann auch Wunder erschaffen und erleben können.

Erfahrungen aus der Praxis

Frau S. berichtet: mit der Mischung tat sich nach ihren eigenen Worten „eine innere Pforte auf". Sie hätte mehr Vertrauen in die Zukunft, könne alles gelassener hinnehmen.

Frau K. ist schon sehr intuitiv veranlagt. Sie wählte die *Innere Stimme & Spiritualität* und wendete sie fälschlicherweise innerlich an. Daraufhin hatte sie gehäuft Albträume von ihrem früheren Ehemann. Als ich sie anwies, die BlütenSeele nur äußerlich anzuwenden, träumte sie einen wunderschönen Traum von ihrem früheren Ehemann, indem sie sich liebevoll verabschiedeten und die schrecklichen Albträume verschwanden.

Intensiveres Träumen nachts

„Ich träume jede Nacht klar, jedoch mit dieser BlütenSeele war es noch intensiver und vor allem war die Botschaft für mich vollkommen klar, als ich aufwachte. Diese Erfahrung war für mich neu."

Seelische Weiterentwicklung

Frau M. sagt folgendes: „Die Wirkung der Blütenseele hat mich fast vom Hocker gehauen. Zuerst bemerkte ich nichts besonderes, aber was sich dann in den darauffolgenden Tagen veränderte in mir ist ein wahnsinnig großer Schritt in meiner persönlichen Entwicklung. Vielen Dank."

Hellsehen, Hellhören und Hellfühlen

Ich persönlich trage die Mischung Innere Stimme & Spiritualität vor jeder medialen Sitzung auf, um meine Scheitel- und Stirnchakra zu öffnen.

Aussprechen der Intuition, ein blockiertes Halschakra

In dem Namen der Mischung liegt auch schon deren Anwendung verborgen. Menschen, welche es selten wagen ihre intuitive Stimme mit Worten auszudrücken empfehle ich zur Anwendung auf das Scheitel und Stirnchakra zusätzlich die BlütenSeele auf das Halschakra zu geben.

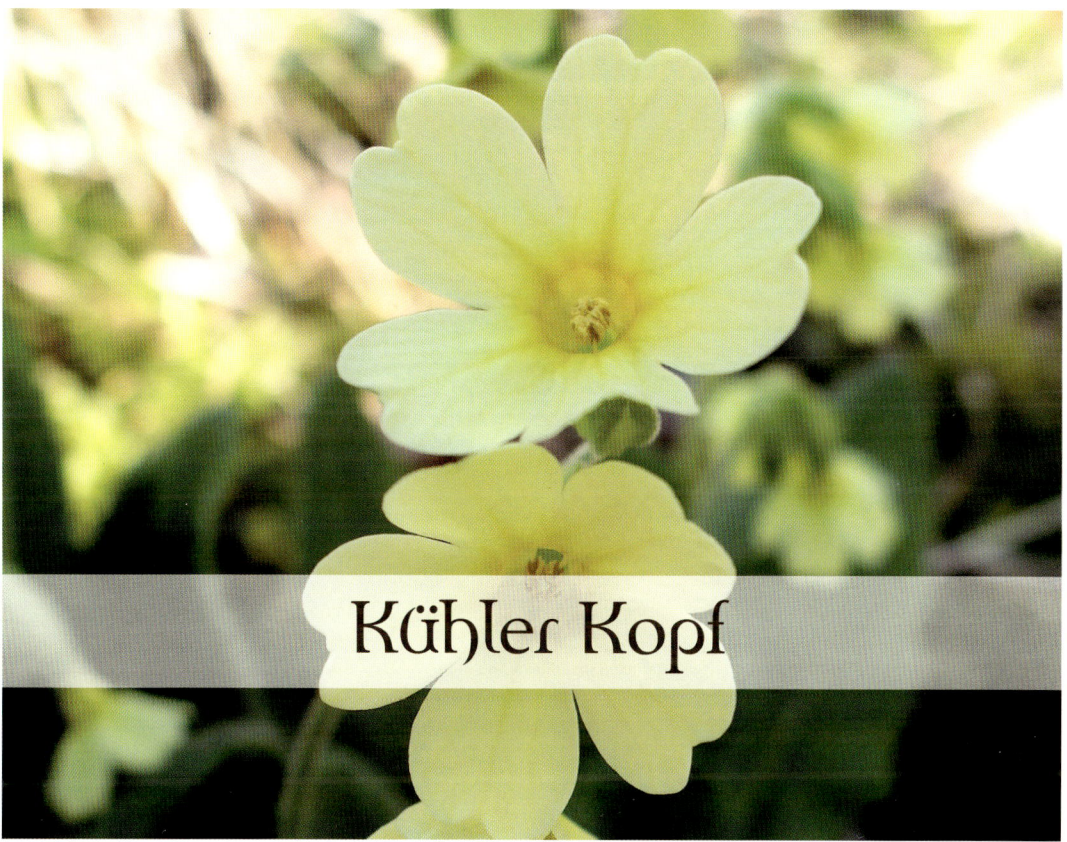

Energetische Blütenmischung

Ich kühle klärend deinen Geist und fülle dich mit ruhendem Himmelslicht. Ich steigere deine Konzentration und Scharfsinnigkeit. Dein Selbstvertrauen wird aus dir strahlen. Ruhe und Gelassenheit bei Prüfungen, Verhandlungen, Vorträgen, Bewerbung, Sprechen vor anderen Menschen, Auftritten, Vorstellungsgesprächen etc. kehren ein in deinen Geist. Dein Wissen und deine Weisheit fließen selbstverständlich aus dir. Meine Wirkkraft öffnet das 6. Chakra oder das 3. Auge und fördert die Intuition. Ich beruhige dein Scheitelchakra. Ich fördere deine geistige Entwicklung und deine Intuition.

Die **Dosierung** ist hier von entscheidender Rolle, speziell bei dieser Mischung kann die Dosis sehr hoch sein. So ist es in akuten starken Angstsituationen, bei denen das Herz klopft, man keinen klaren Gedanken mehr fassen kann, die Hände kalt und feucht werden, anzuraten alle 1-2 Stunden die Tropfen zu benutzen. (starke Prüfungsangst, geistige Übererregung und Ängste) Manchen helfen sie auch nur dann, wenn sie innerlich in ein Glas Wasser genommen werden und hier ist es ratsam, dass man 10-15 Tropfen nimmt.

Meine Affirmationen für dich lauten:

Mein Geist ist ruhig und klar. Ich bin konzentriert. Mein Wissen ist reichlich vorhanden. Es fließt mit Selbstvertrauen aus mir. Ich vertraue meiner inneren Stimme und Weisheit. Ich bin erfolgreich!

Bei Kindern ist von dieser hohen Dosis allerdings abzuraten.

Bei manchen feinfühligen Menschen oder Kindern kann es statt einer Beruhigung, zu einer Explosion des angestauten emotionalen Druckes kommen und diese Menschen werden aggressiv und gereizt. In solchen Fällen, sollte man die Dosis verringern, aber die Behandlung fortführen. Die BlütenSeele wirkt dann auch beruhigend, nach dem der Staudamm erst mal gebrochen worden ist.

Ich empfehle zuerst mit der angegebenen Dosierung zu beginnen, und dann bei Bedarf die Dosis langsam zu erhöhen.

Hauptbestandteile neben anderen BlütenSeelen sind Schlüsselblume und Johanniskraut. Das bedeutet, wenn man sich zu einer der beiden BlütenSeelen hingezogen fühlt, kann das auch ein Hinweis auf eine eventuelle Indikation für den *Kühlen Kopf* sein.

Diese Mischung ist dazu geschaffen worden, die Gedankenflut und Unruhe als auch die Angst zu beruhigen. Sie senkt die Energie des Kopfes ab. Sie bewirkt, dass die aufbrausende Energie der Wellen sich glättet. Sie bringt den Menschen in sein inneres Zentrum. Die Hauptbestandteile, Schlüsselblume und das Johanniskraut, sind sehr beruhigend und sedierend.

Die Mischung ist eine Verstärkung der beiden BlütenSeelen, das heißt an die Mischung ist bei ausgeprägten Ängsten zu denken, die man nicht mehr aus dem Kopf bringt. Zugleich macht die Mischung klar und konzentriert, sie kühlt die Erregung des Geistes und die ängstlichen Emotionen. Sie verbindet mit der ruhigen inneren Stimme und dem verborgenen Wissen. Sie lässt Ruhe in einen übererregten Geist einkehren. Sie kann deshalb z.B. bei Flugangst als auch bei anstehenden Schulaufgaben und Prüfungen angewendet werden.

Kinder

Kühler Kopf ist eine ideale Mischung für Kinder. Neben Schulangst und Schulstress, würde ich sie auch Kindern empfehlen, welche hyperaktiv sind, einen starken Bewegungsdrang haben, laut, schlaflos, unruhig oder extrovertiert sind und Konzentrationsschwierigkeiten haben. In diesen Fällen die BlütenSeele auf Scheitel und Stirn einreiben.

Anzuwenden ist diese akut, als auch in der Zeit z.B. vor den Prüfungen, in der man konzentriert lernen muss. Sobald man Angst verspürt, wenn man nur an die Prüfung denkt, ist es ratsam, die Essenz einzusetzen, das kann je nach Fall schon Wochen vor dem Termin sein. Man kann diese Essenz auch konstitutionell Erwachsenen und Kindern geben, welche Angst vor Prüfungen haben, nervös sind, wenn sie vor anderen sprechen müssen, Lampenfieber haben und andere Unruhesymptome. Es ist eine BlütenSeele für jene Menschen, die sich einfach um alles zuviel Kopf machen, die immer zuviel denken, dabei nicht schlafen können und Angst haben, es nicht zu schaffen, was von ihnen gefordert wird. *Kühler Kopf* macht einfach cool!

Erfahrungen aus der Praxis

Hitzegefühl und Druck im Kopf

Ich habe einem flüchtigen Bekannten intuitiv den Kühlen Kopf geschenkt, ohne zu wissen, wie es ihm geht. Als er die BlütenSeele sah, lachte er und sagte, die sei perfekt für ihn: erstens habe er immer soviel im Kopf und das Gefühl von einem Hitzeandrang im Kopf (seine Ohren waren immer knallrot) und er leide auch noch an Epilepsie. Epilepsie ist laut der TCM Wind/Hitze mit Schleim im Kopf und diese Faktoren müssen beruhigt werden, was die Mischung auch bewirkt.

Angst vor Prüfungen

Aus mangelndem Vertrauen in die eigene Intelligenz und Lernfähigkeit nahm eine junge Frau den Kühlen Kopf. Es war dadurch ein deutlich konzentrierteres und effektiveres Lernen möglich, sie fand zu mehr Selbstvertrauen und erzielte somit gute Prüfungsresultate.

Schulstress bei Kindern

Ein Kind nahm die BlütenSeele, weil es unter starkem Schulstress litt und die Prüfungsergebnisse sehr wichtig waren. Mit dem Kühlen Kopf sind die Prüfungen zu seinen Gunsten ausgefallen, die Noten waren sehr zufriedenstellend, die Konzentration verbesserte sich und der innere Stress nahm um einiges ab.

Schlaflosigkeit, zu viel um die Ohren, Unruhe, Nervosität

Frau K. hatte beruflich sehr viel zu erledigen und zu organisieren, so dass sie an Schlaflosigkeit, Unruhe und den typischen Stress-Symptomen litt. Sie konnte nicht abschalten, hatte ständig kreisende Gedanken etc.

Sie nahm die BlütenSeele innerlich ein, sofort im Anschluss hatte sie das Gefühl, wie ein Stein schwer und müde zu werden. Sie schlief endlich wieder tief und lange und mit der regelmäßigen Anwendung, wurde sie viel gelassener und entspannter.

Hypertonie, Panikattacken

Der Kühle Kopf wird von mir des Öfteren bei Patienten eingesetzt, welche durch inneren Stress an Bluthochdruck, Ängsten, Panikattacken und Schlaflosigkeit leiden. Die Mischung zeigte sich in allen Fällen als erfolgreich.

Lampenfieber

Herr E. machte sich ständig Gedanken, litt an immer wieder auftretenden Ängsten. Sein Hobby ist das Schauspielen, aber sein Lampenfieber war so massiv, dass er sich überlegte, sein geliebtes Theater aufzugeben. Mit dem Kühlen Kopf wurde er viel gelassener und die Ängste wurden geringer.

Öffentliches Reden

Frau T. aus Landshut, ist seit kurzem in der Politik tätig und sehr beschäftigt, beruflich wie privat. Natürlich wollte sie ihre Anliegen überzeugend darlegen: „ich nehme die BlütenSeele zur Unterstützung bei Verhandlungen. Sie gibt mir Sicherheit, Mut, Vertrauen."

Anwendung der Blütenmischung
Kühler Kopf:

1-3-mal tgl. 3 Tropfen auf das **Stirn-** und **Scheitelchakra** geben und 3 Tropfen auf die Handgelenke geben und in die Aura einstreichen.

Es ist immer wichtig die Essenz auch auf den Scheitelpunkt des Kopfes oder auf die Stirn zu geben.

Bei unruhigem Herz auf das Herzchakra geben. Bei starker Unruhe zusätzlich auf die Fußsohlen einreiben, um die übermäßige Energie im Kopf nach unten zu leiten

Starke Ängste unerklärlichen Ursprungs, Angstattacken, Neurosen

Sehr häufig findet die BlütenSeele Kühler Kopf auch Anwendung bei chronisch bestehenden Ängsten. Hierzu ist es sinnvoll, die BlütenSeele auch auf das unruhige Herz und auf das Wurzelchakra (Fußsohlen) zu geben.

Epilepsie

Ein neugeborenes Baby litt an einer Epilepsie, die schulmedizinisch diagnostiziert wurde. Die Mutter wollte dem Baby nicht schon starke Medikamente verabreichen und rieb dem Kleinkind den Kühlen Kopf ein. Nach 2 Monaten wurde das Kind nochmals neurologisch untersucht und es wurde keine Epilepsie festgestellt. Das Baby war frei von Anfällen und gesund.

Entzündungsherde im Gehirn, Multiple Sklerose, Neurosen, Absencen

Der Kühle Kopf ist wie die Feuerwehr für das Gehirn und das Herzchakra. Er kühlt und lindert ein Gewitter im Kopf und Entzündungen, die sich äußern können als Epilepsie, Multiple Sklerose, Psychische Krankheiten u.a. Natürlich wird er bei schweren Erkrankungen nur unterstützend eingesetzt.

Klassifizierung in der TCM

Kühlt das Herzfeuer und das lodernde Herz Yang
beruhigt Leberwind und sediert hyperaktives Leber Yang
Öffnet die Sinnesöffnungen und befreit von Hitzeschleim in den Herzöffnungen
Tonisiert das Leber Yin und das Herz Yin, tonisiert Xue des Herzens und der Leber

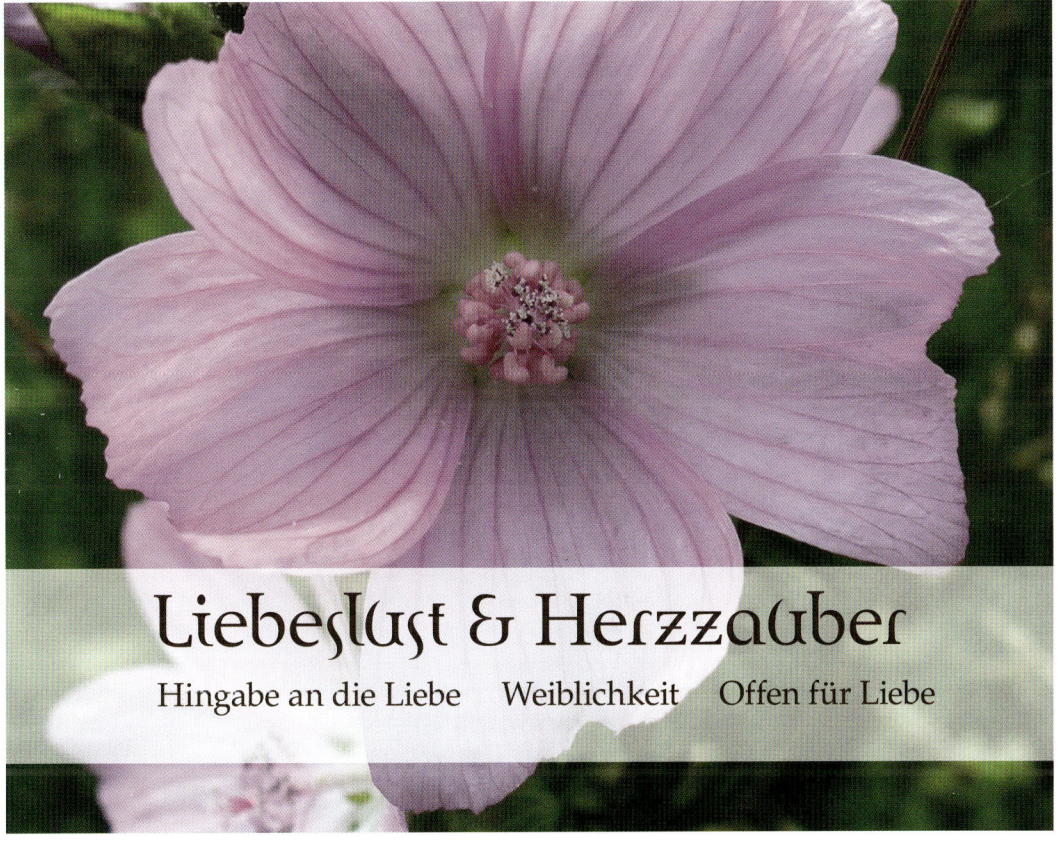

Liebeslust & Herzzauber

Hingabe an die Liebe   Weiblichkeit   Offen für Liebe

Energetische Blütenmischung

Hauptbestandteil ist die Malve
Rosenmalve Malva alcea
Käsepappeln Eibisch

Botschaft der BlütenSeele Malve

Es gab Zeiten, da hast du mich nicht gefunden und dann gab es Zeiten, da war ich in Fülle.
Wie du siehst, ist meine Farbe sehr lieblich, sanft und süß, und deshalb bin ich ein Herztröster und öffne. Meine Medizin ist sanft und doch eindeutig klar. Ich erweiche und öffne dein Herz für die Selbstliebe. Ich bin gut für junge Mädchen, in ihrem Übergang zur Frau.
Ich bin sehr wichtig um die seelische Qualität der unschuldigen Liebe in dir zu vermehren. Ich bin kein wichtiges Heilkraut für den Körper, sondern bringe verspielte Leichtigkeit in deine Seele.

Meine Affirmationen für dich lauten:

Ich öffne mein Herzblut für die Liebe. Die Liebe ist der Schlüssel zu meinem Herzen, meiner Sehnsucht und meinem Schmerz. Deshalb kann sie mich heilen und erst vollständig werden lassen.

**Anwendung der BlütenSeele
Liebeslust & Herzzauber:**

3 Tropfen auf das Herzchakra und auf das Sakralchakra einreiben, 1-3-mal tgl.

Mit mir kannst du anderen Menschen in Liebe gegenüber treten. Es fällt dir leicht, das Gute im Menschen zu erwarten und es auch zu sehen.

Ich bin aber auch gut bei Träumern, sowie auch bei verbitterten, harten lieblosen Menschen.

Ich bin wichtig und gut für negativ denkende Menschen, für Pessimisten. Letztendlich bin ich auch passend für Menschen, die sich nicht verlieben können oder große Angst davor haben.

Ich, die Malve, bin sehr weiblich und stütze die Undine, die Nixe, die Verträumte, verliebte Seite in dir. So lass mich weiterhin der Hauptbestandteil der Mischung sein, so dass die Menschen sich hingeben.

Das Herz beruhige ich und bin auch bei Traurigkeit, sehr hilfreich, bei Kummer, verursacht durch die Liebe und stärke dabei die Selbstliebe. Ich helfe zu vergessen und zu heilen. Alte schmerzhafte Liebeswunden und Verletzungen des Herzens, heile ich.

Wenn ich in deinem Blatt erscheine, dann gilt es für dich folgendes zu sehen: Gib dich der Liebe hin, lass deine Kontrolle los. Die Liebe ist die göttliche Kraft in allen Dimensionen des Weltenreichs. Öffne dein Tor zu deinem Herzen und lass dich erwärmen. Du magst dich vielleicht fürchten vor der Liebesmacht, aber vergiss nie, die Liebe ist die Kraft, die dich wandelt und deinen Herzensweg dir näher bringt. Lässt du die Liebe zu, dann lässt du auch dein Leben zu. Ich erinnere dich daran: nichts macht dein Leben glücklicher und reicher als die Liebe in deinem Herzen. Ich helfe dir, dich vertrauensvoll deinem roten Herzensstrom des Blutes hinzugeben, einzutauchen in die Auflösung und Verschmelzung, und die Liebe auf all deinen Ebenen, körperlich und seelisch einzuatmen und zu leben. Ich stärke deine Sinnlichkeit, dein feuriges Verlangen. Ich wirke anregend auf das Herz und Sakralchakra. Dein Verlangen nach Liebe auf allen Ebenen deines Seins entfache ich wieder. Nimm mich zu dir bei Lustlosigkeit und verbittertem verschlossenen Herzen. Oder wenn es schwer fällt, sich leidenschaftlich der Liebe hinzugeben. Junge Frauen führe ich in Ihre Weiblichkeit.

Körperliche Anwendung, empfangen vom Pflanzengeist der Malve

Ich entspanne bei Herzdruck, Enge des Atems durch das Herz und Bitterkeit. Ich erweiche den Uterus. Ich bin eine Liebesdroge. Ich bringe das Herz in Balance, helfe bei Herzenge und Herzklopfen verursacht durch Angst und Ärger. Ich lindere Menstruationsschmerzen, stärke dein Blut und bewege es leicht, ich helfe bei Schlaflosigkeit aufgrund von Herzklopfen und Liebeskummer.

Kontraindikationen

Die *Liebeslust & Herzzauber* Mischung nicht in der Schwangerschaft anwenden, da die Inhaltsstoffe erweichend und öffnend, menstruations- fördernd und anregend wirken.

Anwendung

Als Liebesöl verwandelt, gibt man die Blütenmischung in ein neutrales Körper-öl. Ätherische Öle sind zu vermeiden, da die Kraft dieser Öle die Energie der Blütenessenz aufheben könnten. Mit diesem Öl kann man sich den Unterleib, das Herz und die Geschlechtsorgane beim Liebesspiel einreiben.

Die BlütenSeele ist für Männer und Frauen geeignet, bei Kindern und Jugendlichen heilt sie Kummer im Herzen und stärkt die Eigenliebe, bei Jugendlichen öffnet sie den Weg in die Sexualität und in das Erwachsensein.

Die *Liebeslust & Herzzauber* Mischung ist die am häufigsten verwendete BlütenSeele. Die Rosenmalve ist der Hauptbestandteil der Mischung. Mir ist von meinen geistigen Helfern aufgetragen worden, die Mischung auf der Rosenmalve basieren zu lassen. Die Informationen der Malvae sind deshalb auf die Mischung zu übertragen.

Die Rosenmalve ist sehr weich, weiblich, öffnend. Um aber die Öffnung für die Liebe mit Leidenschaft zu würzen, wurde sie mit feurigen luststeigernden Essenzen verbunden, so dass eine perfekte Harmonie aus Yin und Yang, aus weiblich und männlich entstanden ist und die Mischung für Männer als auch für Frauen geeignet ist.

Diese Mischung ist eine Liebesmischung: Sie ist anzuwenden bei Verschlossenheit und Ängsten vor Liebesbeziehungen, sie heilt den Liebeskummer und Wunden im Herzen (aktuell oder aus früheren Zeiten). Sie wandelt jene Menschen, welche aus Angst vor Verletzungen und Nähe beschlossen haben, ohne Partner zu bleiben. Sie hilft dabei, sich für den körperlichen Ausdruck der Sexualität zu öffnen und sich auf die Liebe einzulassen. Sie fördert die Lust auf Sexualität und heilt seelische Verletzungen und Verschlossenheit, welche in der Sexualität begründet liegen.

Ebenso stärkt sie bei allen Menschen den Aspekt der Selbstliebe, bei Jungen und Männern genauso wie bei Frauen und Mädchen. Wenn sich also ein Kind für diese Karte entscheidet, ist das ein Hinweis auf mangelnde Selbstliebe oder auf einen bestehenden verborgenen Kummer im Herzen, sei es mit Freunden oder Familienangehörigen.

Diese Mischung ist auch geschaffen für den Neubeginn einer Liebesbeziehung. In solch zarten Anfängen der Liebe, wenn Vorbehalte, Ängste, Zweifel und mangelndes Vertrauen auftauchen, welche aus vergangenen Erfahrungen herrühren, heilt die *Liebeslust & Herzzauber* Mischung. Sie löst die Blockaden, damit man sich unbelastet auf den neuen Partner, in Vertrauen, einlassen kann.

Die Mischung unterstützt auch besonders die jungen Mädchen: Diese werden sanft durch die *Liebeslust & Herzzauber* Mischung in ihre Weiblichkeit geführt, ihr Frau-Sein in ihnen wird wachsen.

Die Mischung heilt also das Herz, sie öffnet das Herz und den Unterleib für die Liebe, macht Lust, steigert die Leidenschaft, beruhigt das Herz und lässt die Welt wieder in einem rosafarbenen Licht erscheinen.

Erfahrungen aus der Praxis

„Liebe Frau Knell, gestern trug ich sofort bei meinem Mann und mir auf den unteren Bauch drei Tropfen von der „Liebeslust" auf. Dieses Thema stellt ein großes Problem in unserer Beziehung dar, wir sind beide irgendwie gehemmt, ich will es mit Gewalt erzwingen, da mein Mann nicht so oft Lust hat, etc.. Auf jeden Fall haben die Tropfen sofort gewirkt. (Oder war es nur Zufall?) Wir hatten eine wunderbare Liebesnacht." Frau L.

Ich empfahl der Kundin, die Tropfen mehrmals anzuwenden. Es war kein Zufall. Sie wirkten jedes Mal aufs Neue!

„In den ersten drei Nächten der Anwendung hatte ich sehr intensive Träume....Ich hatte den Eindruck halb wach zu sein und mich mit dem höheren Selbst einiger Mitmenschen zu unterhalten...Mein Ex-Partner und ich sind seit ca. 1 ½ Jahren getrennt.(nach 15 jähriger Verbindung) Er war und ist meine große Liebe. Ich dachte, mit ihm abgeschlossen zu haben, und ihn in Liebe freigegeben zu haben und wunderbar klar zu kommen, ganz ohne Mann.....Es flammte schlagartig, absolut unkontrolliert und für mich nicht vorhersehbar eine große Hoffnung auf, dass auch ER mich immer noch lieben könnte. Es fühlte sich an wie ein Vulkanausbruch. D.h. ich habe ja erstmal festgestellt, dass ich noch ganz intensive Gefühle für ihn habe und uns etwas Höheres und Großes verbindet… Es war einfach wunderbar zu spüren, wie mein Herz sich öffnete. Ja, und dann geschah noch etwas Unglaubliches: Meine Jugendliebe hat sich telefonisch bei mir gemeldet und mir ewige Liebe geschworen. Das gesteigerte Lustempfinden, das ich auch ganz deutlich wahrgenommen habe, erwähne ich nur noch vollständigkeitshalber." Frau N.

Trennungsschmerz, Verschlossenheit bei einem Kind nach einer Scheidung

Ein Mädchen von 5 Jahren, war seit der kürzlichen Trennung ihrer Eltern sehr zurückhaltend und verschlossen der Mutter gegenüber. Ganz eindeutig hatte das Mädchen Kummer im Herzen. Zielstrebig wählte sie die Malve. Diese Essenz wurde zusätzlich positiv für sie ausgetestet. Das Kärtchen legte sie sich unter ihr Kopfkissen, von der Mischung trug sie ein paar Tropfen auf ihr Herz auf. Nach kurzer Zeit wurde sie wieder ausgelassener, fröhlicher und öffnete sich wieder für die Liebe ihrer Mutter.

Nächtliche Schlaflosigkeit und Herzklopfen

Frau M. wachte des Nachts öfter mit Herzklopfen auf. Sie stand unter großer beruflicher Anspannung, zudem war sie nicht sehr glücklich in ihrer Ehe. Mit der Liebeslust und Herzzauber Mischung verschwanden diese Symptome.

Desinteresse an Beziehungen, Libidomangel

Ein junger Mann, schon längere Zeit als Single lebend, verkroch sich in seine Arbeit und war nicht sehr engagiert darin, Frauen kennen zu lernen und sich für sie zu öffnen. Mit der Mischung, verspürte er körperlich ganz deutlich mehr Lust auf Sex und begab sich vermehrt in die Öffentlichkeit, um Kontakte mit Frauen zu knüpfen.

Unerfüllter Kinderwunsch

Bei den meisten Paaren leidet durch den Druck des Schwanger - Werdens die Sexualität. Leidenschaft, Lust und Freude verlieren sich im Erfolgszwang. Diesen Paaren ist mit der *Liebeslust & Herzzauber* Mischung sehr geholfen, denn sie bringt wieder Spaß und Entspannung ins Schlafzimmer, und heilt die Trauer, die durch den unerfüllten Kinderwunsch bei dem Paar entsteht. Außerdem befinden sich in der Mischung Kräuter, welche die Fruchtbarkeit steigern.

Unfruchtbarkeit des Mannes

Herr O. verrieb zur chinesischen Therapie auch regelmäßig die *Liebeslust & Herzzauber* auf seinen Unterleib. Nach 2 Monaten Therapie mit Akupunktur, chinesischer Kräutermedizin und der Mischung verbesserten sich die Spermien zur Zeugungsfähigkeit. Was letztendlich dabei geholfen hat, ist leider nicht ersichtlich. Jedoch ist eine Zeugungsunfähigkeit der Spermien nicht leicht zu beeinflussen. Meiner Meinung nach beschleunigte und stärkte die Blütenmischung die Heilung in diesem Falle. Seine Frau benutzte ebenso die Mischung und der Ehemann berichtete, dass wieder deutlich mehr Lust und Leidenschaft in ihr Sexualleben eingekehrt ist.

Verschlossenes Herz nach Enttäuschung, Neue Liebe

„…Ich hatte so lange ein verschlossenes Herz und jetzt habe ich endlich wieder ein offenes Herz. Dass es funktioniert, konnte ich sogar bei Yoga Asanas merken, da ich leichter in die Rückbeugen (herzöffnend) kam. Also sogar ein körperlicher Beweis." Frau M.

„Mein Umkreis ging freundlicher auf mich zu, weil ich mich dadurch (Liebeslust und Herzzauber) wieder geöffnet hatte, kann wieder mehr Herzgefühl zulassen und ausleben, gehe selbst liebevoller durch die Welt und habe auch eine neue Liebe gefunden." Frau K.

Nächtliches Bettnässen, Entwicklung zum Mann

M. ein Junge von 11 J. hatte schon vieles versucht, um nachts nicht mehr ins Bett zu nässen. Zudem war er auch übergewichtig. Er wählte, obwohl er therapeutenmüde war, das Bild Rosenmalve für sich aus. Seine körperlichen Probleme erzeugten in ihm eine mangelnde Selbstliebe, die er aber auf keinen Fall nach außen trägt. Mit Pflichtgefühl achtet er darauf, im Gegensatz zu früheren Behandlungen, die BlütenSeele einzunehmen. Das Bettnässen verschwand. Die Kräuter in der Liebeslust stärken die Niere sehr stark, außerdem verhilft ihm die *Liebeslust & Herzzauber* Mischung zu einer Selbstliebe und fördert seine Entwicklung zum Manne.

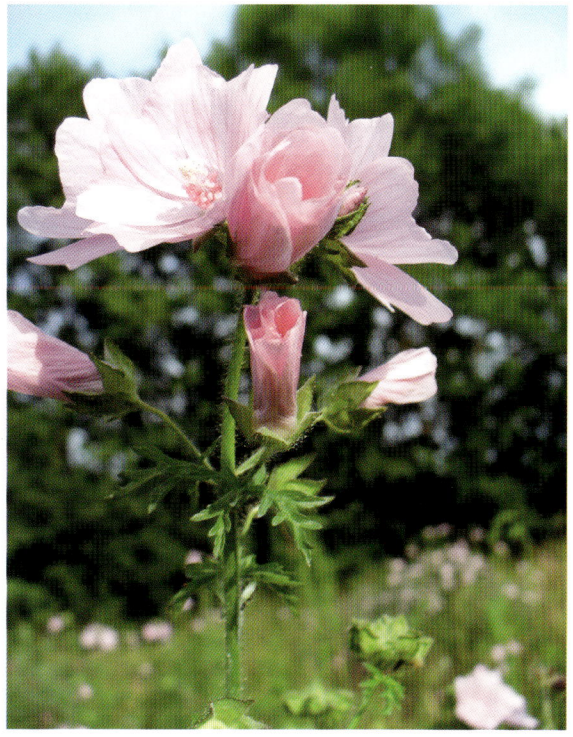

Desinteresse an sexuellen Beziehungen, Unfähigkeit sich zu verlieben, Liebeskummer

Viele Menschen beschließen nach negativen Erfahrungen in Liebesbeziehungen, vor allem auf der sexuellen Ebene, nie wieder eine körperliche Beziehung zu einem Menschen einzugehen. Die Sexualität führt ein Schattendasein, diese Menschen verlieben sich auch schwer.

Sehr oft erwählen sie intuitiv die Liebeslust für sich und auch das Austesten bestätigt diese Indikation. Im Verlauf der Heilwirkung der BlütenSeele Liebeslust, tauchen häufig Träume auf, welche mit Sexualität oder alten Lieben in Verbindung stehen. Außerdem kann die BlütenSeele nicht nur eine Wirkung auf den Anwender sondern auch auf sein näheres Umfeld haben. Wunden, welche noch einmal die Aufmerksamkeit des inneren Heilers benötigen, zeigen sich womöglich noch einmal in Träumen, tauchen auf wie ein Fisch aus dem Wasser, um dann vollständig in die Heilung entlassen zu werden.

Nie ist die Anwendung der BlütenSeele schmerzhaft oder dramatisch, im Gegenteil, sie wirkt wie ein Balsam für Seele und Herz und schafft Vertrauen und Weichheit.

Belebt den Unterleib

Frau G. spürt nach der Anwendung der Liebeslust & Herzzauber Mischung nach langer Zeit endlich wieder Wärme in ihrem Unterleib, gleichzeitig fühle sie eine erhebende Schwingung und Menschen treten in ihr Leben, die das gleiche lieben wie sie selbst.

Selbstliebe, Annahme der Sexualität und Weiblichkeit, Liebe zum eigenen Unterleib

„Eine Dame in der Menopause, kann sich selbst nicht leiden, hatte zwei gescheiterte Ehen, mehrere zerbrochene Beziehungen und ihre Verletzungen daraus sind noch sehr präsent. Ihre Lust auf Sex ist gleich null. Nach 2 wöchiger Anwendung der Mischung, strahlt sie von innen herraus, liebt sich selbst viel mehr, ist glücklich und auch in der Sexualität kam wieder Leben ins Spiel.

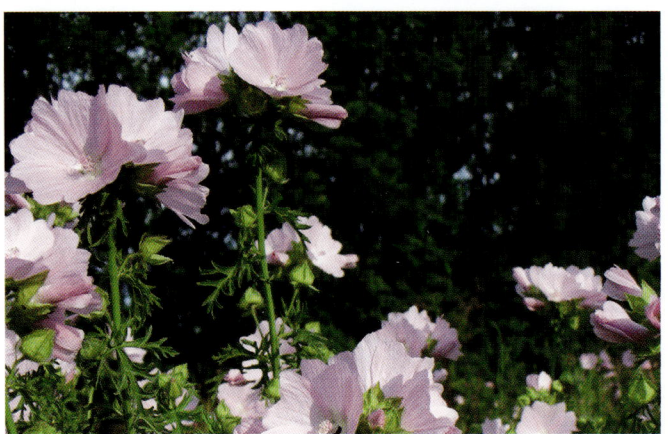

Mangelnde Selbstliebe bei Kindern

Wenn Kinder sich das Bild der Liebeslust & Herzzauber Mischung erwählen oder ich es austeste, handelt es sich meist um Kinder oder Jugendliche, welche sich selbst ablehnen. Die BlütenSeele verhilft dann zu mehr Eigenliebe und somit auch einem verbessertem Leben und einer womöglich besseren Leistung in der Schule.

Trauer, Lebensunlust nach plötzlicher Trennung vom Ehemann nach 29jähriger Ehe

Die Trennung war schon 1,5 Jahre zurück als Frau P. wegen Trauer und Depression in meine Praxis kam. Die BlütenSeele Liebeslust & Herzzauber als auch das Mädesüß kamen zum Einsatz und verhalfen der Patientin zur Heilung ihres Herzschmerzes.

Löst Verletzungen aus früheren Inkarnationen

Falls sie Angst vor der Sexualität haben, Angst davor sich hinzugeben und sie wissen es kommt aus einem früheren Leben, auch dafür kann diese Mischung verwendet werden. Regelmäßig auf Herz-und Sakralchakra einreiben.

Potenzstörungen, sexuelle Lustlosigkeit

In der Mischung sind BlütenSeelen enthalten, welche die Libido steigern als auch die Potenz. Dazu auf das Sakralchakra oder auf das Schambein auftragen, ein bis zweimal täglich. Für Potenzstörungen gibt es mehrere Ursachen, zumeist sind sie nicht körperlich bedingt, sondern energetisch, das bedeutet, die Energie des Mannes befindet sich mehr im oberen Körperbereich oder er ist energielos aufgrund einer zugrundeliegenden leichten Depression oder körperlicher Erschöpfung. Die Mischung stärkt sowohl den Körper und leitet auch die Energie mehr in das Sakralchakra. Man kann, wenn es nötig ist, die BlütenSeele bei Erschöpfung auch innerlich anwenden.

Traditionelle Anwendung der Malve in der Kräuterheilkunde

Gynäkologische Beschwerden

Otto Brunfels, ein Botaniker, Mediziner und Theologe, der Ende des 15.Jahrhunderts lebte, verwendete die Malve sehr häufig zum Einsatz bei Verhärtungen im Unterleib und der Brüste, wie Brustknoten, verkrampfter Unterleib, Zysten, Myome. Sie fördert die Milchbildung bei den stillenden Müttern. Gebärenden Frauen wurde die Malve ins Bett als Unterlage gelegt. (Nancy Arrowsmith 2007 : 463)[8]

Entzündungen kühlend, Drüsen erweichend

Die Malve kühlt. Die Schleimstoffe der Malve hemmen Schmerzen, lindern Entzündungen und schützen die Schleimhäute. Sie kühlt Mund und Zahnfleischentzündungen, Blasenentzündungen, Augenentzündungen und Fieber. Sie wird bei Wucherungen, Geschwüren, Furunkel und verhärteten Drüsen benutzt, um diese zu erweichen.

Husten

Durch den hohen Schleimgehalt der Pflanze wird die Malve oft für trockenen Husten gebraucht, um den Auswurf zu fördern. Stärkt bei Lungenschwäche, trockener Lunge und Bronchien mit Husten, Halsweh, Heiserkeit, Angina.

Schmeckt neutral bis süß, die geschlossene Knospe erinnert von der Form her an den Uterus, die Klitoris oder an ein Herz. Sie befeuchtet, öffnet und bildet Schleim.

Darm

Abführend, Stuhlgang erweichend, bei Darmentzündungen.

Klassifizierung in der TCM

Süßer Geschmack
Erweicht, öffnet und befeuchtet
Befeuchtet die Lunge, tonisiert das Lungen Yin
Bewegt das Herz Qi
Beruhigt das Herz Yang, befeuchtet das Blut
Bewegt das Leber Qi, vor allem im Unterleib und der Brust
Befeuchtet den Darm

Zauber und Hexentradition aus Überlieferung

Xenokrates, ein Arzt des Kaisers Tiberius behauptete, dass Malvensamen über die Genitalien gestreut, die Lust des Mannes ins Unendliche steigere („Schwellkraut"). Die Malvensamen galten in Griechenland als ein sehr starkes Aphrodisiakum. Der Volksname „Pissblume" hat übrigens nichts mit einer diuretischen Wirkung zu tun. Diese Bezeichnung bezieht sich auf ihre Funktion als „Schwangerschaftstest" alter Zeiten. Eine Frau urinierte auf die Malve. Verdorrte diese nach einigen Tagen, war sie nicht schwanger, blieb sie grün, waren Mutterfreuden zu erwarten! So wurde diese Blume sogar zur „Wahrheitsdroge" - man verwandte dieses Verfahren nämlich auch zur früher ja wichtigen „Prüfung der Unschuld."
    (http://www.zauber-pflanzen.de/malva.htm rev-06-2008)
    Die Malve taucht in alten griechischen Rezepten als wehenförderndes und abtreibendes Mittel auf: Die Wurzel, welche stark aufquellt, wenn sie in die Vagina eingeführt wurde, öffnete somit den Gebärmutterkanal und führte zu einem Abort.
    Angeblich sollten die jung Vermählten mit Kindern gesegnet werden, wenn man ihre Betten mit Malvenblüten dekorierte. Die Malve wurde stark mit der Geburt und der Hochzeit in Verbindung gebracht. (Nancy Arrowsmith 2007 : 466)[8]
    Interessant bei diesen Mythen ist, dass sie alle eine Verbindung zur Fruchtbarkeit und Sexualität aufweisen. Die Anwendung der Malve als Hustenmittel wurde in alten Schriften nicht hervorgehoben.
    So wie die Malve den Unterleib öffnet, anregt und ein Zeugnis der Schwangerschaft ablegen konnte, wirkt die Mischung *Liebeslust & Herzzauber*: Auf seelischer und körperlicher Ebene schenkt sie den Menschen Liebe und verzaubert die Herzen.

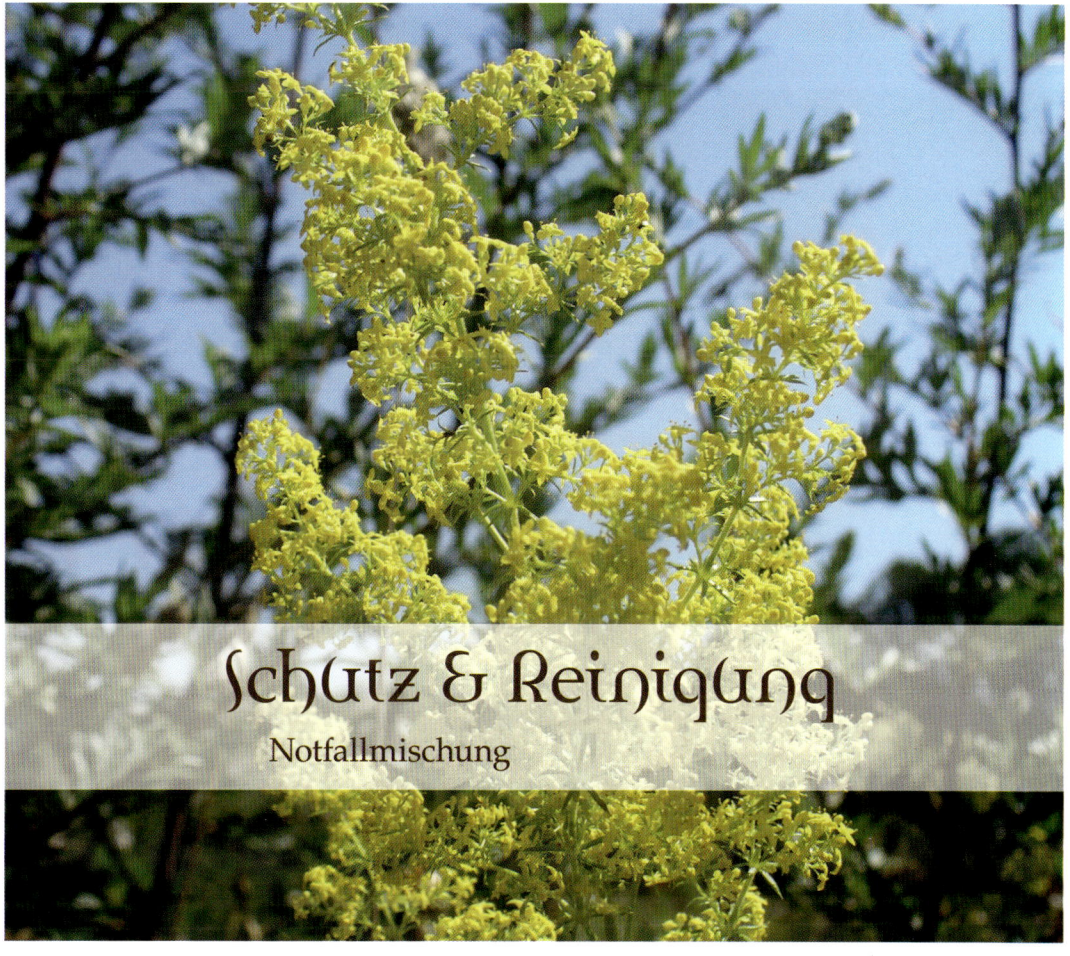

Schutz & Reinigung
Notfallmischung

Meine Affirmationen für dich lauten:

Ich bin Licht. Alles Dunkle weicht meinem leuchtenden Strahlen. Himmlische Wesen beschützen mich und hüllen mich in strahlendes Licht.

Energetische Blütenmischung

Ich fülle dich mit Reinheit und Licht. Himmlische Helfer hüllen dich in strahlend weißes Licht. Alles Dunkle löst sich auf. Jede schädigende Energie weicht deinem leuchtenden Strahlen.

Meine Lichtenergie wehrt störenden Einfluss ab (Umweltfaktoren, Elektrosmog, Chemie und Gifte, negative Gedanken) In Reinigungsprozessen (Diät, Fasten, Entschlacken) nimm mich an deine Seite. Ich kläre schützend die Aura und festige die Abwehr. Ich löse dich von negativen Energien, Geistern und Behaftungen. Ich reinige deinen Körper bei längerer Anwendung von chemischen Medikamenten nach oder während der Chemotherapie oder anderen länger währenden Behandlungen. Ich stärke und verschließe deine oberen Chakren, wenn du das Gefühl hast, zuviel von der Umwelt aufzunehmen und wahrzunehmen. In Notfällen und Ereignissen, die deine Seele erschüttern, gebe ich dir Schutz, verankere ich dich mit der Erde und löse dunklen Schrecken aus deiner Aura.

Anwendung der Energetischen Blütenmischung Schutz & Reinigung:

1-3-mal tgl. 3 Tropfen auf die Handgelenke geben und in die Aura einfächern.

Hauptbestandteile der Mischung sind Labkraut, Mädesüß und Beifuß neben einigen anderen BlütenSeelen.

Diese Mischung beinhaltet Heilkräuter, welche auf der körperlichen Ebene folgende Funktionen ausführen

1. Sie stillen seelische und körperliche Schmerzen, was wichtig für die Anwendung in Notfällen ist.
2. Sie reinigen und beschützen Geist und Körper. Sie sind desinfizierend als auch antiseptisch. Die Heilkräuter haben eine starke Wirkung gegen Infektionen, Parasiten, Pilze, Bakterien und Viren. Die einzelnen BlütenSeelen besitzen ein hohes Maß an Lichtenergie. Somit stärken sie und verleihen dem Menschen eine hoch schwingende Energie.
3. Sie regen die Ausscheidungsorgane an wie Leber, Darm, Blase und Nieren. Sie reinigen durch ein Ausleiten. Deshalb ist die Mischung sehr hilfreich beim Fasten, nach Medikamenteneinnahme oder während einer Medikamententherapie und zur Blutreinigung.

Für die körperliche Reinigung geben Erwachsene 10 Tropfen in einen Liter stilles Wasser und trinkt dieses über den Tag verteilt. Kinder nehmen nur 3-5 Tropfen in ein Glas Wasser ein.

In folgenden Situationen würde ich sie wärmstens empfehlen:

Bei einem Aufenthalt z.B. im Krankenhaus oder Orten mit einer Menschenansammlung, um sich vor den Keimen der anderen Personen zu schützen, beim Fasten, bei einer Diät, bei einem Auslandsaufenthalt in einer exotischen Gegend mit fremden Krankheitserregern, bei akuten und chronischen Infekten und Entzündungen, bei Wasseransammlungen, Schwellungen im Körper und Vergiftungen.

Auf der seelischen Ebene wirkt die Mischung klärend, sie reinigt und beschützt vor Fremdenergien, sie schenkt helle reine Lichtenergie. Hierzu die Mischung auf die Handgelenke geben und in die Aura einfächeln.

Die einzelnen BlütenSeelen der Mischung tragen ein hohes Maß an Lichtenergie in sich. Die Hauptbestandteile der Mischung sind Kräuter, welche im Hochsommer in voller Blüte sind. Sie speichern somit zahlreiche Sonnentage und Licht in sich. Diese Lichtenergie ist in der Mischung gespeichert und überträgt sich auf den Anwender. Das heißt, seine Aura, seine Zellen füllen sich mit Licht und Reinheit und gesunden. Die *Schutz & Reinigung* Mischung eignet sich besonders für Menschen, die mit Kranken zu tun haben, welche nah am Menschen arbeiten und mit ihnen eng im Kontakt sind, sei es auf der körperlichen Ebene oder auf der psychischen Ebene. **Besonders ans Herz lege ich diese Mischung folgenden Personen:**

Psychotherapeuten, Pädagogen, und Psychologen, Lebensberater, Berufe im medizinischen Bereich, im Krankenhaus, in Praxen, Personen im Massage-Kosmetik- und Wellnessbereich, Beschäftigte in Altenheimen, in Bestattungsunternehmen, Beschäftigte in Unternehmen und Bereichen, in denen ein hoher Personenverkehr stattfindet.

Des weiteren schützt und reinigt die Mischung jene Menschen, welche sich in Berufen oder Umgebungen aufhalten, die stark mit Elektrosmog und Strahlungen von Handy, Computer etc. belastet sind. Unterstützend wirkt sie, wenn man mit vielen Menschen Kontakt hat, sei es beruflich oder privat: In Großraumbüros, im Verkauf, an Schaltern und im Parteiverkehr u.v.a. Denn automatisch nimmt man, sei es bewusst oder unbewusst, die Energien von anderen in seine eigene Aura mit auf, wenn man sich in deren Nähe befindet. Besonders dann, wenn die eigene Aura durch Erschöpfung, Krankheit, Müdigkeit und seelischem Leiden geschwächt und dünn ist. Jeder Mensch kennt es wohl, wenn man z.B. in der Nähe eines Menschen ist, der große Liebe und Ruhe ausstrahlt, dass einem selber warm ums Herz wird und ebenso kennt man die Unruhe und den Ärger, der in einem entstehen kann, wenn man mit Menschen zusammen ist, die gereizt und nervös sind.

Die Kräuter dieser Mischung haben eine starke Wirkung auf das Erdelement, die Mitte des Menschen. Das Erdelement ist für die Verwertung und Umwandlung der aufgenommenen Nahrung zuständig. Folgende Organe wie die Leber, Galle, der Magen, die Milz und die Bauchspeicheldrüse als auch die Gedärme, haben einen Bezug zur Nahrungsaufnahme.

Deshalb ist diese Mischung auch angebracht, wenn jemand seine Ernährung umstellen will oder eine Diät machen will. Die Veränderung wird dem Menschen leichter fallen, weil die inneren Organe gestärkt und angeregt werden. Auch werden Heißhungerattacken, welche aus einem Ungleichgewicht des Zusammenspiels der Verdauungsorgane entstehen, mit der Mischung gelindert. Hierzu empfehle ich die Mischung auf den Oberbauch einzureiben, oder bei Bedarf wenige Tropfen davon (zwischen 6-10) in ein Glas Wasser gemischt, zu trinken.

Unterstützen kann man die Entschlackung natürlich noch mit den passenden Teesorten, welche Ausscheidungs- und Verdauungsorgane anregen.

Erfahrungen aus der Praxis

„ich habe ein gutes Gefühl dabei, ein Gefühl von Sicherheit und das ich bei mir bleiben kann. Ich nehme schnell Fremdenergien auf, sowohl negativ als auch positiv, somit kann ich mit der Essenz die Schwingungen bei dem Gegenüber lassen." Frau H.

Überarbeitung, übermäßiges Engagement für Patienten, Abgrenzungsproblematik von Therapeuten

Frau B. eine sehr ausgebuchte Heilpraktikerin berichtet: „Ich hatte keine Probleme, während meiner akuten Erkrankung, die Termine mit meinen Patienten abzusagen und mich wirklich zu erholen. Ich kann besser abschalten und fühle mich weniger verantwortlich für den Heilungsweg der Klienten."

Herr S., engagierter Sozialpädagoge, der von den Problemen der Klienten nicht abschalten konnte, sagte folgendes: „Habe mir bei Ihnen die Reinigung &

Schutzmischung gekauft und muss sagen: sie funktioniert!!! Hab immer nach dem Gebrauch in Gesprächen klar meine Grenzen ziehen können. Ich finde die Mischung genial und wollte dies kurz mitteilen."

Kater nach Alkoholgenuss

Ein Mann trank 1 Liter Wasser mit 6 Tropfen *Schutz & Reinigung* darin. Er wusste allerdings nicht, dass im Wasser die Mischung war. Zu diesem Moment war er sehr verkatert vom Abend davor, hatte Kopfschmerzen, war schlapp, durstig, eben was man so hat, nach einer Nacht mit Alkohol. Eine Stunde nach dem Trinken dieses Wasser war er wieder topp fit und die Beschwerden waren wie weggeblasen.

Eitrige Mandelentzündung, Zahnentzündung

Frau K. lag mit eitriger Mandelentzündung und Fieber und einem entzündeten Zahn im Bett. Sie trank einige Tropfen der *Schutz & Reinigung* Mischung 3 mal tgl. Nach 2 Tagen waren die Mandeln, obwohl sie sehr eitrig waren, geheilt. Gleichzeitig rieb sie die BlütenSeele Mädesüß auf die fiebrige und schmerzende Stirn. Innerhalb weniger Minuten sank das Fieber und der Kopfschmerz verschwand.

Vergangenheitsbewältigung im Schlaf, Arthritis des Knies

Eine Kundin testete positiv auf die Mischung. Ich empfahl ihr, diese auf die Handgelenke und in die Aura einzufächeln, als auch ihr Knie damit einzureiben, das durch eine Arthritis schon längere Zeit Beschwerden machte. Sie rief mich begeistert an und sagte mir, sie hätte selten so intensiv und viel geträumt in ihrem Leben seit der Anwendung der Essenz, vorwiegend Träume aus der Vergangenheit (die Mischung reinigt auf allen Ebenen). Zudem sei sie beim Skifahren gewesen und ihre Kniebeschwerden waren seit der Anwendung, sogar beim Skifahren, weg.

Das Labkraut, welches in der Mischung ist, reinigt die Gelenke und hebt aus der Seele vergangene, unverdaute Schatten hervor, wenn sie noch nicht bearbeitet und vergessen sind. Es hilft dabei, sie loszulassen und zu vergeben. So hatte Frau R. die Möglichkeit im Schlaf ihre Vergangenheit zu bewältigen

Häufiges Wasserlassen, entspanntes Träumen

Frau I. berichtet, seit der Anwendung der Mischung, innerlich, indem sie 6-10 Tropfen auf einen Liter Wasser gibt, müsse sie gehäuft Wasserlassen und ihre Träume nachts seien schön und entspannend, weshalb sie viel erholter aufwache als vorher.

Gewichtsverlust, Heißhungerattacken

„Körperlich habe ich abgenommen und mein Hunger hat sich auf ein normales Maß reduziert - es war total leicht und stimmig – ich habe gezielt gegessen ohne Heißhunger Attacken. Es ist mir in der Zeit auch leichter gefallen, zu mir zu kommen und ruhig zu werden. Die Zuversicht in dieser Zeit war mehr gefestigt. Alles ist gut - immer wieder bei mir selbst ankommen." Frau A. aus Ateglofsheim.

Ameisen, Parasiten bei Pflanzen und Tieren

Eine Kundin vertrieb mit dem Spray Schutz & Reinigung Ameisen aus Ihrem Haus. Reiben Sie die Essenz in das Fell ihres Tieres, wenn es von Parasiten befallen ist.

Flugreisen, Stopp von beginnenden Krankheiten

Frau V. war beruflich häufig mit dem Flugzeug unterwegs. Damit sie diesen Stress gut meistert, hat sie immer wieder das Schutz & Reinigungsspray angewendet, sie nimmt es für vieles her, bei Sonnenbrand, juckender Neurodermitis, beginnende Erkrankungen etc. und es half ihr immer auf wunderbare Weise.

Infektanfälligkeit

„Ich bin total begeistert von dem Schutz & Reinigungsspray. Ich wende es täglich bei meinem kleinen Sohn an, vor der Schule und vor dem Schlafen. Er ist stabiler und robuster und weniger infektanfällig." Ebenso findet auch in diesem Fall die Essenz ihre Wirkung.

Reinigung der Aura in einer Familienaufstellung

Therapeuten nutzen das Spray um Mitwirkende bei einer Familienaufstellung danach zu erfrischen und sie von den Energien, die sie fühlten, zu reinigen.

Allergischer Schock, Nahrungsmittelallergie

Frau H. berichtet, ihr Sohn hatte folgende akute allergische Reaktionen auf Nüsse wie Brennen und Schwellung in der Mundhöhle, Schwäche, Unwohlsein. Zu einem homöopathischen Akutmittel hat sie das Spray auf den Hals und in die Aura gesprüht. Nach einer halben Stunde war er wieder vollständig gesund.

Schlaflosigkeit bei Seminarwochenenden unter vielen Menschen

Frau Z. litt auf Seminaren immer unter Schlaflosigkeit. Mit der Schutz & Reinigungsessenz in die Trinkflasche gegeben und/oder in die Aura eingefächelt funktioniert das Schlafen nun wunderbar, denn die fremden Energien sind nun von ihr entfernt oder greifen gar nicht mehr in ihre Aura ein.

Schock nach Autounfall

Nach einem Auffahrunfall stand Herr T. noch unter Schock, er hatte Schmerzen im Oberkörper, war aufgewühlt und unruhig. Das Spray beruhigte ihn innerhalb weniger Minuten und die Schmerzen verschwanden.

Vertreibung von Geistern und Dämonen

Manche Menschen nehmen Verstorbene, unerlöste Seelen und dunkle Geister ungewollt wahr. Sie fühlen sich dadurch bedroht und ängstigen sich. Das Spray vertreibt diese umgehend und beruhigt ein aufgewühltes zu offenes Scheitelchakra, welches sich auch in einer juckenden Kopfhaut zeigen kann.

Schutz vor vielen Menschen

Herr H. war Busfahrer und eigentlich unglücklich in seinem Beruf, getraute sich aber nicht den Ausstieg, wusste nicht genau was er machen sollte und musste auch eine Familie versorgen. Die erste BlütenSeele, die er wollte war das Schutz & Reinigungsspray, das er in der Arbeit durch den häufigen Personenkontakt unbedingt versprühen wollte. Jetzt nach Begleitung immer wieder durch die BlütenSeelen hat er seine Arbeitszeit verkürzt und sich einen Nebenverdienst aufgebaut, der ihn sehr erfüllt, eine Arbeit in der Natur und mit Tieren. Er ist ein strahlender selbstbewusster Mann geworden und die verschiedenen BlütenSeelen als auch seine Frau haben diesen Prozess sehr gefördert. Letztendlich wird er die Arbeitsstelle irgendwann ganz aufgeben und seine Berufung leben.

Borreliose

Eine Patientin nahm zusätzlich zur chinesischen Medizin und anderen Medikamenten die Schutz & Reinigungsessenz um die Borrelien im Körper aufzulösen. Zudem verordnete ich ihr das Buschwindröschen, um ihre große Angst vor einer Verschlimmerung ihrer Beschwerden und einer nie einsetzenden Heilung zu lindern. Es half ihr sehr in dieser langen Zeit der Heilung nicht in Panik zu geraten. Inzwischen sind die Beschwerden wie Lähmungserscheinungen und Taubheitsgefühle sehr zurück gegangen und es sind keine Borrelien im Blut nachweisbar.

Vaginalpilz

Eine Kundin berichtete mir, dass sie im Urlaub einen Vaginalpilz entwickelte, sie hatte nichts dabei an Heilmitteln außer das Schutz & Reinigungsspray, das sie sich äußerlich auf den Geschlechtsbereich einsprühte. Innerhalb weniger Tage war sie geheilt.

Stichwörter physisch

A

Abführend	Holunder, Löwenzahn, Wiesenschaumkraut
Ablagerung	Brennessel, Schöllkraut
Abmagerung	Kamille, Holunder
Abortiv	Buschwindröschen, Beifuß, Liebeslust & Herzzauber, Wiesenschaumkraut
Abwehrkräfte stärkend	Labkraut, Beifuß, Holunder, Lungenkraut, Huflattich, Wiesenschaumkraut
Adstringierend	Frauenmantel, Königskerze, Schafgarbe
After, Verletzung	Königskerze
Aggression, versteckte	Brennessel
Akne	Kamille, Labkraut, Löwenzahn, Wiesenschaumkraut
Albträume	Holunder
Alkoholentwöhnung	Buschwindröschen
Altersflecken	Schlüsselblume
Alzheimer	Schafgarbe, Wiesenschaumkraut
Amenorrhoe	Beifuß
Analfissur	Königskerze
Anämie	Beifuß, Brennessel, Holunder, Lungenkraut, Schafgarbe, Königskerze
Angina Pectoris	Liebeslust & Herzzauber
Angstschweiß	Schlüsselblume
Anorexie	Kamille, Schöllkraut
Anregend	Holunder
Antiseptisch	Johanniskraut, Labkraut, Schafgarbe, Schöllkraut, Wegwarte, Wiesenschaumkraut
Aphrodisiakum	Holunder, Brennessel, Königskerze, Beifuß, Labkraut, Wasserminze, Wiesenschaumkraut
Appetit, anregend	Holunder, Kamille, Johanniskraut, Schafgarbe, Wasserminze, Wegwarte
Appetit, ausgleichend	Schafgarbe
Appetit, hemmend	Schafgarbe
Appetitlosigkeit	Kamille, Holunder, Johanniskraut, Löwenzahn
Arteriosklerose	Schafgarbe, Schutz & Reinigung, Mädesüß, Löwenzahn, Schöllkraut
Arthritis	Löwenzahn, Labkraut, Holunder, Brennessel, Mädesüß, Schutz & Reinigung
Arthrose	Kamille, Frauenmantel, Löwenzahn, Mädesüß, Schlüsselblume
Aspirin	Mädesüß
Asthma	Buschwindröschen, Huflattich, Schöllkraut, Wasserminze
Aufstoßen	Löwenzahn, Wasserminze
Augen, trocken	Schafgarbe, Wegwarte, Löwenzahn, Kamille, Frauenmantel
Augen, juckend	Wasserminze, Schafgarbe, Wegwarte
Augenbrauen, Ausfall	Wegwarte
Augenentzündung	Frauenmantel, Löwenzahn, Wegwarte, Königskerze, Kamille, Schafgarbe, Schöllkraut, Wasserminze
Augenerkrankungen	Löwenzahn, Schafgarbe, Schöllkraut, Wasserminze, Wegwarte
Ausfluß	Schafgarbe, Frauenmantel, Schöllkraut
Ausleitend	Holunder, Labkraut
Ausleitung, nach Chemo	Schöllkraut, Schutz & Reinigung
Ausleitung, nach Impfung	Schöllkraut, Schutz & Reinigung
Ausleitung, nach Medikamenten	Schöllkraut, Schutz & Reinigung
Auswurf, fördernd	Liebeslust & Herzzauber, Schlüsselblume, Königskerze, Huflattich, Wiesenschaumkraut
Auszehrung	Königskerze

B

Bandscheiben, stärkend	Huflattich
Bauch, erweichend	Kamille
Bauchkolik	Johanniskraut
Bauchkrämpfe	Kamille, Labkraut, Schafgarbe, Wasserminze
Bauchspeicheldrüse, stärkend	Mädesüß
Befeuchtet die Lunge	Liebeslust & Herzzauber, Schlüsselblume
Beine, geschwollen	Huflattich
Beine, müde	Labkraut, Beifuß
Beine, offen	Huflattich
Bequemlichkeit	Brennessel
Beruhigend	Schlüsselblume
Bettstrohkraut	Labkraut
Beweglichkeit, schlechte	Löwenzahn
Bienenstich	Holunder, Wasserminze
Bindegewebe, stärkend	Frauenmantel
Bindehautentzündung	Löwenzahn
Blähungen	Beifuß, Kamille, Löwenzahn, Schafgarbe, Wasserminze
Blasenentzündung	Mädesüß, Holunder, Brennessel, Schafgarbe, Wiesenschaumkrautl, Labkraut
Blasenstein	Kamille, Wegwarte, Wiesenschaumkraut
Blässe	Lungenkraut, Holunder, Brennessel, Beifuß
Blut	Lungenkraut, Holunder
Blut, bildend	Holunder, Kamille, Brennessel, Schafgarbe
Blut, reinigend	Brennessel, Buschwindröschen, Holunder, Leberblümchen, Löwenzahn, Schafgarbe, Schöllkraut, Wegwarte, Wiesenschaumkraut
Blutdruck, erhöht	Kamille, Kühler Kopf, Leberblümchen, Schafgarbe, Schlüsselblume, Wegwarte
Blutfette, erhöht	Löwenzahn, Schafgarbe, Wasserminze
Blutgefäße, reinigend	Brennessel, Buschwindröschen, Labkraut, Schafgarbe, Wasserminze
Blutgefäße, entzündet	Schafgarbe

Blutgefäße, verstopft	Schafgarbe
Bluthusten	Schafgarbe
Blutkörperchen, weiße schwach	Wiesenschaumkraut
Blutkrankheiten	Johanniskraut
Blutspucken	Königskerze, Schafgarbe
Blutung, starke, in Menopause	Johanniskraut, Schafgarbe
Blutungen, im Bauch Unterleib	Königskerze, Johanniskraut, Schafgarbe
Blutungen während der Schwangerschaft	Johanniskraut, Frauenmantel
Blutverdünnend	Mädesüß, Schafgarbe
Borkenflechte	Schöllkraut
Brandwunden	Huflattich, Johanniskraut
Bronchien	Huflattich, Lungenkraut, Holunder, Königskerze, Liebeslust & Herzzauber, Schlüsselblume, Wiesenschaumkraut
Bronchitis	Wiesenschaumkraut
Bronchitis, beginnende	Holunder
Bronchitis, spastische	Schöllkraut, Huflattich, Lungenkraut
Brüste, gespannt	Löwenzahn
Brustknoten	Schöllkraut
Brustkrebs	Labkraut
Brustschmerzen	Königskerze, Liebeslust & Herzzauber, Wiesenschaumkraut
Bulimie	Kamille, Schöllkraut

C

Chemie im Essen	Labkraut
Cholera	Wegwarte
Chorea minor	Beifuß
Colitis Ulcerosa	Königskerze

D

Darm, anregend	Holunder, Wiesenschaumkraut
Darm, reinigend	Brennessel, Holunder, Kamille, Labkraut, Wegwarte
Darm, schleimlösend	Brennessel
Darmkrämpfe	Schafgarbe, Kamille, Labkraut, Johanniskraut
Demenz	Schafgarbe, Wasserminze

Depression	Mädesüß, Buschwindröschen
Depression, schwere	Buschwindröschen
Diabetes	Kamille, Schöllkraut
Diät	Schutz & Reinigung, Schöllkraut, Labkraut
Diuretisch	Labkraut, Mädesüß, Holunder, Brennessel, Schutz & Reinigung
Drogenentwöhnung	Buschwindröschen
Drüsenschwellung	Brennessel
Dünndarmerkrankung	Johanniskraut
Durchblutung, fördernd	Brennessel
Durchfall	Frauenmantel, Beifuß, Labkraut
Durchfall bei Magen-Darmkatarrh	Frauenmantel
Durchfall, blutig	Johanniskraut, Königskerze
Durchfall nach Antibiotika	Frauenmantel
Durst	Wegwarte
Dysmenorrhoe	Beifuß

E

Eisprung, fördend	Beifuß
Elektrosmog	Labkraut, Schutz & Reinigung
Endometriose	Schöllkraut, Schafgarbe, Beifuß, Löwenzahn
Enge auf der Brust	Liebeslust & Herzzauber
Enge der Brust, Atmung	Holunder, Wiesenschaumkraut
Entgiftung	Buschwindröschen, Schöllkraut, Schutz & Reinigung, Wegwarte
Entgiftung nach Drogenabusus	Schöllkraut, Schutz & Reinigung
Entkrampfend	Holunder, Johanniskraut, Kamille, Liebeslust & Herzzauber, Schafgarbe, Wasserminze
Entschlackung	Brennessel, Holunder, Schutz & Reinigung, Schöllkraut, Labkraut, Wasserminze
Entspannend	Königskerze, Kühler Kopf, Kamille, Wasserminze
Entwässernd	Holunder, Brennessel, Labkraut, Leberblümchen, Schutz & Reinigung

Entzündungen	Labkraut, Schutz & Reinigung, Wegwarte
Entzündungen, hemmend	Labkraut, Mädesüß, Schafgarbe, Johanniskraut, Schutz & Reinigung
Entzündungen heilend	Frauenmantel, Johanniskraut, Labkraut, Wegwarte
Entzündungen kühlend	Frauenmantel, Liebeslust & Herzzauber, Schafgarbe
Entzündung, nässend, eitrig	Labkraut
Epilepsie	Beifuß, Kühler Kopf, Labkraut
Erblindung	Schöllkraut, Löwenzahn
Erbrechen	Wasserminze, Beifuß
Erdstrahlung	Brennessel
Erkältung	Mädesüß, Holunder, Lungenkraut, Huflattich, Kamille, Königskerze, Schlüsselblume, Wasserminze, Wiesenschaumkraut
Ernährungsumstellung	Schöllkraut, Schutz & Reinigung
Erschöpfung	Holunder, Löwenzahn, Huflattich, Königskerze, Mädesüß
Erschöpfung der Gebärenden	Labkraut
Erschöpfung der Kranken	Labkraut
Erschöpung, nervöse	Kamille

F

Fasten	Schutz & Reinigung, Schöllkraut
Feigwarzen	Königskerze, Schöllkraut
Fieber, senkend	Holunder, Kamille, Mädesüß, Schafgarbe, Wegwarte, Schlüsselblume
Fisteln	Schafgarbe, Königskerze, Schöllkraut
Flöhe	Wiesenschaumkraut
Frauen	Schafgarbe, Frauenmantel, Beifuß, Kamille, Liebeslust & Herzzauber, Johanniskraut, Wasserminze
Frauen, nach Geburt, stärkend	Kamille, Johanniskraut, Frauenmantel
Fruchtbarkeit	Beifuß, Frauenmantel, Liebeslust & Herzzauber

Furunkel	Wiesenschaumkraut, Labkraut

G

Galle	Löwenzahn, Schöllkraut, Leberblümchen, Wasserminze, Wegwarte
Galle, anregend	Beifuß, Löwenzahn, Leberblümchen, Wasserminze, Wegwarte, Schöllkraut
Gallenblasenentzündung	Labkraut, Löwenzahn, Schöllkraut, Wegwarte
Gallengries	Leberblümchen, Löwenzahn, Schöllkraut, Wasserminze, Wegwarte
Gallenkolik	Schöllkraut
Gallenleiden	Leberblümchen, Löwenzahn, Schöllkraut, Wasserminze, Wegwarte
Gallenstein	Leberblümchen, Löwenzahn, Schöllkraut, Wasserminze, Wegwarte
Gallenstein, Prophylaxe	Wasserminze
Gastritis	Kamille, Frauenmantel, Kamille, Schafgarbe, Wegwarte
Gebärmutter, entkrampfend	Kamille
Gebärmutterknick	Frauenmantel
Gebärmuttersenkung	Frauenmantel
Gebärmuttervorfall	Beifuß, Frauenmantel
Geburt	Beifuß
Geburt schützend	Johanniskraut
Geburt, erleichternd	Johanniskraut, Labkraut
Gedächtnisschwäche	Beifuß, Schafgarbe, Wasserminze
Gehirnerschütterung	Johanniskraut
Geist, unruhig	Johanniskraut
Geister, böse	Buschwindröschen, Johanniskraut, Beifuß, Königskerze
Geistige Störungen	Johanniskraut
Gelenkentzündung	Labkraut, Schutz & Reinigung, Mädesüß, Wasserminze
Gelenkschmerzen	Mädesüß, Schutz & Reinigung
Gelenkschmerzen, verschlimmert durch Feuchte	Mädesüß

Geschlechtsorgane, Verletzung	Mädesüß
Geschwulst	Buschwindröschen
Geschwüre	Huflattich, Johanniskraut, Labkraut, Schlüsselblume, Schöllkraut, Schutz & Reinigung, Wiesenschaumkraut
Geschwüre eiternd	Brennessel, Schöllkraut, Schutz & Reinigung
Gesichtsneuralgien	Schöllkraut
Gesichtsröte	Schafgarbe
Gesichtsschmerzen nach Erkältung	Königskerze
Gewebe, straffend	Frauenmantel
Gicht	Brennessel, Löwenzahn, Holunder, Johanniskraut, Königskerze, Mädesüß, Schafgarbe, Schlüsselblume, Wiesenschaumkraut
Gift	Schutz & Reinigung, Schöllkraut
Gifte, ausleitend	Buschwindröschen, Holunder, Labkraut, Mädesüß, Schöllkraut, Wegwarte
Gifte im Essen	Labkraut, Schöllkraut
Giftige Stiche	Wegwarte
Gliederschmerzen	Königskerze
Grauer Star	Schöllkraut, Löwenzahn
Grippe	Holunder, Mädesüß
Gründonnerstagssuppe	Brennessel
Grüner Star	Schöllkraut, Löwenzahn
Gürtelrose	Königskerze
Gürtelrose, Ekzem fördernd	Mädesüß

H

Haarausfall	Brennessel, Frauenmantel
Haare, blondieren	Kamille, Königskerze, Labkraut, Schöllkraut
Haare, festigend	Frauenmantel, Brennessel, Königskerze, Kamille
Haarwuchs, fördernd	Brennessel, Frauenmantel, Königskerze
Hals, trockener	Königskerze, Huflattich, Lungenkraut
Halsschmerzen	Lungenkraut, Wasserminze

Hämorrhoiden	Königskerze, Frauenmantel, Johanniskraut, Schafgarbe, Schlüsselblume
Hämorrhoiden, blutend	Königskerze, Johanniskraut, Schafgarbe, Wasserminze
Hängebrust	Frauenmantel, Wegwarte
Harngrieß	Brennessel
Harnsäure, ausgleichend	Brennessel
Harntreibend	Brennessel, Kamille, Holunder, Löwenzahn, Mädesüß, Wiesenschaumkraut, Labkraut
Harnverhaltung	Löwenzahn, Mädesüß, Wiesenschaumkraut
Hartes erweichend	Mädesüß, Holunder
Haut, beruhigend	Kamille, Schlüsselblume
Haut, Bläschen	Schöllkraut
Haut, brennend	Königskerze, Schlüsselblume
Haut, eitrig	Labkraut, Schafgarbe, Schöllkraut
Haut, Ekzem	Wiesenschaumkraut
Haut, nässend	Brennessel, Königskerze, Schafgarbe, Schöllkraut
Haut, rötlich	Königskerze, Löwenzahn, Schafgarbe, Schlüsselblume
Haut, trockende	Frauenmantel, Schlüsselblume, Beifuß
Haut, unrein	Brennessel, Buschwindröschen, Labkraut, Löwenzahn, Schlüsselblume, Schöllkraut, Wegwarte, Wiesenschaumkraut
Hautausschläge, streßbedingt	Wasserminze
Hautirritationen	Kamille, Schlüsselblume, Wegwarte
Hautkrankheiten	Holunder, Kamille, Wiesenschaumkraut
Hautkrankheiten, juckend	Brennessel, Königskerze
Haut, reizend	Schöllkraut
Heiserkeit	Wasserminze, Huflattich, Königskerze, Kamille
Hepatitis	Löwenzahn, Schafgarbe, Wegwarte, Schöllkraut
Hernie	Frauenmantel
Herzangst	Lungenkraut

Herzdruck	Liebeslust & Herzzauber
Herzklopfen	Schlüsselblume, Kamille, Kühler Kopf, Frauenmantel, Johanniskraut, Lungenkraut, Wasserminze, Wegwarte
Herz-Kreislauf, Erkrankung	Johanniskraut, Schlüsselblume
Herzschmerz	Liebeslust & Herzzauber, Wegwarte
Herzschwäche	Schlüsselblume, Wegwarte
Heuschnupfen	Huflattich, Lungenkraut, Holunder, Wiesenschaumkraut
Hexenschuß	Johanniskraut
Hitzestau im Kopf	Kühler Kopf, Schafgarbe
Hitzewallung	Lungenkraut, Frauenmantel, Schlüsselblume, Wegwarte
Hormone, regulierend	Frauenmantel
Hornhautflecken	Schöllkraut, Löwenzahn
Hühneraugen	Schöllkraut, Schutz & Reinigung
Husten, alter	Huflattich, Wasserminze
Husten, lindernd	Holunder, Königskerze, Lungenkraut, Wiesenschaumkraut
Husten, mit Auswurf	Labkraut
Husten, trockener	Königskerze, Huflattich, Lungenkraut, Schlüsselblume, Wasserminze
Hypochonder	Wasserminze, Wegwarte

I

Ikterus	Beifuß, Schöllkraut, Löwenzahn, Wegwarte
Immunsystem stärkend	Beifuß, Holunder, Lungenkraut, Huflattich, Labkraut, Wiesenschaumkraut
Infekte, eitrig	Labkraut
Infekte, häufig	Holunder, Lungenkraut
Innere Stimme	Kühler Kopf, Innere Stimme & Spiritualität
Ischias	Johanniskraut, Holunder, Schöllkraut

J

Johanniskräuter	Beifuß, Kamille, Johanniskraut, Königskerze
Jugendliche	Lungenkraut, Wiesenschaumkraut

K

Karies	Kamille
Kehle, trocken	Leberblümchen
Keuchhusten	Schlüsselblume, Huflattich, Königskerze
Kinderwunsch	Liebeslust & Herzzauber
Kitzeln im Hals	Leberblümchen
Kloß im Hals	Leberblümchen
Knochen, nährend	Frauenmantel
Knochen, stärkend	Huflattich, Frauenmantel, Königskerze
Knochenbruch, heilend	Frauenmantel, Leberblümchen
Knorpel, stärkend	Huflattich
Knoten im Hals	Huflattich
Kopf, Druck	Kamille, Kühler Kopf, Leberblümchen, Schafgarbe
Kopf, frei machend	Buschwindröschen, Huflattich, Labkraut, Wiesenschaumkraut
Kopfschmerz	Wasserminze, Kamille, Beifuß, Labkraut, Löwenzahn, Schafgarbe, Schlüsselblume, Schöllkraut, Wegwarte,
Körper, Kräftigung	Mädesüß, Holunder, Labkraut, Kamille, Löwenzahn, Huflattich, Königskerze
Körper Verhärtung (Sklerodermie)	Holunder, Mädesüß
Kraft, schwach	Holunder, Löwenzahn, Huflattich
Krampfadern	Schafgarbe
Krämpfe, vaginal	Kamille, Wasserminze
Krankheiten, schwere	Beifuß
Krätze	Schöllkraut
Krebs	Schöllkraut, Buschwindröschen, Schutz & Reinigung, Labkraut
Krebstherapie, begleitend	Holunder, Schöllkraut
Kreislaufprobleme	Wasserminze
Kropf	Buschwindröschen, Schöllkraut, Wegwarte, Labkraut

Kurzatmigkeit	Wiesenschaumkraut

L

Lactoseintoleranz	Kamille, Mädesüß, Holunder, Löwenzahn
Lähmung, durch Nervenverletzung	Johanniskraut
Lähmung, nach Schlaganfall	Johanniskraut, Schafgarbe, Schlüsselblume
Lähmungen	Johanniskraut
Lampenfieber	Kühler Kopf
Läuse	Wiesenschaumkraut
Lebenskraft	Löwenzahn, Holunder, Huflattich, Labkraut
Leber	Löwenzahn, Schöllkraut, Leberblümchen
Leber, anregend	Beifuß, Schafgarbe, Schöllkraut, Löwenzahn, Lederblümchen
Leber, reinigend	Holunder, Leberblümchen, Schöllkraut, Löwenzahn, Wegwarte
Leberschwellung	Leberblümchen, Löwenzahn, Schöllkraut
Libido, stärkend	Beifuß, Brennessel, Liebeslust & Herzzauber, Holunder
Lichtenergie	Labkraut, Schafgarbe
Lunge, schleimlösend	Brennessel, Holunder, Huflattich, Wasserminze, Wiesenschaumkraut
Lunge, stärkend	Holunder, Lungenkraut, Huflattich
Lymphatische Erkrankungen	Huflattich, Mädesüß
Lymphdrüsen, geschwollen	Labkraut, Wegwarte, Huflattich
Lymphdrüsenkrebs	Labkraut
Lymphe, klärend	Huflattich, Mädesüß
Lymphknoten, geschwollen	Huflattich, Wegwarte

M

Magen-Darm-Katarrh	Beifuß
Magen, Krämpfe	Kamille, Schafgarbe, Wasserminze
Magen, nervös	Johanniskraut, Schlüsselblume
Magen, schleimlösend	Brennessel

Magen, stärkend	Mädesüß
Magen, übersäuert	Frauenmantel, Kamille, Schafgarbe, Wegwarte
Magen-Darm, Schleimhaut Entzündung	Kamille, Labkraut
Magenschmerz	Kamille, Wasserminze, Wegwarte
Mandelentzündung	Leberblümchen, Schutz & Reinigung, Wasserminze, Wegwarte
Mandeln geschwollen	Huflattich, Wegwarte
Männer	Brennessel, Liebeslust & Herzzauber, Königskerze
Masern, Ekzem fördernd	Mädesüß
Mastopathie	Löwenzahn brennessel
Mäuse, vertreibend	Königskerze
Menopause	Frauenmantel, Schafgarbe, Wegwarte
Menstruation, fördernd	Beifuß, Buschwindröschen, Kamille, Frauenmantel, Schafgarbe, Liebeslust & Herzzauber, Schöllkraut, Wasserminze, Wegwarte, Wiesenschaumkraut
Menstruation, schmerzhaft	Johanniskraut, Liebeslust & Herzzauber, Johanniskraut, Frauenmantel, Schafgarbe, Schöllkraut, Wasserminze
Menstruation, unregelmäßig	Schafgarbe, Schöllkraut
Menstruation, zu stark	Frauenmantel, Johanniskraut, Schafgarbe
Migräne	Löwenzahn, Schöllkraut, Leberblümchen, Wasserminze
Milchfluss, stoppend	Wasserminze
Milchknoten in der Brust	Wasserminze
Milchmangel beim Stillen	Holunder, Löwenzahn, Mädesüß, Wasserminze
Milchschorf	Huflattich
Milchstau	Wasserminze
Milchunverträglichkeit	Kamille
Milz	Beifuß, Leberblümchen, Wegwarte
Milz, stärkend	Holunder, Beifuß, Kamille, Johanniskraut, Löwenzahn, Mädesüß, Schöllkraut, Königskerze

Milz, Verstopfung	Wegwarte, Löwenzahn, Schöllkraut, Beifuß
Milzschwellung	Leberblümchen
Mittelohrentzündung	Kamille, Königskerze, Wasserminze
Morbus Crohn	Königskerze
Moxibustion	Beifuß
Multiple Sklerose	Johanniskraut
Mundgeruch	Wasserminze
Muskulatur, stärkend	Frauenmantel, Löwenzahn
Myome	Beifuß, Schöllkraut

N

Nachgeburt, fördernd	Beifuß
Nachtblindheit	Schöllkraut, Löwenzahn
Nachtschweiß	Frauenmantel
Nacken, verspannt	Löwenzahn, Leberblümchen
Nagelbettentzündung	Labkraut
Nase, öffnend	Huflattich, Lungenkraut, Wiesenschaumkraut
Nase, schleimlösend	Buschwindröschen, Labkraut, Wiesenschaumkraut
Nasenbluten	Schafgarbe
Nebenhöhlenentzündung	Wiesenschaumkraut
Nekrose	Huflattich
Nervenschmerzen	Johanniskraut, Schlüsselblume, Schöllkraut
Nervensystem, schwach	Wasserminze, Wiesenschaumkraut
Nervenverletzung	Johanniskraut
Nervosität	Kühler Kopf
Nesselsucht	Brennessel
Neuralgie	Holunder, Johanniskraut, Schlüsselblume, Schöllkraut
Neurodermitis	Königskerze, Schlüsselblume
Nieren, anregend, stärkend	Holunder, Löwenzahn, Mädesüß
Nieren, Qi tonisierend	Beifuß, Holunder
Nierenbeschwerden	Brennessel, Mädesüß
Nierenstein	Brennessel, Kamille, Wegwarte
Notfall	Schöllkraut, Schutz & Reinigung

O

Ödeme	Brennessel, Kamille, Löwenzahn, Mädesüß
Öffnend	Kamille, Liebeslust & Herzzauber, Wiesenschaumkraut
Ohnmacht	Wasserminze
Ohrenschmerzen	Königskerze
Operationen	Beifuß
Organvorfälle	Frauenmantel

P

Pankreas	Beifuß
Pankreasschwäche	Königskerze, Mädesüß, Schöllkraut, Kamille
Pankreasentzündung	Labkraut
Parasiten	Schafgarbe, Kamille, Schöllkraut, Wasserminze
Pest	Beifuß, Holunder, Schöllkraut
Pilze im Darm	Schafgarbe, Kamille, Schöllkraut, Wasserminze
Polio	Johanniskraut
Potenz, fördernd	Beifuß, Brennessel, Liebeslust & Herzzauber, Mädesüß
Prämenstruelles Syndrom	Brennessel, Löwenzahn
Psoriasis	Labkraut

R

Ratten, vertreibend	Königskerze
Raucherentwöhnung	Buschwindröschen, Schutz & Reinigung
Räucherung	Beifuß, Labkraut, Huflattich
Reinigend, nach Alkoholabusus	Labkraut, Schöllkraut
Reinigung	Schutz & Reinigung, Schöllkraut, Mädesüß, Buschwindröschen, Labkraut, Leberblümchen, Schafgarbe, Wiesenschaumkraut
Reizhusten	Königskerze
Reizhusten, chronisch	Schöllkraut
Reizkolon	Kamille
Rheuma	Brennessel, Holunder, Johanniskraut, Löwenzahn, Mädesüß, Schafgarbe, Wasserminze, Wiesenschaumkraut

Röteln, Ekzem fördernd	Mädesüß
Rücken, oben verhärtet	Huflattich, Löwenzahn
Rücken, Schmerz	Johanniskraut, Schafgarbe, Wasserminze
Rückenmark, Verletzung	Johanniskraut

S

Scharlach, Ekzem fördernd	Mädesüß
Schilddrüse, Knoten	Schöllkraut
Schilddrüsen, Überfunktion	Schlüsselblume
Schläfenkopfschmerz	Schlüsselblume
Schlaflosigkeit	Johanniskraut, Schlüsselblume, Kühler Kopf, Frauenmantel, Kamille, Löwenzahn, Lungenkraut, Liebeslust & Herzzauber
Schlaganfall	Schafgarbe
Schlaganfall, Prophylaxe	Schafgarbe
Schlangenbisse	Beifuß, Kamille
Schleim, lösend	Wasserminze, Wiesenschaumkraut
Schleim im Hals	Huflattich
Schleimhaut, entzündet	Kamille
Schleimhaut, regenerierend	Kamille
Schmerzen, durch Kälte	Kamille
Schmerzstillend	Kamille, Mädesüß, Schöllkraut
Schnupfen	Kamille, Wiesenschaumkraut, Holunder
Schnupfen, chronisch	Huflattich, Labkraut, Wiesenschaumkraut
Schock	Buschwindröschen, Schutz & Reinigung, Mädesüß
Schönheitsmittel	Frauenmantel, Löwenzahn, Schlüsselblume
Schultergelenksentzündung	Labkraut
Schuppenflechte	Königskerze, Schlüsselblume, Wiesenschaumkraut, Labkraut
Schutz	Beifuß, Buschwindröschen, Schutz & Reinigung, Frauenmantel, wegwarte, Leberblümchen
Schwangerschaft, Essensgelüste	Wegwarte
Schwangerschaft	Frauenmantel, Beifuß

Schwangerschaftsstreifen	Frauenmantel
Schwangerschaftsübelkeit	Frauenmantel
Schweiß an Händen und Füßen	Schlüsselblume
Schweißtreibend	Holunder, Brennessel, Mädesüß, Wiesenschaumkraut
Schwellungen	Brennessel
Schwerhörigkeit	Königskerze
Schwindel	Beifuß, Schlüsselblume
Schwindsucht	Holunder
Schwitzen, nervöses	Johanniskraut
Schwitzen, auf der Brust	Wegwarte
Scrophulose	Huflattich
Segen	Holunder
Sehnen, verhärtet	Kamille, Löwenzahn, Schöllkraut
Sehstörungen	Löwenzahn, Schöllkraut, Wegwarte
Sexueller Mißbrauch	Brennessel, Frauenmantel
Sinusitis	Huflattich, Kamille, Königskerze, Lungenkraut, Schlüsselblume, Wiesenschaumkraut
Sodbrennen	Kamille, Frauenmantel, Löwenzahn, Wasserminze
Sommersprossen	Frauenmantel, Löwenzahn, Schlüsselblume
Sonnenbrand	Johanniskraut
Spannungsgefühl im Unterleib	Löwenzahn
Spermatorrhoe	Wegwarte
Spermien, unfruchtbar	Liebeslust & Herzzauber
Steifheit des Körpers	Löwenzahn
Sterilität	Liebeslust & Herzzauber
Stirnhöhlenentzündung	Wiesenschaumkraut
Stuhlgang, regulierend	Huflattich
Sucht, Entwöhnung	Buschwindröschen

T

Thrombose	Schafgarbe
Tinnitus	Labkraut, Schlüsselblume, Leberblümchen, Löwenzahn
Toxisch	Buschwindröschen, Schöllkraut

Traumata	Beifuß, Buschwindröschen, Frauenmantel, Schöllkraut, Mädesüß
Trigeminusneuralgie	Königskerze, Kamille, Johanniskraut, Schöllkraut
Trockenheit	Königskerze, Frauenmantel, Huflattich, Schlüsselblume
Tuberkulose	Königskerze, Lungenkraut

U

Übelkeit	Beifuß, Johanniskraut, Wasserminze, Löwenzahn
Übergewicht	Brennessel, Labkraut, Schöllkraut
Unfälle	Beifuß, Schöllkraut
Unfruchtbarkeit	Beifuß, Liebeslust & Herzzauber
Untergewicht	Kamille, Holunder
Unterleib, anregend	Liebeslust & Herzzauber
Unterleib, öffnend	Liebeslust & Herzzauber
Unterleib, reinigend nach der Geburt	Beifuß
Unterleib, wärmend	Liebeslust & Herzzauber
Unterleib, Entzündung	Labkraut, Schöllkraut, Schafgarbe
Unterleibs, Erkrankungen	Beifuß
Urin, Blut im	Schafgarbe
Uterus, öffnend	Liebeslust & Herzzauber, Wiesenschaumkraut, Wegwarte, Wasserminze, Beifuß
Uterus, stärkend	Frauenmantel

V

Vaginalverkrampfung	Kamille
Venenentzündungen	Huflattich, Schafgarbe
Verbrennung	Königskerze, Johanniskraut, Labkraut
Verdauungsfördernd	Löwenzahn, Schafgarbe, Beifuß, Brennessel, Holunder, Labkraut, Leberblümchen, Schlüsselblume, Schutz & Reinigung, Wasserminze
Vergeßlichkeit	Schafgarbe
Vergiftung	Beifuß, Wegwarte
Verhärtung	Mädesüß, Schöllkraut

Verkrampfung	Holunder, Johanniskraut, Kamille, Liebeslus t& Herzzauber, Schafgarbe, Wasserminze
Verschlackung	Holunder
Verschleimung	Labkraut
Verspannung	Holunder, Leberblümchen, Schöllkraut, Löwenzahn, Wasserminze
Verstopfung	Buschwindröschen, Schafgarbe, Holunder, Brennessel, Löwenzahn, Wegwarte
Verwünschungen	Johanniskraut
Verzauberung, lösend	Johanniskraut
Völlegefühl	Löwenzahn

W

Wachmachend	Holunder
Wärmend	Wiesenschaumkraut
Wärmend und stärkend	Beifuß, Holunder
Warzen	Königskerze, Schöllkraut, Löwenzahn
Wasser im Körper	Brennessel, Holunder
Wattegefühl im Kopf	Holunder
Wechseljahre	Schafgarbe, Frauenmantel, Schlüsselblume, Wegwarte
Wehen, fördernd	Liebeslust & Herzzauber
Weiblichkeit	Liebeslust & Herzzauber, Kamille, Frauenmantel
Weichheit, seelische	Huflattich
Wespenstich	Holunder, Wasserminze
Windpocken, Ekzem fördernd	Mädesüß
Wirbelsäule	Huflattich
Wirbelsäule, Versteifung, Verkrümmung	Huflattich

Wochenbettinfekte	Labkraut
Wunden	Johanniskraut
Wunden, eiternd	Brennessel, Labkraut
Wundheilend	Beifuß, Johanniskraut, Huflattich, Frauenmantel, Kamille, Königskerze, Labkraut, Leberblümchen, Löwenzahn, Mädesüß, Schafgarbe, Schlüsselblume
Wundreinigung	Johanniskraut
Würmer	Kamille, Schafgarbe, Schöllkraut, Wasserminze, Wegwarte

Z

Zähne stärkend	Huflattich, Frauenmantel
Zahnfleischentzündung	Kamille, Johanniskraut, Schafgarbe, Wasserminze, Wegwarte
Zahnschmerzen	Kamille, Königskerze, Johanniskraut, Schöllkraut, Wasserminze, Wegwarte
Zellteilungshemmend	Schöllkraut
Zellulitis	Labkraut, Wasserminze
Zeugungsfähigkeit	Liebeslust & Herzzauber, Beifuß
Zittern	Johanniskraut
ZNS beruhigend	Schöllkraut
Zuckungen	Schafgarbe
Zungenlähmung	Wiesenschaumkraut
Zwischenblutung	Schafgarbe
Zysten	Beifuß, Holunder, Schafgarbe, Schöllkraut

Stichwörter psychisch

A

Abenteuerlust	Schlüsselblume
Abgrenzung	Brennessel, Frauenmantel, Schutz & Reinigung, Beifuß
Aggression	Schlüsselblume, Schöllkraut
Aggression versteckte	Brennessel, Labkraut, Schöllkraut
Albträume	Holunder, Mädesüß
Alkoholentwöhnung	Buschwindröschen
All-eins-sein	Frauenmantel
Alles ist gut	Schlüsselblume
Angst	Johanniskraut, Kühler Kopf, Schlüsselblume
Angst vor Beziehungen	Liebeslust & Herzzauber
Angst vor der Dunkelheit	Frauenmantel, Schlüsselblume
Angst vor der Einsamkeit	Frauenmantel
Angst vor der Hingabe	Kamille
Angst vor der Sexualität	Kamille
Angst vor Neubeginn	Beifuß, Schlüsselblume
Angst vor Prüfung	Kühler Kopf, Mädesüß, Schlüsselblume, Wiesenschaumkraut
Angst vor Sex	Kamille, Liebeslust & Herzzauber
Angst vor Trennung	Schlüsselblume
Angst vor Veränderung	Schlüsselblume
Angst vor Zurückweisung	Lungenkraut
Angst vorm Fliegen	Kühler Kopf
Ängstlichkeit	Johanniskraut
Angstträume	Mädesüß
Anorexie	Kamille
Anpassungsfähigkeit	Lungenkraut
Anregend	Holunder
Anspannung	Leberblümchen
Antriebslosigkeit	Mädesüß
Aphrodisiakum	Holunder, Brennessel, Königskerze, Beifuß
Ärger	Labkraut, Leberblümchen
Aufopferung	Lungenkraut
Aufräumen	Mädesüß
Aura, aufbauend	Beifuß, Schutz & Reinigung
Aura, Reinigung	Schutz & Reinigung, Labkraut, Beifuß
Aura, schützend	Beifuß, Schutz & Reinigung
Ausdauer	Holunder
Ausgeglichenheit	Königskerze
Ausgelassenheit	Huflattich
Ausleitend	Holunder, Labkraut
Ausweglosigkeit	Buschwindröschen
Auszehrung	Königskerze

B

Balance, innere	Frauenmantel, Schafgarbe
Balance von Kopf und Bauch	Wasserminze
Bedürfnisse, Verdrängung	Schöllkraut
Begehren	Johanniskraut
Bequemlichkeit	Brennessel
Berufung	Wegwarte, Innere Stimme & Spiritualität
Beruhigend	Johanniskraut, Kühler Kopf, Frauenmantel, Schlüsselblume
Besessenheit	Johanniskraut, Schöllkraut
Bewerbung	Kühler Kopf
Bewerbungsgespräch	Brennessel, Kühler Kopf
Bewusst werden	Buschwindröschen
Bewusstsein höheres	Labkraut
Beziehungen lösend	Buschwindröschen
Beziehungsprobleme	Schafgarbe, Wasserminze
Bodenständigkeit	Schlüsselblume

C

Chakren, oberer Schutz	Schutz & Reinigung

D

Denken, zuviel	Johanniskraut, Wasserminze
Denkmuster, alte	Johanniskraut, Schöllkraut, Huflattich
Depression	Mädesüß, Schlüsselblume, Schöllkraut, Buschwindröschen
Depression, schwere	Buschwindröschen
Diät	Schutz & Reinigung
Drogenentwöhnung	Buschwindröschen
Druck, innerer	Löwenzahn
Durchhaltevermögen	Holunder

Durchsetzungsfähigkeit	Brennessel

E

Ehrlichkeit	Wasserminze
Eifersucht	Johanniskraut
Einsamkeit	Frauenmantel, Königskerze
Einsichtsfähigkeit	Labkraut
Einzelkämpfer	Leberblümchen
Eltern, zu dominant	Huflattich
Emotional, zu viel	Schafgarbe
Emotional, zu wenig	Wasserminze
Energie, negative	Holunder, Labkraut
Enge der Brust	Holunder
Engstirnigkeit	Huflattich
Entfaltung	Mädesüß
Entfaltungsmöglichkeiten	Mädesüß
Entgiftung	Buschwindröschen, Schutz & Reinigung
Entscheidungsschwierigkeiten	Schafgarbe
Entschlackung	Brennessel, Holunder, Schutz & Reinigung Schöllkraut
Entspannend	Kamille, Königskerze, Kühler Kopf
Enttäuschung	Labkraut, Mädesüß
Enttäuschung in der Liebe	Lungenkraut, Mädesüß
Entwicklung, geistige	Kühler Kopf
Erkenntnis	Buschwindröschen, Labkraut
Ernsthaftigkeit	Huflattich
Erregung	Kühler Kopf
Erschöpfung	Holunder, Löwenzahn, Huflattich, Königskerze
Erschöpfung der Gebärenden	Labkraut
Erschöpfung der Kranken	Labkraut
Erschöpfung, nervöse	Kamille
Erschrecken nachts	Wegwarte
Erwachsenwerden	Lungenkraut
Existenzängste	Schlüsselblume, Johanniskraut

F

Fasten	Schutz & Reinigung, Schöllkraut
Feigheit	Brennessel
Feinsinnigkeit	Leberblümchen, Lungenkraut

Festgefahrenheit	Huflattich
Flexibilität	Löwenzahn, Huflattich
Flirten, zu schüchtern	Lungenkraut
Freude	Johanniskraut, Kamille, Holunder, Labkraut, Schlüsselblume
Freudlosigkeit	Holunder, Huflattich, Löwenzahn, Johanniskraut, Königskerze
Freunde	Lungenkraut
Frieden, innerer	Königskerze, Schlüsselblume, Frauenmantel
Frohsinn	Huflattich, Schafgarbe
Frustration	Leberblümchen, Schöllkraut, Mädesüß
Fürsorge	Kamille, Lungenkraut

G

Gedächtnisschwäche	Beifuß, Schafgarbe
Gedanken, alte	Labkraut
Gedanken, kreisend und zuviel	Johanniskraut, Kühler Kopf
Gedanken, quälende	Mädesüß
Geduld	Frauenmantel, Leberblümchen
Gefühle, trocken	Huflattich
Gefühle, unterdrückt	Leberblümchen
Gefühle, vergraben	Huflattich
Gefühle, verletzt	Huflattich, Liebeslust & Herzzauber
Gehemmtsein	Lungenkraut
Geist, beruhigend	Johanniskraut, Leberblümchen
Geist, unruhig	Johanniskraut
Geister, böse	Buschwindröschen, Johanniskraut, Beifuß, Königskerze, Schutz & Reinigung
Geistige Störungen	Johanniskraut
Gelassenheit	Leberblümchen, Kühler Kopf, Königskerze, Schlüsselblume
Genuss	Huflattich
Gereiztheit	Schafgarbe, Leberblümchen, Labkraut
Gereiztheit	Leberblümchen
Geschäftigkeit	Leberblümchen
Gifte, seelische	Buschwindröschen

Glauben, mangelnder	Königskerze
Gottlosigkeit	Königskerze
Grantig(Miesepeter)	Leberblümchen
Großzügigkeit	Königskerze
Grübeln	Johanniskraut

H

Harmoniebedürfnis	Brennessel, Kamille
Haß	Buschwindröschen, Labkraut
Halschakra	Wiesenschaumkraut, Huflattich, Lungenkraut, Wasserminze, Königskerze
Heiler, unterstützend	Beifuß
Hektik	Leberblümchen
Hellhören	Innere Stimme & Spiritualität, Wegwarte
Hellsehen	Innere Stimme & Spiritualität, Wegwarte
Hemmungen	Lungenkraut
Hemmungen, zwischengeschlechtlich	Lungenkraut
Herz, schwach	Königskerze
Herz, traurig	Königskerze, Mädesüß, Liebeslust & Herzzauber, Schlüsselblume
Herz, verbittert	Holunder, Mädesüß, Liebeslust & Herzzauber
Herz, verschlossen	Huflattich, Mädesüß, Liebeslust & Herzzauber
Herzchakra	Liebeslust & Herzzauber, Huflattich, Kühler Kopf, Johanniskraut, Königskerze, Lungenkraut, Mädesüß, Schlüsselblume, Wiesenschaumkraut
Herzklopfen	Schlüsselblume, Kamille, Kühler Kopf, Frauenmantel, Johanniskraut, Liebeslust & Herzzauber
Herzschmerz	Lungenkraut, Liebeslust & Herzzauber, Schlüsselblume
Hilfsbereitschaft	Königskerze
Hochmut	Königskerze
Hoffnung	Leberblümchen, Mädesüß, Schlüsselblume
Hoffnungslosigkeit	Buschwindröschen, Mädesüß

Hysterie	Beifuß

I

Identität finden	Lungenkraut
Individualität	Löwenzahn
Innere Stimme	Kühler Kopf, Wegwarte
Instabilität	Schafgarbe
Introvertiertheit	Lungenkraut
Intuition	Innere Stimme & Spiritualität, Kühler Kopf, Wegwarte
Isolation	Lungenkraut

J

Jugendliche	Lungenkraut, Wiesenschaumkraut

K

Katastrophe	Schöllkraut
Kinder, ängstliche	Kamille
Klarheit	Brennessel, Schafgarbe, Buschwindröschen, Huflattich, Kühler Kopf, Labkraut, Löwenzahn, Lungenkraut, Wasserminze
Klärung	Schafgarbe
Knoten im Hals	Huflattich
Kommunikationsschwierigkeiten	Wasserminze
Kontrolle	Leberblümchen
Konzentration	Frauenmantel, Kühler Kopf, Leberblümchen, Schlüsselblume
Kopf, Druck	Kamille, Kühler Kopf
Kopf, frei machend	Buschwindröschen, Huflattich
Kopf, betont	Wasserminze, Leberblümchen
Körperbewusstsein	Schöllkraut
Kraft	Holunder, Löwenzahn, Mädesüß
Kreativität	Schlüsselblume
Kummer	Mädesüß

L

Lampenfieber	Kühler Kopf
Läuterung	Buschwindröschen
Lebensfreude	Mädesüß

Lebenskraft	Löwenzahn, Holunder, Huflattich
Lebensmut	Mädesüß
Lebensveränderung	Lungenkraut
Leere, innere	Frauenmantel
Leichtigkeit	Schlüsselblume, Huflattich, Johanniskraut, Löwenzahn
Leichtsinn	Huflattich
Leidenschaft	Liebeslust & Herzzauber
Leidenschaft, fördernd	Wasserminze
Leistungsdruck	Löwenzahn
Libido, stärkend	Beifuß, Brennessel, Liebeslust & Herzzauber, Holunder, Mädesüß
Lichtenergie	Labkraut, Schafgarbe, Schlüsselblume, Schutz & Reinigung
Liebe	Liebeslust & Herzzauber, Lungenkraut, Königskerze
Liebesfrust	Mädesüß
Liebeskummer	Liebeslust & Herzzauber, Lungenkraut, Mädesüß, Schafgarbe, Schlüsselblume
Loslassen	Labkraut, Schlüsselblume, Johanniskraut, Schutz & Reinigung, Mädesüß
Lust	Löwenzahn, Holunder, Liebeslust & Herzzauber
Lustlosigkeit	Holunder, Löwenzahn, Mädesüß

M

Magen, nervös	Johanniskraut
Manie	Johanniskraut, Schöllkraut, Schafgarbe
Männlichkeit	Brennessel
Materialismus	Labkraut
Mäuse vertreibend	Königskerze
Meditation	Frauenmantel, Innere Stimme & Spiritualität
Melancholie	Schlüsselblume, Johanniskraut, Mädesüß, Schafgarbe, Wegwarte
Mentalkörper	Johanniskraut
Mitgefühl	Königskerze
Muster, alte	Holunder, Huflattich, Schutz & Reinigung

Mut, stärkend	Brennessel Huflattich, Löwenzahn
Mut zur Lebensveränderung	Beifuß, Mädesüß
Mutlosigkeit	Mädesüß, Holunder, Lungenkraut
Mütterlichkeit	Kamille

N

Neid	Buschwindröschen, Labkraut, Schutz & Reinigung, Liebeslust & Herzzauber, Johanniskraut
Nein sagen können	Brennessel
Nervosität	Kühler Kopf, Johanniskraut, Leberblümchen, Schlüsselblume
Neubeginn	Schlüsselblume, Brennessel, Lungenkraut, Mädesüß
Neugierde	Schlüsselblume, Lungenkraut
Niedergeschlagenheit	Mädesüß

O

Offenheit	Lungenkraut
Öffnend	Kamille, Wiesenschaumkraut
Operationen	Beifuß
Optimismus	Johanniskraut, Lungenkraut, Schlüsselblume
Ordentlichkeit	Huflattich
Orientierungslosigkeit	Löwenzahn

P

Panik	Johanniskraut, Kühler Kopf
Perfektionismus	Huflattich, Lungenkraut
Pflichtbewusstsein	Huflattich
Phlegma	Mädesüß, Schöllkraut
Potenz fördernd	Beifuß, Löwenzahn
Prüfung	Kühler Kopf, Schafgarbe, Holunder
Pubertät der Mädchen	Liebeslust & Herzzauber

R

Rache	Labkraut
Raucherentwöhnung	Buschwindröschen, Schutz & Reinigung
Räucherung	Beifuß
Realitätsverschiebung	Johanniskraut

Redseligkeit	Schlüsselblume
Reingung von negativen Gedanken	Beifuß, Buschwindröschen, Mädesüß, Schutz & Reinigung
Reinigung	Schutz & Reinigung, Schöllkraut, Mädesüß, Buschwindröschen, Labkraut
Romantik	Schlüsselblume
Ruhe, innere	Königskerze, Frauenmantel

S

Sachlichkeit	Huflattich
Sakralchakra	Brennessel, Liebeslust & Herzzauber, Beifuß, Holunder
Schamhaftigkeit	Lungenkraut
Scharfsinnigkeit	Kühler Kopf
Scheidung	Schlüsselblume, Lungenkraut, Mädesüß
Scheitelchakra	Königskerze, Wegwarte
Scheitelchakra öffnend	Beifuß, Wegwarte, Wiesenschaumkraut
Scheitelchakra schließend	Beifuß
Schizophrenie	Johanniskraut, Schöllkraut
Schlaflosigkeit	Johanniskraut, Schlüsselblume, Kühler Kopf, Frauenmantel, Kamille
Schlechtes Gewissen	Huflattich, Kamille
Schock	Buschwindröschen, Mädesüß
Schönheit	Lungenkraut
Schüchternheit	Wiesenschaumkraut, Lungenkraut, Johanniskraut
Schuldgefühl	Labkraut, Kamille, Lungenkraut, Schöllkraut
Schulwechsel	Schlüsselblume, Lungenkraut
Schutz	Beifuß, Buschwindröschen, Schutz & Reinigung, Frauenmantel, Schöllkraut
Schwerfälligkeit	Leberblümchen
Schwermut	Huflattich, Labkraut
Schwindel	Beifuß
Schwitzen, nervöses	Johanniskraut
Seele	Wiesenschaumkraut, Schutz & Reinigung
Segen	Holunder
Selbstachtung	Schöllkraut
Selbständigkeit	Huflattich

Selbstannahme, körperliche	Lungenkraut
Selbstbewusstsein	Königskerze, Lungenkraut, Löwenzahn
Selbsterfahrung	Buschwindröschen
Selbsterkenntnis	Buschwindröschen, Königskerze
Selbstkritik	Lungenkraut, Wiesenschaumkraut
Selbstliebe	Kamille, Wiesenschaumkraut, Huflattich, Lungenkraut, Liebeslust & Herzzauber
Selbstsicherheit	Lungenkraut
Selbstvertrauen	Lungenkraut, Löwenzahn, Holunder, Kühler Kopf, Brennessel, Beifuß, Wiesenschaumkraut
Selbstverwirklichung	Löwenzahn
Selbstwert	Löwenzahn, Kamille, Königskerze, Schöllkraut, Wiesenschaumkraut
Selbstzweifel	Johanniskraut, Wegwarte, Lungenkraut, Königskerze, Wasserminze, Wiesenschaumkraut
Sensibilität	Wiesenschaumkraut, Lungenkraut, Wasserminze
Sexueller Mißbrauch	Brennessel, Frauenmantel
Sicherheitsdenken	Labkraut
Sinne, öffnend	Kühler Kopf, Beifuß
Sinnlichkeit	Liebeslust & Herzzauber, Beifuß
Solarplexus	Kamille, Löwenzahn, Leberblümchen, Schutz & Reinigung, Mädesüß
Sorgen	Kamille, Johanniskraut
Spiel und Spaß	Kamille
Spiritualität	Wegwarte, Wiesenschaumkraut, Innere Stimme & Spiritualität, Königskerze, Schafgarbe, Lungenkraut
Spirituelle Entwicklung	Mädesüß
Stabilität	Beifuß, Johanniskraut
Stagnation	Mädesüß
Stärke	Labkraut
Sterbebegleitung	Beifuß
Sterben	Beifuß

Stille	Frauenmantel
Stimmungserhellend	Holunder, Mädesüß
Stimmungsschwankung	Schafgarbe
Stirnchakra, öffnend	Beifuß, Wegwarte
Stirnchakra	Buschwindröschen, Beifuß, Frauenmantel, Wegwarte, Schafgarbe, Königskerze, Wiesenschaumkraut
Stirnchakra, schließend	Beifuß
Strenge mit sich selbst	Wiesenschaumkraut
Stress	Holunder, Frauenmantel, Schöllkraut, Leberblümchen
Sturheit	Huflattich, Leberblümchen, Löwenzahn
Sucht Entwöhnung	Buschwindröschen, Schutz & Reinigung

T

Tiefgründigkeit	Lungenkraut
Trägheit	Brennessel, Schöllkraut
Traumata	Beifuß, Buschwindröschen, Frauenmantel, Schöllkraut
Träume, fördernd	Schutz & Reinigung, Innere Stimme & Spiritualität
Träumen	Leberblümchen, Schlüsselblume
Träumer	Lungenkraut
Traurigkeit	Huflattich, Mädesüß, Schafgarbe, Schlüsselblume
Trennung	Mädesüß, Schlüsselblume, Liebeslust & Herzzauber
Trennungsschmerz	Liebeslust & Herzzauber, Schlüsselblume
Trost	Frauenmantel

U

Überbelastung	Löwenzahn
Überforderung	Johanniskraut
Umzug	Schlüsselblume, Lungenkraut
Unbefangenheit	Lungenkraut
Unbekümmertheit	Kamille
Unentschlossenheit	Wasserminze
Unfälle	Beifuß
Ungeduld	Frauenmantel, Leberblümchen
Universelle Liebe	Königskerze

Unklarheit	Schafgarbe
Unlust auf Liebesbeziehung	Mädesüß
Unruhe, innere	Schlüsselblume, Johanniskraut, Kühler Kopf, Frauenmantel, Leberblümchen, Wegwarte
Unsicherheit	Lungenkraut

V

Vaginalverkrampfung	Kamille
Verantwortung, zu viel	Kamille, Huflattich
Verärgerung	Leberblümchen
Verbissenheit	Johanniskraut
Verbitterung	Holunder, Labkraut, Mädesüß, Schöllkraut
Verdrängung	Labkraut, Schöllkraut
Vergangenheit, akzeptieren	Schlüsselblume
Vergebung	Labkraut, Schutz & Reinigung
Verhandlung, unterstützend	Kühler Kopf
Verknöcherung der Seele	Huflattich
Verkrampfung	Holunder, Johanniskraut
Verletzlichkeit	Wiesenschaumkraut, Lungenkraut
Verletzung, seelische	Buschwindröschen, Labkraut, Schlüsselblume, Liebeslust & Herzzauber
Verlieben, erschwert	Liebeslust & Herzzauber
Vernunft	Huflattich, Wasserminze
Versagen	Mädesüß
Verschlossenheit	Holunder
Verspannung	Holunder
Verstandesbetont	Wasserminze
Verständnis	Königskerze
Vertrauen	Lungenkraut, Schlüsselblume, Wasserminze
Verwirrung	Schafgarbe, Wasserminze
Verwünschungen	Johanniskraut
Verzauberung lösend	Johanniskraut
Verzweiflung	Buschwindröschen
Visionssuche	Beifuß

W

Wachmachend	Holunder
Wahrhaftigkeit	Wasserminze
Wandel	Beifuß, Frauenmantel, Holunder

Weiblichkeit	Liebeslust & Herzzauber, Kamille, Frauenmantel
Weichheit, seelische	Huflattich, Lungenkraut
Weisheit	Königskerze
Willenskraft	Brennessel
Wohnortwechsel	Lungenkraut
Wut	Buschwindröschen, Labkraut
Wurzelchakra	Königskerze, Brennessel, Beifuß, Johanniskraut, Buschwindröschen

Z

Zartheit	Lungenkraut
Zensur innere	Wasserminze
Zerstreutheit	Frauenmantel

Zielstrebigkeit	Labkraut
Zittern	Johanniskraut
Zorn	Buschwindröschen, Labkraut
Zufriedenheit	Königskerze, Schlüsselblume
Zukunftsangst	Schlüsselblume
Zurückgezogenheit	Lungenkraut
Zurückhaltung	Lungenkraut
Zuversicht	Schlüsselblume, Holunder, Mädesüß
Zweifel	Holunder, Wasserminze, Leberblümchen
Zweifel an Gott	Königskerze
Zynismus	Huflattich

Stichwörter Kinder

A

Abenteuerlust	Schlüsselblume
ADHS	Kühler Kopf, Labkraut, Frauenmantel
Aggression	Labkraut, Schlüsselblume
Anämie	Johanniskraut, Holunder, Lungenkraut,
Angst	Johanniskraut, Kamille, Schlüsselblume,
Angst vor Dunkelheit	Frauenmantel, Schlüsselblume
Angst vor Einsamkeit	Frauenmantel
Angst vor Herzschmerz	Liebeslust & Herzzauber
Angst vor Nähe	Schlüsselblume
Angst vor Prüfung	Wiesenschaumkraut
Angst vor Verletzung	Liebeslust & Herzzauber
Angst vorm Alleinsein	Frauenmantel, Schlüsselblume
Angst vorm Stuhlgang	Johanniskraut
Anspannung, innere	Leberblümchen
Appetitlosigkeit	Wasserminze

B

Bauchkolik	Johanniskraut
Bauchschmerzen	Kamille
Beeinflussbar	Johanniskraut, Brennessel
Besserwisserisch	Huflattich
Bettnässen	Johanniskraut, Schafgarbe, Wiesenschaumkraut
Bewegungsdrang stark	Kühler Kopf
Blähungen	Johanniskraut
Blässe	Holunder

D

Denken zuviel	Huflattich, Lungenkraut
Depression	Buschwindröschen, Mädesüß
Distanziert	Wiesenschaumkraut
Druck	Leberblümchen
Durchfall	Kamille
Durchsetzung, schwach	Brennessel

E

Eifersucht	Labkraut
Entwicklungsstörung	Holunder
Erdung	Schlüsselblume
Erwachsen wirkend	Huflattich
Explosiv	Wasserminze
Extrovertiert	Kühler Kopf

F

Freude mangelnde	Liebeslust & Herzzauber, Schlüsselblume

G

Gedanken zuviel	Wasserminze
Gereiztheit	Leberblümchen, Schafgarbe
Geschäftigkeit	Frauenmantel

H

Herz, verschlossen nach Trauma	Liebeslust & Herzzauber
Herzklopfen	Liebeslust & Herzzauber
Hoffnungslosigkeit	Mädesüß
Hyperaktivität	Kühler Kopf, Johanniskraut

I

Infektanfälligkeit	Huflattich
Introvertiertheit	Liebeslust & Herzzauber

K

Konzentrationsschwäche	Labkraut, Johanniskraut
Körpergewicht niedrig	Holunder
Körperliche Schwäche	Holunder
Kreativität	Schlüsselblume
Kummer großer	Mädesüß

L

Lärmend	Kühler Kopf
Laune schlecht	Johanniskraut, Mädesüß
Leichtigkeit	Schlüsselblume, Huflattich, Johanniskraut, Löwenzahn
Liebeskummer	Liebeslust & Herzzauber, Mädesüß
Loslassen	Labkraut, Mädesüß

M

Milz Qi stärkend	Kamille
Muskulatur, stärkend	Frauenmantel
Mutlosigkeit	Johanniskraut

N

Neubeginn	Mädesüß, Schlüsselblume

O

Operation	Beifuß
Optimismus	Johanniskraut, Mädesüß

P

Panik	Johanniskraut
Pausenclown	Wiesenschaumkraut
Pessimismus	Johanniskraut, Liebeslust & Herzzauber
Pflichtbewusstsein	Frauenmantel, Huflattich
Pubertät	Schafgarbe

S

Schlaflosigkeit	Kühler Kopf
Schlaflosigkeit wegen Herzkummer	Liebeslust & Herzzauber
Schock	Mädesüß, Buschwindröschen
Schüchternheit	Johanniskraut, Lungenkraut, Schlüsselblume,
Schulangst	Kamille, Kühler Kopf, Johanniskraut, Schlüsselblume
Schulstress	Kühler Kopf, Leberblümchen
Schulwechsel	Schlüsselblume
Selbstbewusstsein	Löwenzahn, Wiesenschaumkraut, Wasserminze
Selbstkritik	Wiesenschaumkraut
Selbstliebe	Wiesenschaumkraut, Liebeslust & Herzzauber
Selbstvertrauen	Lungenkraut, Löwenzahn, Wiesenschaumkraut
Selbstzweifel	Wiesenschaumkraut
Sensibel	Johanniskraut, Lungenkraut, Wiesenschaumkraut,
Sorgen machen mit Bauchweh	Kamille

Sorgenvoll	Kamille
Sterbefall	Beifuß
Stimmungsschwankungen	Schafgarbe, Schlüsselblume
Streitsucht	Schlüsselblume
Sturheit	Johanniskraut

T

Trauer	Mädesüß
Trauma	Mädesüß, Buschwindröschen
Träumer	Lungenkraut, Schlüsselblume, Liebeslust & Herzzauber
Traurigkeit	Liebeslust & Herzzauber, Mädesüß, Schlüsselblume,
Trennungsschmerzen	Liebeslust & Herzzauber, Schlüsselblume

U

Ungeduld	Leberblümchen, Frauenmantel
Unkonzentriertheit	Frauenmantel
Unruhe	Leberblümchen
Unsicherheit	Wiesenschaumkraut
Unzufriedenheit	Schlüsselblume

V

Verantwortung, übernehmend	Huflattich, Wasserminze
Verbissenheit	Johanniskraut
Verdauungsorgane, geschwächt	Kamille
Vergebung	Wiesenschaumkraut
Verletzlichkeit	Wiesenschaumkraut
Verlustangst	Schlüsselblume
Vorpupertät	Schlüsselblume

W

Wahrnehmung, erhöht	Wasserminze
Wut	Labkraut

Z

Zahnen, erschwert	Kamille
Zerstreutheit	Frauenmantel
Zerbrechlichkeit	Wiesenschaumkraut
Zartheit	Wiesenschaumkraut

Stichwörter TCM

A

Adstringierend	Königskerze, Frauenmantel, Schafgarbe

B

Bi syndrom	Brennessel, Mädesüß, Schöllkraut, Labkraut
Blut bewegend	Buschwindröschen, Beifuß, Schafgarbe
Blut Hitze	Mädesüß, Schafgarbe
Blut stillend	Frauenmantel, Johanniskraut, Schafgarbe, Schlüsselblume, Schöllkraut
Blut tonisierend	Brennessel, Kamille, Holunder, Lungenkraut

D

Dickdarm, Schleim trocknend	Brennessel
Dreifacher Erwärmer Feuchte Hitze	Labkraut

E

Essenz adstringierend	Frauenmantel, Wegwarte

F

Feuchte der Milz	Kamille
Feuchte Hitze	Labkraut, Schöllkraut
Feuchte Kälte der Nieren	Brennessel, Holunder
Feuchte Kälte trocknend	Brennessel
Feuchtigkeit	Brennessel, Labkraut, Wiesenschaumkraut
Feuchtigkeit ausleitend	Holunder, Brennessel, Mädesüß, wiesenschaumkraut
Feuchte Hitze in Darm	Labkraut
Feuchte Hitze in Galle	Labkraut, Leberblümchen, Schöllkraut
Feuchte Hitze in Haut	Labkraut, Schafgarbe, Schöllkraut
Feuchte Hitze in Leber	Labkraut, Leberblümchen, Schafgarbe, Schöllkraut
Feuchte Hitze in Milz	Labkraut, Mädesüß

G

Feuchte Hitze in Pankreas	Labkraut, Mädesüß
Geist beruhigend	Johanniskraut, Schlüsselblume
Gifte ausleitend	Buschwindröschen, Holunder, Labkraut, Mädesüß, Schöllkraut, Wegwarte

H

Herz Blut Leere tonisierend	Johanniskraut
Herz Qi bewegend	Liebeslust & Herzzauber, Schlüsselblume
Herz Qi wärmend	Johanniskraut
Herz Xue tonisierend	Kühler Kopf, Lungenkraut
Herz Yang kühlend	Kühler Kopf, Schlüsselblume, Wegwarte
Herz Yin tonisierend	Kühler Kopf, Schlüsselblume, Wegwarte
Herzfeuer kühlend	Johanniskraut, Kühler Kopf, Schlüsselblume, Wegwarte
Hitze auf der Haut	Königskerze, Wiesenschaumkraut
Hitze im Blut kühlend	Königskerze
Hitze Schleim, in den Herzöffnungen	Kühler Kopf

K

Kälte im Unterleib	Beifuß, Brennessel, Liebeslust & Herzzauber
Klärt Hitze und Toxine	Johanniskraut

L

Leber Blut bewegend	Beifuß, Schöllkraut
Leber Blut tonisierend	Beifuß, Löwenzahn
Leber Blutstagnation zerteilend, trocknend	Beifuß, Leberblümchen Schöllkraut
Leber kühlend	Frauenmantel, Schafgarbe, Schlüsselblume, Wasserminze
Leber Qi bewegend	Beifuß, Leberblümchen, Liebeslust & Herzzauber, Kamille, Schöllkraut, Wasserminze

Leber Qi harmonisierend	Leberblümchen, Wasser-minze
Leber Wind beruhigend	Kühler Kopf, Schafgarbe
Leber Xue tonisierend	Kühler Kopf
Leber Yang sedierend	Kühler Kopf, Leberblüm-chen, Schafgarbe, Schlüs-selblume, Wasserminze, Wegwarte
Leber Yang wärmend	Beifuß
Leber Yin tonisierend	Frauenmantel, Kühler Kopf, Wegwarte
Lunge befeuchtend	Huflattich, Königskerze, Liebeslust & Herzzauber, Schlüsselblume
Lunge Dickdarm, Hitze Schleim	Buschwindröschen, Wasserminze
Lunge Kälte, Schleim	Lungenkraut, Wiesenschaumkraut
Lunge wärmend	Huflattich, Lungenkraut
Lunge, Hitze Schleim	Königskerze, Wasserminze
Lungen Qi stärkend	Huflattich, Holunder, Lungenkraut
Lungen Yin tonisierend	Königskerze, Liebeslust & Herzzauber, Schlüsselblume

M

Magen kühlend	Frauenmantel, Schafgarbe, Schlüsselblume, Wasser-minze, Wegwarte
Magen Qi tonisieren	Kamille, Mädesüß
Magen Yin tonisierend	Kamille, Schlüsselblume, Wegwarte
Milz Qi harmonisierend	Leberblümchen
Milz Qi stärkend	Holunder, Lungenkraut, Labkraut, Mädesüß
Milz Xue tonisierend	Lungenkraut
Milz Yang tonisierend	Beifuß, Kamille
Milz Yin tonisierend	Frauenmantel, Schlüssel-blume, Wegwarte

N

Nieren ausleitend	Kamille
Nieren Qi tonisierend	Kamille
Nieren Yang tonisierend	Holunder, Brennessel, Bei-fuß, Liebeslust & Herzzau-ber, Wiesenschaumkraut
Nieren Yin stärkend	Frauenmantel, Huflattich, Wasserminze, Wegwarte, Wiesenschaumkraut

O

Oberfläche befreiend	Mädesüß, Wasserminze, Holunder, Wiesenschaum-kraut

P

Pankreas Yang tonisierend	Beifuß, Mädesüß
Parasiten	Schafgarbe, Kamille, Schöll-kraut, Wasserminze

S

Säfte tonisierend	Kamille
Schleim in Blutgefäße	Schafgarbe
Schleim in Dickdarm trocknend	Brennessel
Schleim in Lunge trocknend	Brennessel
Schmerzen durch Stagnation	Brennessel

W

Wind Hitze ausleitend	Mädesüß
Wind Kälte im Kopf	Kamille

Y

Yin Fülle	Brennessel

Z

Zäher Schleim zerteilend	Huflattich, Wasserminze, Wiesenschaumkraut

Quellennachweis

Arrowsmith,[8] Nancy: Herbarium Magicum, Das Buch der heilenden Kräuter, Herbologie, Heilkraft, Rezepte und Geschichten, Berlin, Ullstein, 2007

Bensky, Dan; Gamble, Andrew: Chinese Herbal Medicine, Materia Medica, Seattle, Eastland Press, 1990

Clavey, Steven: Fluid Physiology and Pathology in Traditional Chinese Medicine, Melbourne, Churchill Livingstone, 1995

Fischer, Susanne: Medizin der Erde, München, Hugendubel, 1987

Hertzka,[4] Gottfried; Strehlow, Wighard: Große Hildegard-Apotheke, Freiburg i. Breisgau, Bauer, 1995

Ingensiep, Hans Werner: Geschichte der Pflanzenseele, Stuttgart, Kröner, 2001

Madaus, Dr. med. Gerhard: Heilpflanzen, Leipzig, Georg Thieme, 1938

Madejsky, Margret: Alchemilla, Eine ganzheitliche Kräuterheilkunde für Frauen, München, Goldmann, 2008

Marzell,[1] Heinrich: Zauberpflanzen, Hexentränke, Brauchtum und Aberglaube, Stuttgart, Franck'sche Verlagshandlung, 1963

Rätsch[6] Christian; Müller-Ebeling, Claudia: Lexikon der Liebesmittel, Aarau, AT, 2003

Rippe, Olaf; Madejsky Margret: Die Kräuterkunde des Paracelsus, Baden und München, AT, 2006

Ross, Jeremy: Zang Fu, Die Organsysteme der Traditionellen Chinesischen Medizin, Uelzen, ML Verlag, 1995

Scherf,[5] Gertrud: Die geheimnissvolle Welt der Zauberpflanzen und Hexenkräuter, Mythos und Magie heimischer Wildpflanzen, München, BLV Buchverlag GmbH & Co.KG, 2007

Storl,[3] Wolf-Dieter, Pflanzen der Kelten, Baden CH, AT Verlag, 2005

Strehlow, Wighard: Hildegard-Heilkunde von A-Z, Kerngesund von Kopf bis Fuß, München, Knaur, 1993

Tabernaemontanus,[2] Jacobus Theodorus: Neu vollkommen Kräuterbuch, Offenbach, 1731

Treben, Maria: Heilkräuter aus dem Garten Gottes, München, Heyne, 1987

Urbanovsky,[7] Claudia, Gwenc'hlan Le Scouëzec: Der Garten der Druiden, Berlin, Ullstein, 2008

Bildnachweis

120 Great Fairy Paintings, CD Rom&Book:
Abb. S. 2: Midsummer Eve, Edward Robert Hughes
Abb. S. 8: Titania, Frederick Howard Michael
Abb. S.100: Under the Dock Leaves, Richard Doyle
Abb. S. 102: Warwick Goble, „And, sweetly singing round the bed", 1920
Abb. S. 118: Eleanor Fortescue-Brickdale, The Lover´world, 1905
Abb. S. 125: Fairy Lovers, Theodore von Holst
Abb. S. 145: The piper of Dreams, Estella Canziani
Abb. S. 152 Edmund Dulac, The Snow Queen, 1911
Abb. S. 169: Fairy lying on a leaf, John Simmons

Abb. S. 171: John Atkinson Grimshaw, Spirit of the night, 1879
Abb. S. 186: John Simmons, The Evening Star, n.d.

Foto S.20:
Eva Bomhard, Yogalehrerin

Wikipedia:
Abb. S. 36: Magic Circle, John William Waterhouse
Abb. S. 38: Die Hexen, Hans Baldung Grien
Abb. S. 129: Vision of Faust, Luis Ricardo Falero

Annette Knell:
Alle Pflanzenfotos, außer Foto S. 42, 43, 45, 47, 63, 88, 92 von Sonja Berger

Danksagung aus ganzem Herzen

Ich danke meiner Oma, Franziska Maier, Gott habe sie selig. Oma, dir danke ich dafür, dass du mich als Kind zum Kräutersammeln mitgenommen hast, dass ich Glücksmomente im Duft der Kamillenfelder haben durfte. Du hattest großes Vertrauen in Heilpraktiker und in die Naturheilkunde. Du hast dir deine Ringelblumensalbe selbst gemacht und wusstest um die Heilkraft der Erde.

Ich danke meinen Eltern für Ihre Liebe, Fürsorge und den Glauben an mich und meine verrückten Ideen. Ich danke euch für eure Inspirationen. Ich danke euch für den Geist der Freiheit und Selbständigkeit, den ich von euch geerbt habe. Denn nur durch diese Freiheit konnte ich mich zu dem entwickeln, was ich bin und das tun, was ich heute tue.

Ich danke von Herzen meinem Sohn Milan. Für sein Dasein in meinem Leben, an meiner Seite und seine vernünftigen Anregungen. Du kamst früh in mein Leben und hast mir den Schwung verpasst, den ich gebraucht habe, um Heilpraktikerin zu werden. Durch dich habe ich mich besonders angestrengt, schnell dahin zu kommen, wohin mich meine Bestimmung haben wollte. Du bist meine größte Herzensfreude. Danke dir!

Ich danke zutiefst meinen medialen Begleiterinnen und Heilerinnen Dagmar Penev und Nenon Tovar. Ihr habt diese Idee in mir gesehen und erkannt, und zur Geburt verholfen. Auch durch euch habe ich den Segen für dieses große Projekt von der göttlichen Welt erhalten. Ohne diesen göttlichen Segen wären die BlütenSeelen nicht geboren.

Ich danke von Herzen meiner Elfenschwester und Fotografin Sonja Berger, die genauso entrückt und lachend durch die Wiesen sprang, betört von den zauberhaften Blüten, und mit mir wundervolle Fotos gemacht hat.

Dir, liebe Barbara Lang gilt mein inniger Dank, denn du hast es verstanden meine Ideen, Wünsche und Bilder mit deiner unglaublichen Kreativität und dem Sinn für das Schöne und die Technik auf das Papier, Karten und Flaschen zu bringen und druckreif werden zu lassen.

Ich danke Alex Blesinger, meiner kreativen Freundin und Mutmacherin, durch dein Know-How in Marketing und Wirtschaft, deinem beständigem Vertrauen und Glauben an das Projekt und in mich, hast du mir sehr geholfen.

Wilfried Reuder, du warst am Entstehen der BlütenSeelen am Anfang dabei und hast mich ermutigt und nie gezweifelt an mir. Dafür bin ich dir sehr verbunden.

Ich danke meiner Anwältin Anette Oberhauser, welche mir mit kompetentem Rat zur Seite stand und einen soliden Boden schuf.

Danke an den Verlag, Frau Jutta Wirth und ihrer Familie und die wundervolle Gestaltung.

Ich danke meinen Lektorinnen Beate Jung-Müller und Maria Giedl, die mir ganz besonders mit Ratschlägen und Feedback beim Entstehen des Buches zur Seite standen.

Ich danke besonders allen Patienten, Freunden und Kunden, die so offen für die BlütenSeelen sind. Durch euch habe ich meine Arbeit bestätigt bekommen. Die BlütenSeelen würden sich nicht entwickeln, gäbe es keine Menschen, welchen sie dienen würden.

Ich danke allen Menschen, welche die BlütenSeelen verteilen und sie weiterempfehlen. Ihr seid die Verlängerung meiner Arme. Danke für das Netz, an dem ihr webt, für die Blütenwelt.

Ich danke allen Menschen, die mir Ihre Erfahrungen der BlütenSeelen mitgeteilt haben und weiterhin tun. Ihr habt damit maßgeblich zum Buch beigetragen. Und ich danke allen Menschen, die mich und die BlütenSeelen so offen angenommen haben, unterstützen und fördern.

Und letztendlich danke ich in tiefster Demut meinem Schöpfer, der mich segensreich führt in meinem Leben und mich dahin geführt hat, wo ich bin. Dank all meinen Engeln, die mich zu den wunderschönen Plätzen und Blüten leiten.

Und ich verneige mich, zutiefst dankbar und froh vor meiner Mutter Erde, vor den Pflanzengeistern, Elfenwesen und Blütenfeen, die mir ihre Weisheit mitteilen und den BlütenSeelen ihre Heilkraft schenken. In tiefer Achtung danke ich Vater Sonne, der den BlütenSeelen seine Sonnenkraft verleiht und immer da war, genau, wenn ich das Licht gebraucht hatte.

Ich fühle mich zutiefst geehrt und beglückt, als Gefäß dienen zu dürfen, um die Botschaften aus der Pflanzenwelt zu empfangen, zum Wohle aller Lebewesen auf Erden.

Möge dieser Segen millionenfach auf die Erde mit all ihren Wesen regnen!

In tiefer Demut und Liebe für die Mutter Erde, den Pflanzen und ihren Seelen und den kräuterkundigen Ahnen, Hexen und Heilern.

Die Blütenfee Annette Knell
Falkenstein Juli 2015

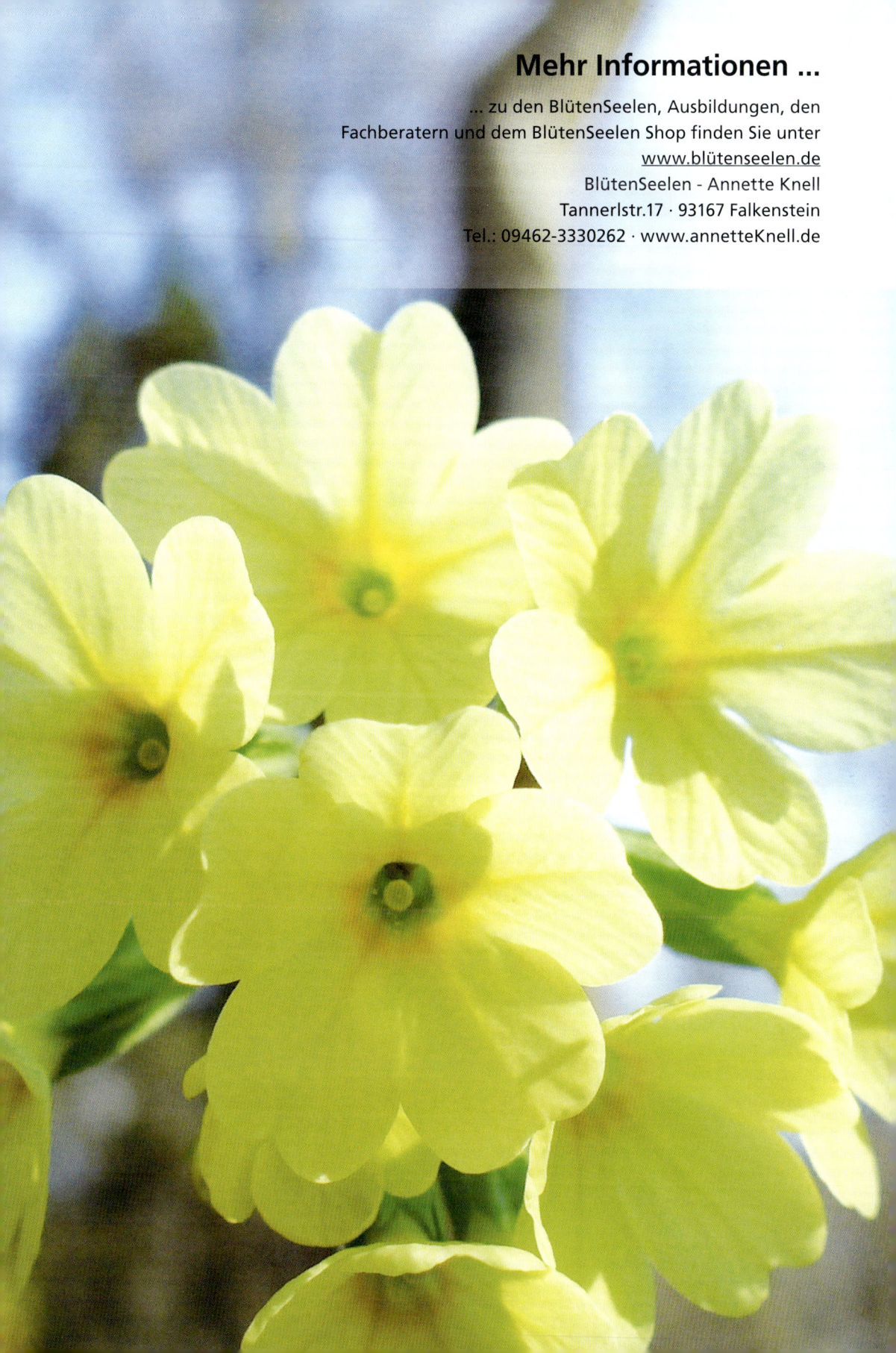

Mehr Informationen ...

... zu den BlütenSeelen, Ausbildungen, den
Fachberatern und dem BlütenSeelen Shop finden Sie unter
www.blütenseelen.de
BlütenSeelen - Annette Knell
Tannerlstr.17 · 93167 Falkenstein
Tel.: 09462-3330262 · www.annetteKnell.de

Das neue Buch von Annette Knell

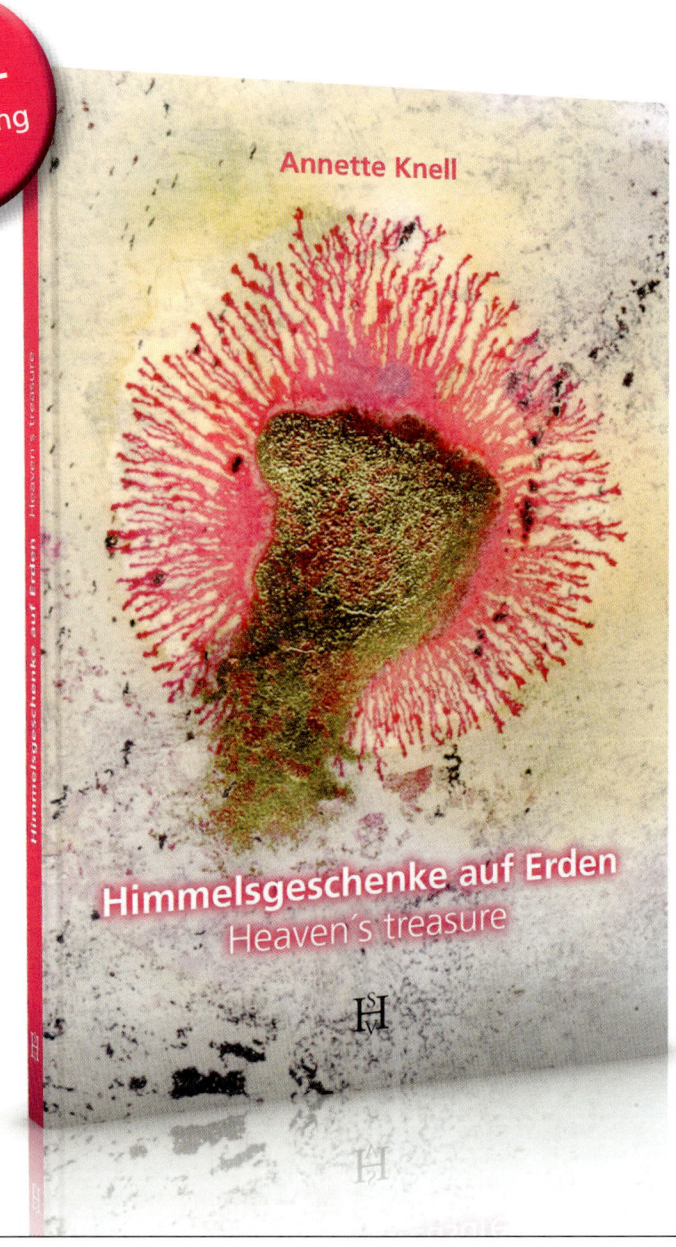

Annette Knell gibt Ihnen einen bemerkenswerten Einblick in die zauberhafte Welt der Engel, Elfen, Naturgeister, Verstorbenen und allerlei anderer Wesen, die nicht sichtbar sind und doch so präsent.

Softcover · 13 x 20 cm · zahlreiche Farbabbildungen
164 Seiten · 16,80 € · ISBN 978-3-941317-16-1

www.schwedhelm-verlag.de